試験問題作成に関する手引き　第3章

徹底攻略

医薬品暗記帳

医薬品登録販売者試験

絶対合格！

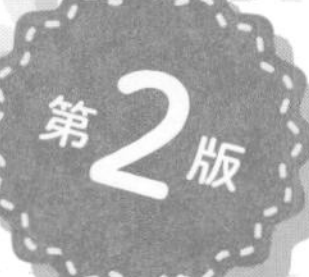

村松早織
（株式会社東京マキア代表）

Kinpodo

目 次

はじめに

本書は登録販売者試験の「試験問題作成に関する手引き」の第３章を最短の近道で攻略するための参考書です。登録販売者試験は第１章から第５章までの章別で構成されていますが、このうちなぜ第３章なのでしょうか？

以下のグラフは登録販売者試験に合格したことのある人（2022年１月時点）を対象としたアンケートの結果で、６割以上の人が「第３章の勉強が一番大変だと感じた」と答えていることがわかります。第３章では実務に直結する医薬品成分について問われますが、問題数も他の章の２倍となっています。つまり、合否を大きく左右する章であると言えます。

Q. 勉強が一番大変だと感じた章は？

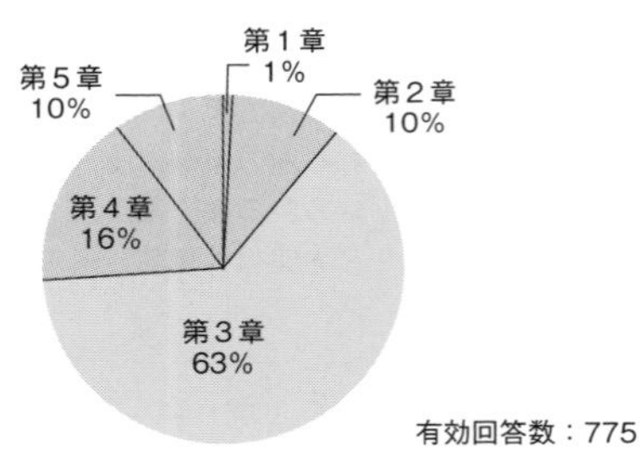

第３章ではたくさんの成分が出てきます。多くの受験生は、「かぜ薬」から勉強を始めますが、ここだけでも80前後の成分があります。しかし本書の場合、「かぜ薬」で学ぶ成分は、たったの２成分です。なぜこのようなことが起こるのでしょうか？

かぜ薬は、実際には様々な成分の寄せ集めです。つまりかぜ薬で出題範囲となっている成分が、後から何度も出てきます。OTC医薬品は配合剤が多いため、様々な薬効群で成分が重複してしまうのです。勉強が進まないと感じている受験生がいるとすれば、これが原因かもしれません。

本書はこのような受験生の悩みを解決します。皆様の大切な時間の有効活用を、ここにお約束します。一緒に勝ちに行きましょう！

本書のおすすめポイント

❶ 1成分1学習で超効率化！

試験範囲となっている成分数はおよそ500個。しかしいざ勉強を始めると、体感としては1,000個以上あるように感じます。本書では成分の重複一切ナシ。一発勝負で済むように各成分の働きをまとめているので、「勉強のムダ」をなくすことができます。

❷ 成分ごとの頻出度がひと目でわかる！

直近3年間の全国の試験問題を元に、第3章と第5章における頻出度を、成分ごとに記載しています。優先順位をつけて学習を進めましょう！

❸ 生薬・漢方薬はイラスト盛りだくさん！

苦手な受験生の多い生薬・漢方薬。でも実は合格後に漢方沼にハマる登録販売者も多いんです。漠然とした「わけのわからない薬」のイメージを払拭するため、イラストをたくさん盛り込みました。

❹ 第5章の「使用上の注意」も同時に学習！

第5章では添付文書における「使用上の注意」についての問題が出題されますが、ここも苦手な受験生の多い部分です。しかしその内容は第3章と連動しているので、同時に頭を整理できる構成にしています。

❺「商品例」と「現場からの一言」も掲載！

ふとした時に浮かぶ、「この勉強が一体何の役に立つのか……？」という疑問。それを解消すべく、本書では現場の知識を盛り込みました。

登録販売者試験の概要

試験項目と問題数

全部で120問出題されます。スケジュールは、午前・午後で各120分、計４時間です。

章	試験項目	問題数
第１章	医薬品に共通する特性と基本的な知識	20問
第２章	人体の働きと医薬品	20問
第３章	主な医薬品とその作用	40問
第４章	薬事に関する法規と制度	20問
第５章	医薬品の適正使用と安全対策	20問

出題範囲

厚生労働省が定める「登録販売者試験問題作成に関する手引き（令和６年４月）」から出題されます。したがって、本書はその内容に準拠しています。

https://www.mhlw.go.jp/stf/seisakunitsuite/bunya/0000082537.html

（右のQRコードからも確認することができます）

「登録販売者試験問題作成に関する手引き」は略して「手引き」と呼ばれるため、本書でもそのように記載しています。

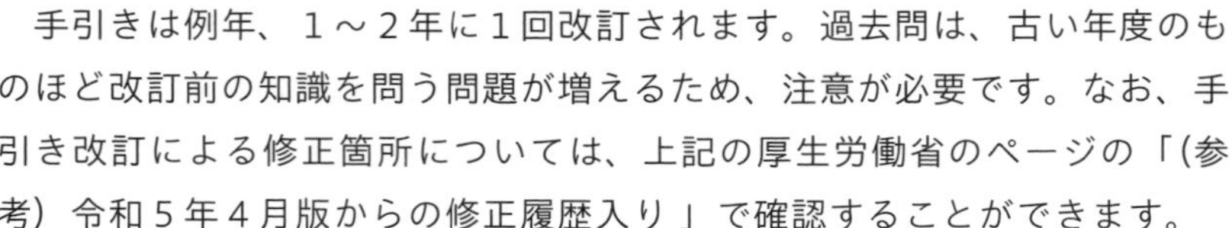

手引きは例年、１～２年に１回改訂されます。過去問は、古い年度のものほど改訂前の知識を問う問題が増えるため、注意が必要です。なお、手引き改訂による修正箇所については、上記の厚生労働省のページの「(参考）令和５年４月版からの修正履歴入り」で確認することができます。

また、株式会社東京マキアが運営する「ドラッグストアノート.com」というページでも手引きの改訂内容をまとめています。ぜひチェックしてくださいね。

https://drugstorenote.com/kaisei/

(右のQRコードからも確認することができます)

何かわからないことを調べる時に、市販のテキストを見ても解決しない場合は、手引きのページ内検索を行ってください。検索する時はできるだけ短い言葉（例：葛根湯なら「葛」など）で行い、該当する文章を探します。

合格基準

総出題数（120問）に対する正答率が7割以上（84点以上）の場合で、試験項目ごとの出題数に対する正答率が一定割合以上の場合に合格とされます。

ブロック

登録販売者試験は全国を数ブロックに分けて行われ、ブロックごとに同じ試験問題となっています。

〈令和5年に行われた試験のブロック〉

ブロック	都道府県
北海道・東北ブロック	北海道　青森県　岩手県　宮城県　秋田県　山形県　福島県
北関東・甲信越ブロック	茨城県　栃木県　群馬県　新潟県　山梨県　長野県
南関東ブロック	東京都　神奈川県　千葉県　埼玉県
北陸・東海ブロック	富山県　石川県　静岡県　愛知県　岐阜県　三重県
関西広域連合・福井県ブロック	大阪府　京都府　兵庫県　滋賀県　和歌山県　徳島県　福井県
奈良県ブロック	奈良県
中国・四国ブロック	鳥取県　島根県　岡山県　広島県　山口県　香川県　高知県　愛媛県
九州・沖縄ブロック	福岡県　大分県　宮崎県　佐賀県　長崎県　熊本県　鹿児島県　沖縄県

本書の使い方

ここで学習する成分はコレ！ ―― この項目で取り上げる成分を示しています。

> **ここで学習する成分はコレ！**
>
> かぜ薬は、「解熱鎮痛成分」「くしゃみ、鼻汁、鼻詰まりを抑える成分」「鎮咳去痰成分」の３つの薬効群を中心に、様々な成分を寄せ集めたものです。しかしここでは、サブの成分のうち、2つの抗炎症成分を覚えるだけでOKです。その他の成分については、該当のページ数を参照して順々に押さえていけば、学習の二度手間、三度手間を回避できます。

成分一覧 ―― この項目において、手引きに掲載されている成分をすべて示しています。

●メインの成分 ―― メインの成分：実際の商品の中で、メインの成分として配合されているもの

解熱鎮痛成分	
化学的に合成された成分 アスピリン、サリチルアミド、エテンザミド、アセトアミノフェン、イブプロフェン、イソプロピルアンチピリン→16ページ	発熱を鎮め、痛みを和らげる
生薬成分 地竜(ジリュウ)、生姜(ショウキョウ)、桂皮(ケイヒ)、牛黄(ゴオウ)、葛根(カッコン)、柴胡(サイコ)、防風(ボウフウ)、升麻(ショウマ)、川芎(センキュウ)、香附子(コウブシ)→230、254ページ	発熱を鎮める、もしくは痛みを和らげる
くしゃみ、鼻汁、鼻詰まりを抑える成分	
抗ヒスタミン成分 クロルフェニラミンマレイン酸塩、カルビノキサミンマレイン酸塩、メキタジン、クレマスチンフマル酸塩、ジフェンヒドラミン塩酸塩→124ページ	くしゃみや鼻汁を抑える
抗コリン成分 ヨウ化イソプロパミド、ベラドンナ総アルカロイド→129ページ	くしゃみや鼻汁を抑える
血管収縮成分(アドレナリン作動成分) プソイドエフェドリン塩酸塩→131ページ	鼻粘膜の充血(鼻詰まり)を和らげる
鎮咳去痰成分	
鎮咳成分 コデインリン酸塩水和物、ジヒドロコデインリン酸塩、デキストロメトルファン臭化水素酸塩水和物、ノスカピン、チペピジンヒベンズ酸塩、クロペラスチン塩酸塩→40ページ、南天実(ナンテンジツ)→233ページ	咳を抑える
気管支拡張成分 メチルエフェドリン塩酸塩、メチルエフェドリンサッカリン塩→43ページ、麻黄(マオウ)→233ページ	気管支を拡げる
去痰成分 グアイフェネシン、グアヤコールスルホン酸カリウム、ブロムヘキシン塩酸塩、エチルシステイン塩酸塩→47ページ、車前草(シャゼンソウ)、セネガ、桔梗(キキョウ)、石蒜(セキサン)、桜皮(オウヒ)→234ページ	痰の切れを良くする

●サブの成分 ―― サブの成分：実際の商品の中で、サブの成分として配合されているもの

抗炎症成分 **トラネキサム酸、グリチルリチン酸二カリウム**、甘草(カンゾウ)→233ページ、カミツレ→249ページ	炎症による腫れを和らげる
鎮静成分 ブロモバレリル尿素、アリルイソプロピルアセチル尿素→25ページ	鎮痛作用を補助する
カフェイン類 カフェイン、無水カフェイン、安息香酸ナトリウムカフェイン→28ページ	鎮痛作用を補助する
制酸成分 ケイ酸アルミニウム、水酸化アルミニウムゲル→55ページ、酸化マグネシウム→81ページ	胃腸障害を軽減する
ビタミン成分等 ビタミンB1･B2･C、ヘスペリジン、アミノエチルスルホン酸→198ページ	かぜで消耗しやすいビタミン等を補給する
生薬成分 竹節人参(チクセツニンジン)→251ページ、人参(ニンジン)→252ページ	強壮作用

強調線の引いてある成分：この項目で取り上げる成分。つまり、強調線が引いていない成分は他の薬効群で学習すればOK！

●漢方処方製剤→266ページ ―― 記載ページ：この項目で取り上げない成分の主な掲載ページ数。各成分の詳細は索引を参照のこと

葛根湯(かっこんとう)、麻黄湯(まおうとう)、小柴胡湯(しょうさいことう)、柴胡桂枝湯(さいこけいしとう)、小青竜湯(しょうせいりゅうとう)、桂枝湯(けいしとう)、香蘇散(こうそさん)、半夏厚朴湯(はんげこうぼくとう)、麦門冬湯(ばくもんどうとう)

成分の暗記表

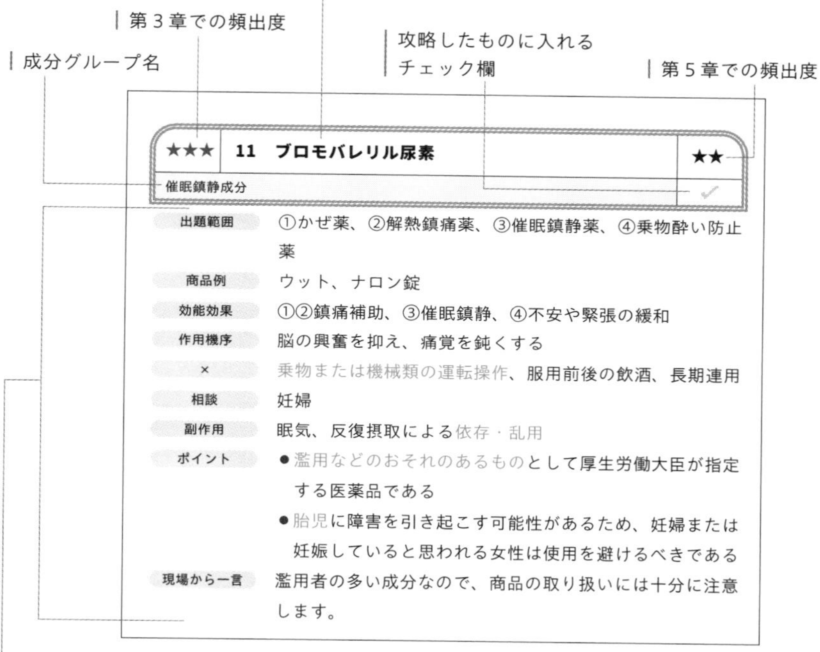

出題範囲：この成分が出題される薬効群
商品例：この成分が配合された商品
×：「使用上の注意」で「してはいけないこと」になっている主なもの
相談：「使用上の注意」で「相談すること」になっている主なもの
ポイント：試験で出題される可能性のある事項をまとめたもの
現場から一言：実際に働くときに使えるマメ知識や成分の覚え方

補足事項

- 「１点UPのアドバイス」 → あわせて押さえておきたい知識について解説しています。
- 「削除成分」 → 過去問を解くと、手引きですでに削除された成分も出題されていることがあるため、簡単に説明しています。

使用上の注意

抗炎症成分の使用上の注意

		トラネキサム酸	グリチルリチン酸二カリウム（※）	
してはいけないこと	連用		●	偽アルドステロン症を生じるおそれがあるため
相談すること	血栓のある人（脳血栓、心筋梗塞、血栓静脈炎等）、血栓症を起こすおそれのある人	●		生じた血栓が分解されにくくなるため
	高齢者		●	偽アルドステロン症を生じやすいため
	むくみのある人		●	偽アルドステロン症の発症のおそれが特にあるため
	高血圧の人		●	大量に使用するとナトリウム貯留、カリウム排泄促進が起こり、むくみ（浮腫）等の症状が現れ、病態を悪化させるおそれがあるため
	腎臓病の人		●	
	心臓病の人		●	

※1日用量がグリチルリチン酸として40mg以上、またはカンゾウとして1g以上を含有する場合

手引きの第5章に記載されている内容についてまとめています。よって、第3章で学んだことが、こちらの表には反映されていない場合があります。また、実際の添付文書の内容とも異なる場合があります。

生薬

解熱鎮痛薬

No.	1	2	3	4
生薬名	ボウイ／防已	ジリュウ／地竜	シャクヤク／芍薬	ボタンピ／牡丹皮
イラスト				
頻出度	－	－	!!	－
出題範囲	解熱鎮痛薬	解熱鎮痛薬、かぜ薬	解熱鎮痛薬、胃腸鎮痛鎮痙薬、婦人薬	解熱鎮痛薬、内用痔疾用薬、婦人薬
科名	ツヅラフジ科	フトミミズ科	ボタン科	ボタン科
基原植物等	オオツヅラフジ	Pheretima aspergillum Perrier	シャクヤク	ボタン
部位	蔓性の茎及び根茎を、通例、横切したもの	内部を除いたもの	根	根皮
効能効果	鎮痛作用、尿量増加（利尿）作用、煎薬は筋肉痛、神経痛、関節痛に用いられる	熱さまし、感冒時の解熱	鎮痛鎮痙作用、鎮静作用、内臓の痛みにも用いられる	鎮痛鎮痙作用、鎮静作用、内臓の痛みにも用いられる
覚え方・補足	肥満に伴う関節痛や水太りに用いられる防已黄耆湯の構成生薬である。	「地面の竜」よりミミズと覚える。	こむらがえりに用いられる芍薬甘草湯の構成生薬である。	下腹部痛のある人の月経不順に用いられる大黄牡丹皮湯の構成生薬である。
	解熱・鎮痛をもたらす仕組みは、アスピリン等（プロスタグランジン産生抑制作用）と異なるものと考えられている。			
商品例	山本漢方ぼうい	ゼリア「地竜エキス」顆粒	ハッキリエースa	恵快ACE

この生薬のイメージ図。どんな形の生薬かチェックしてみよう！　意外に身近な生薬が隠れているかも……。

第3章での頻出度

第３章での頻出度

カンゾウ、マオウ、ダイオウの有無

分類名：この漢方薬が出題される主な症状のカテゴリー

この漢方薬を一言で表したもの

しばりと症状：漢方薬の効能効果

しばり：使う人の体力や体質などの使用制限

症状：適応となる症状

一　かぜ　1　**桂枝湯**　けいしとう　カンゾウ

体力虚弱な人のかぜの初期に用いられます。様々な漢方薬の基本処方です。

しばり　体力虚弱で、汗が出るもの

症状　かぜの初期

こんな薬

- 名前の由来：桂枝（ケイシ）が主薬であることから。
- 桂皮（ケイヒ）はシナモンのことで、発汗を促して解熱を助ける作用がある。
- 虚弱体質の人がかぜをひくと、体温が充分に上がりきる前にじわじわと汗が漏れ出てしまう。桂枝湯はそのような人に向く薬で、軽い発汗作用があり、体の熱や痛みを発散する。疲れやすくて胃腸が弱い人や高齢者のかぜの初期に用いられる。葛根湯や麻黄湯とともに辛温解表薬（辛味温性の薬を用い、発汗させることで熱や痛みをとる薬）の１つである。
- 商品例：カゼゴールドＫ顆粒（西洋薬との配合剤である）

〈かぜの初期症状の傾向〉

体力のない人とある人では、かぜの初期症状の傾向が異なります。漢方では、このような情報を聴き取りながら、適切な薬を選びます。

体力	生体防御反応	自然発汗	主な症状
体力のない人	弱い	あり	微熱、軽い頭痛・悪寒・うなじのこわばり
体力のある人	強い	なし	高熱、強い頭痛・悪寒、肩こり、筋肉痛、関節痛

左下の図

上：体力を５段階で見やすくしたもの

下：この漢方薬を構成する生薬の円グラフ

虚弱	やや虚弱	中等度	比較的あり	充実

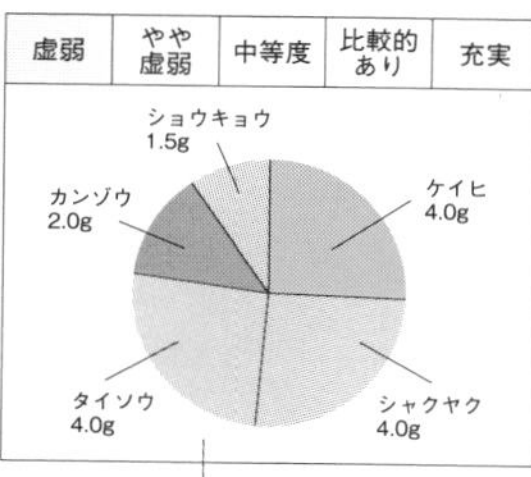

キーとなる生薬

桂皮（ケイヒ）：発汗、解熱

この漢方薬が向く人

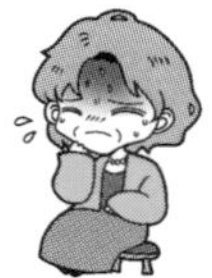

- カンゾウ・マオウ・ダイオウ
- この漢方薬のキーとなる生薬
- 桂枝湯
- 小柴胡湯
- 四物湯
- 四君子湯

この漢方薬が向く人のイメージ図。この薬が合いそうな人が周りにいるかどうか考えながら見てみよう！

頻出度について

頻出度は、令和３年（2021年）～令和５年（2023年）に行われた全ブロックの登録販売者試験（※）をもとに算出しています。

※出題内容が同一のものを除外して、全24試験について

①西洋薬

第３章と第５章の頻出度を掲載しています。

〈第３章〉

- 16回以上出題されている：★★★
- 11～15回出題されている：★★
- 6～10回出題されている：★

〈第５章〉

- 16回以上出題されている：★★★
- 11～15回出題されている：★★
- 6～10回出題されている：★

②生薬・漢方薬

第３章の頻出度のみ掲載しています。

- 11回以上出題されている：!!!
- 9～10回出題されている：!!
- 6～8回出題されている：!

第 1 章

西洋薬

プロローグ①

西洋薬の覚え方のコツ

1. 有効成分の名前を覚える

西洋薬の成分は、「塩（えん）」と呼ばれる形になっていることがあります。例えば「ジフェンヒドラミン塩酸塩」は、有効成分「ジフェンヒドラミン」の塩酸塩です。「塩」にする理由は様々ですが、一般的には水への溶解性や安定性などが改善されます。登録販売者試験では、この塩の部分を除いた有効成分の名前を覚えればOKです。

2. 成分名の特徴を覚える

有効成分の名前は、グループによって特徴的なものがたくさんあります。次の表で主なものをまとめましたので、参考にしてください。

非ステロイド性抗炎症成分	～ピリン、～アミド	アスピリン、サザピリン、エテンザミド
	～プロフェン	イブプロフェン、ケトプロフェン、プラノプロフェン
	～ナク	ジクロフェナク、フェルビナク
非麻薬性鎮咳成分	～ルファン	デキストロメトルファン、ジメモルファン
去痰成分	～システイン	メチルシステイン、カルボシステイン
消化酵素	～ゼ、～ザイム	ジアスターゼ、プロザイム
抗ヒスタミン成分	～アミン、～スチン	ジフェンヒドラミン、クレマスチン
アドレナリン作動成分	～リン、～ゾリン	プソイドエフェドリン、ナファゾリン
キサンチン系成分	～フィリン	ジプロフィリン、テオフィリン
局所麻酔成分	～カイン	リドカイン、ジブカイン
ステロイド性抗炎症成分	～ゾン、～ゾロン	デキサメタゾン、プレドニゾロン
抗真菌成分	～ナゾール	オキシコナゾール、ネチコナゾール
	～フィン	ブテナフィン、テルビナフィン
抗菌成分	～マイシン、～シン	フラジオマイシン、バシトラシン
殺菌消毒成分	～オール	エタノール、チモール、アクリノール

プロローグ②

自律神経系とそれに関わる成分

学習に入る前に、自律神経系とそれに関わる成分について予習をしましょう。

1. 神経系

神経系は、「中枢神経系」と「末梢神経系」とに大別されます。中枢神経系は脳と脊髄(せきずい)から構成され、末梢神経系は脳や脊髄(せきずい)から体の各部へと伸びています。さらに末梢神経系は、随意運動、知覚などを担う「体性神経系」と、呼吸や血液の循環などのように生命や身体機能の維持のため無意識に働いている機能を担う「自律神経系」に分類されます。

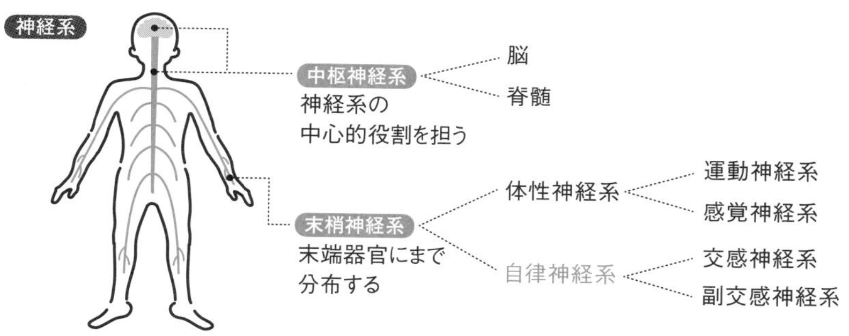

1点UP のアドバイス

自律神経系は「自ら律する神経」の字の通り、「本人の意志でコントロールできない神経」と覚えましょう。

2. 自律神経系の働き

自律神経系は、「交感神経系」と「副交感神経系」からなります。交感神経系は体が闘争や恐怖などの緊張状態に対応した態勢をとるように働き、副交感神経系は体が食事や休憩などの安息状態となるように働きます。

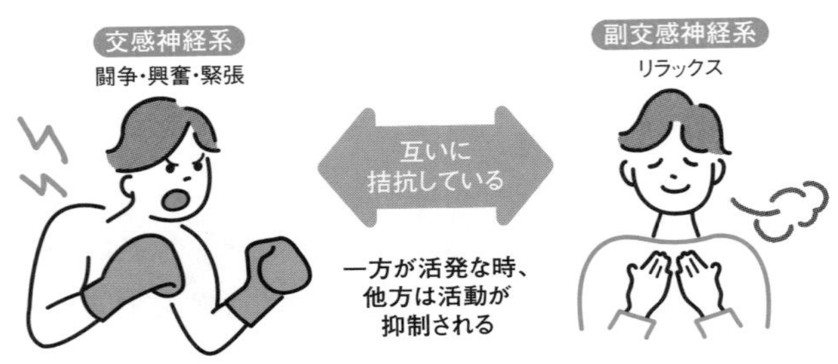

3. 自律神経系の主な機能

自律神経系の働きを覚える時は、「闘争状態にある自分」と「リラックスした自分」をイメージしましょう。例えば、緊張すると喉が渇きますが、これは交感神経系が優位になるからです。また、汗などの例外もありますが、交感神経系が優位な時は、体液（唾液、鼻水、尿など）が外に排出されにくくなるので、併せて覚えておくと良いでしょう。

〈闘争状態の時のイメージ〉

汗が出る
喉が渇く
心臓が
バクバクする
酸素が
ほしい
食欲が
出ない
トイレが
遠い

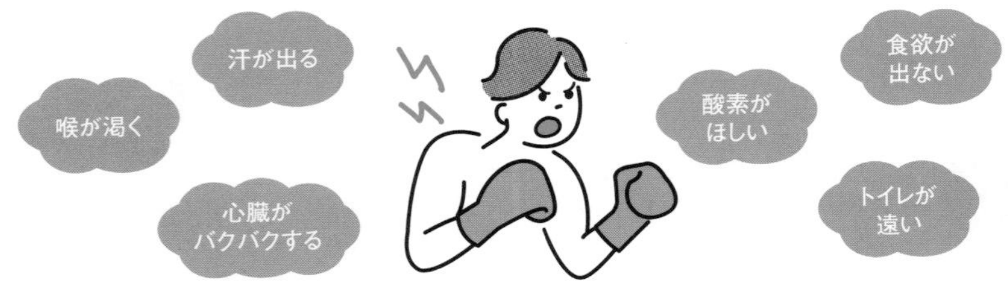

効果器(※)	交感神経系	副交感神経系
目	瞳孔散大→物を見やすくするため	瞳孔収縮
唾液腺	少量の粘性の高い唾液を分泌	唾液分泌亢進→消化のため
心臓	心拍数増加→酸素運搬のため	心拍数減少
末梢血管	収縮(血圧上昇)→酸素運搬のため	拡張(血圧降下)
気管、気管支	拡張→酸素を多く取り込むため	収縮
胃	血管の収縮	胃液分泌亢進→消化のため
腸	運動低下	運動亢進→消化吸収のため
肝臓	グリコーゲンの分解(ブドウ糖の放出)→エネルギー供給のため	グリコーゲンの合成
皮膚	立毛筋収縮(鳥肌)	—
汗腺	発汗亢進	—
膀胱	排尿筋の弛緩(排尿抑制)	排尿筋の収縮(排尿促進)

※効果器:効果を及ぼす各臓器・器官のこと

4. 自律神経系の伝達物質と医薬品

交感神経と副交感神経は、効果器でそれぞれの神経線維の末端から神経伝達物質を放出し、効果器を作動させています。交感神経の節後線維の末端からはノルアドレナリン、副交感神経の節後線維の末端からはアセチルコリンが放出されます。ただし、汗腺を支配する交感神経線維の末端では、例外的にアセチルコリンが伝達物質として放出されます。

医薬品には、この仕組みを利用したものがあります。例えばプソイドエフェドリン塩酸塩は、交感神経系を刺激して鼻粘膜の血管を収縮させ、鼻の充血(鼻詰まり)を緩和します。

グループ	効果器に対する働き	成分の例
アドレナリン作動成分	アドレナリン様の作用 →交感神経系が優位になる	プソイドエフェドリン塩酸塩
抗コリン成分	アセチルコリンの働きを抑える作用(抗コリン作用) →副交感神経系が抑えられ、交感神経系が優位になる	スコポラミン臭化水素酸塩水和物
コリン作動成分	アセチルコリン様の作用 →副交感神経系が優位になる	ネオスチグミンメチル硫酸塩
抗アドレナリン成分	アドレナリンの働きを抑える作用(抗アドレナリン作用) →交感神経系が抑えられ、副交感神経系が優位になる	高血圧治療薬(医療用医薬品)

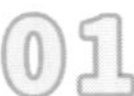

精神神経に作用する薬

1. かぜ薬

「かぜ」は単一の疾患ではなく、医学的にはかぜ症候群といい、主にウイルスが鼻や喉などに感染して起こる上気道の急性炎症の総称です。

症状	くしゃみ、鼻汁・鼻閉(鼻詰まり)、咽喉痛、咳、痰等の呼吸器症状、発熱、頭痛、関節痛、全身倦怠感等、様々な全身症状
経過	数日～1週間程度で自然寛解、予後は良好
主な原因	約8割はウイルス(ライノウイルス、コロナウイルス、アデノウイルスなど)の感染

かぜ薬とは、かぜの諸症状の緩和を目的として使用される医薬品の総称であり、「総合感冒薬」とも呼ばれます。かぜは、生体に備わっている免疫機構によってウイルスが消滅すれば自然に治癒するため、安静にして休養し、栄養・水分を十分に摂ることが基本です。かぜ薬は、ウイルスの増殖を抑えたり、除去したりするものではなく、咳で眠れない時や、発熱で体力を消耗しそうな時などに、それら諸症状の緩和を図る対症療法薬です。

ここで学習する成分はコレ！

かぜ薬は、「解熱鎮痛成分」「くしゃみ、鼻汁、鼻詰まりを抑える成分」「鎮咳去痰成分」の３つの薬効群を中心に、様々な成分を寄せ集めたものです。しかしここでは、サブの成分のうち、2つの抗炎症成分を覚えるだけでOKです。その他の成分については、該当のページ数を参照して順々に押さえていけば、学習の二度手間、三度手間を回避できます。

〈かぜ薬の成分一覧〉

●メインの成分

成分	作用
解熱鎮痛成分	
化学的に合成された成分 アスピリン、サリチルアミド、エテンザミド、アセトアミノフェン、イブプロフェン、イソプロピルアンチピリン→16ページ	発熱を鎮め、痛みを和らげる
生薬成分 地竜(ジリュウ)、生姜(ショウキョウ)、桂皮(ケイヒ)、牛黄(ゴオウ)、葛根(カッコン)、柴胡(サイコ)、防風(ボウフウ)、升麻(ショウマ)、川芎(センキュウ)、香附子(コウブシ)→230、254ページ	発熱を鎮める、もしくは痛みを和らげる
くしゃみ、鼻汁、鼻詰まりを抑える成分	
抗ヒスタミン成分 クロルフェニラミンマレイン酸塩、カルビノキサミンマレイン酸塩、メキタジン、クレマスチンフマル酸塩、ジフェンヒドラミン塩酸塩→124ページ	くしゃみや鼻汁を抑える
抗コリン成分 ヨウ化イソプロパミド、ベラドンナ総アルカロイド→129ページ	くしゃみや鼻汁を抑える
血管収縮成分(アドレナリン作動成分) プソイドエフェドリン塩酸塩→131ページ	鼻粘膜の充血(鼻詰まり)を和らげる
鎮咳去痰成分	
鎮咳成分 コデインリン酸塩水和物、ジヒドロコデインリン酸塩、デキストロメトルファン臭化水素酸塩水和物、ノスカピン、チペピジンヒベンズ酸塩、クロペラスチン塩酸塩→40ページ、南天実(ナンテンジツ)→233ページ	咳を抑える
気管支拡張成分 メチルエフェドリン塩酸塩、メチルエフェドリンサッカリン塩→43ページ、麻黄(マオウ)→233ページ	気管支を拡げる
去痰成分 グアイフェネシン、グアヤコールスルホン酸カリウム、ブロムヘキシン塩酸塩、エチルシステイン塩酸塩→47ページ、車前草(シャゼンソウ)、セネガ、桔梗(キキョウ)、石蒜(セキサン)、桜皮(オウヒ)→234ページ	痰の切れを良くする

●サブの成分

成分	作用
抗炎症成分 トラネキサム酸、グリチルリチン酸二カリウム、甘草(カンゾウ)→233ページ、カミツレ→249ページ	炎症による腫れを和らげる
鎮静成分 ブロモバレリル尿素、アリルイソプロピルアセチル尿素→25ページ	鎮痛作用を補助する
カフェイン類 カフェイン、無水カフェイン、安息香酸ナトリウムカフェイン→28ページ	鎮痛作用を補助する
制酸成分 ケイ酸アルミニウム、水酸化アルミニウムゲル→55ページ、酸化マグネシウム→81ページ	胃腸障害を軽減する
ビタミン成分等 ビタミンB1・B2・C、ヘスペリジン、アミノエチルスルホン酸→198ページ	かぜで消耗しやすいビタミン等を補給する
生薬成分 竹節人参(チクセツニンジン)→251ページ、人参(ニンジン)→252ページ	強壮作用

●漢方処方製剤→266ページ

葛根湯(かっこんとう)、麻黄湯(まおうとう)、小柴胡湯(しょうさいことう)、柴胡桂枝湯(さいこけいしとう)、小青竜湯(しょうせいりゅうとう)、桂枝湯(けいしとう)、香蘇散(こうそさん)、半夏厚朴湯(はんげこうぼくとう)、麦門冬湯(ばくもんどうとう)

炎症による腫れを和らげる成分（抗炎症成分）

★★★	1　トラネキサム酸	−
抗炎症成分		✓

出題範囲	かぜ薬、鎮咳去痰薬、口腔咽喉薬、内服アレルギー用薬・鼻炎用内服薬
商品例	ルルアタックEX、ペラックT錠
効能効果	炎症を和らげる、声がれ、喉の荒れ・不快感・痛み・腫れの症状を鎮める
作用機序	起炎物質の産生抑制
相談	血栓のある人（脳血栓、心筋梗塞、血栓静脈炎など）・血栓症を起こすおそれのある人
ポイント	凝固した血液を溶解されにくくする働きもある
現場から一言	喉の炎症や腫れが強い時に選ぶことの多い成分です。

のアドバイス

アスピリン（16ページ参照）とトラネキサム酸は、共に「血液関連の注意事項」があるため、ひっかけ問題として出題されることがあります。この２成分はセットで覚えましょう。

- アスピリン：血液が固まるのを防ぐ作用がある。医療用医薬品では血栓予防薬の成分としても用いられている。「血液をサラサラにする成分」をイメージするとわかりやすい
- トラネキサム酸：血栓を溶かしにくくする作用がある。血栓のある人などは「相談すること」として記載されている

★★★	**2 グリチルリチン酸** **グリチルリチン酸二カリウム、グリチルリチン酸ナトリウム、グリチルリチン酸モノアンモニウム、グリチルレチン酸)**	★
抗炎症成分		✓

出題範囲	かぜ薬、鎮咳去痰薬、口腔咽喉薬、胃の薬、痔疾用薬、内服アレルギー用薬・鼻炎用内服薬、点鼻薬、点眼薬、外皮用薬、歯槽膿漏薬、口内炎用薬
商品例	パブロンメディカルN
効能効果	炎症を和らげる、声がれ、喉の荒れ・不快感・痛み・腫れの症状を鎮める
作用機序	ステロイド性抗炎症成分に類似した化学構造による抗炎症作用
×	長期連用
相談	高齢者、むくみのある人、高血圧、腎臓病、心臓病の人（1日最大服用量がグリチルリチン酸として40mg以上の製品の場合)
重篤な副作用	偽アルドステロン症
ポイント	●むくみ、心臓病、腎臓病または高血圧のある人や高齢者では偽アルドステロン症を生じるリスクが高い ●どのような人が対象であっても、1日最大服用量がグリチルリチン酸として40mg以上となる製品は長期連用を避ける ●医薬品ではグリチルリチン酸としての1日摂取量が200mgを超えないよう用量が定められている ●グリチルレチン酸はグリチルリチン酸が分解されてできる成分で、外用で用いられる
現場から一言	甘草（カンゾウ）にもグリチルリチン酸が多く含まれます。また、医薬品だけでなく、甘味料として食品などにも広く用いられているため、総摂取量に注意しましょう。

1点UPのアドバイス

偽アルドステロン症についての問題は頻出です。

偽アルドステロン症は、アルドステロン（体内に塩分《ナトリウム》と水を貯留し、カリウムの排泄を促す作用のある副腎皮質ホルモン）分泌が増加していないにもかかわらず、過剰に分泌された時と同じような症状を示す副作用です。主な症状に、手足の脱力や血圧上昇などがあり、病態が進行すると、筋力低下や歩行困難などを生じます。なお、甘草（カンゾウ）はグリチルリチン酸を多く含むので、漢方薬にも注意が必要です。

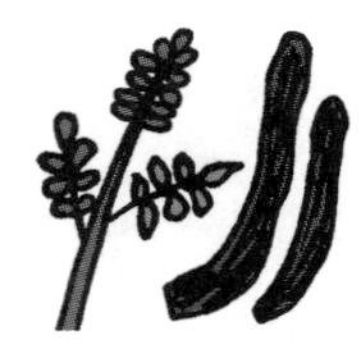

甘草を含む
漢方薬にも注意

削除成分！

セミアルカリプロティナーゼ（消炎酵素）

- 令和４年３月の手引き改訂で削除された成分である
- 有効性の評価が難しく、販売中止となった

ブロメライン（消炎酵素）

- 令和４年３月の手引き改訂で削除された成分である
- 医療用医薬品では、褥瘡などの治療において今も使われることがある

抗炎症成分の使用上の注意

		トラネキサム酸	グリチルリチン酸二カリウム（※）	
してはいけないこと	連用		●	偽アルドステロン症を生じるおそれがあるため
相談すること	血栓のある人（脳血栓、心筋梗塞、血栓静脈炎等）、血栓症を起こすおそれのある人	●		生じた血栓が分解されにくくなるため
	高齢者		●	偽アルドステロン症を生じやすいため
	むくみのある人		●	偽アルドステロン症の発症のおそれが特にあるため
	高血圧の人		●	大量に使用するとナトリウム貯留、カリウム排泄促進が起こり、むくみ（浮腫）等の症状が現れ、病態を悪化させるおそれがあるため
	腎臓病の人		●	
	心臓病の人		●	

※1日用量がグリチルリチン酸として40mg以上、またはカンゾウとして1g以上を含有する場合

2. 解熱鎮痛薬

解熱鎮痛薬とは、発熱や痛みの原因となっている病気や外傷を根本的に治すものではなく、病気や外傷が原因で生じている発熱や痛みを緩和するために使用される医薬品（内服薬）の総称です。

多くの解熱鎮痛薬には、体内におけるプロスタグランジンの産生を抑える成分が配合されています。

〈解熱鎮痛薬の３つの使用目的〉

解熱
異常となった体温調節
メカニズムを正常状態に
戻して熱を下げる

鎮痛
痛みのシグナルの
増幅を防いで
痛みを鎮める

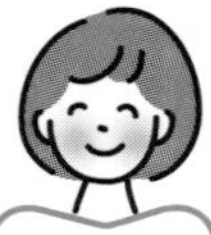

抗炎症
炎症が発生している
部位に作用して
腫れなどの症状を
軽減する

ここで学習する成分はコレ！

解熱鎮痛薬のメインの成分のうち、「化学的に合成された解熱鎮痛成分」と「メトカルバモール」について学習します。実際の商品では、1つの解熱鎮痛成分のみでできている商品（単剤）もあれば、メインの成分にサブの成分を組み合わせた商品（配合剤）もあります。

〈解熱鎮痛薬の成分一覧〉

●メインの成分

解熱鎮痛成分	
化学合成成分 アスピリン、アスピリンアルミニウム、サザピリン、サリチル酸ナトリウム、エテンザミド、サリチルアミド、アセトアミノフェン、イブプロフェン、イソプロピルアンチピリン	発熱や痛みを緩和する
生薬成分 地竜(ジリュウ)、芍薬(シャクヤク)、牡丹皮(ボタンピ)、防已(ボウイ)、甘草(カンゾウ)、生姜(ショウキョウ)、桂皮(ケイヒ)→230ページ	
骨格筋の緊張を鎮める成分 メトカルバモール	「筋肉のこり」を和らげる

●サブの成分

鎮静成分 ブロモバレリル尿素、アリルイソプロピルアセチル尿素→25ページ、鹿子草(カノコソウ)→231ページ	鎮痛作用を助ける
制酸成分 ケイ酸アルミニウム、水酸化アルミニウムゲル、メタケイ酸アルミン酸マグネシウム→55ページ、酸化マグネシウム→81ページ	胃腸障害を軽減する
カフェイン類 カフェイン、無水カフェイン、安息香酸ナトリウムカフェイン→28ページ	鎮痛作用を増強する
ビタミン成分等 ビタミンB1、ビタミンB2、ビタミンC→198ページ	発熱時に消耗されやすいビタミンを補給する
その他 コンドロイチン硫酸ナトリウム→204ページ	関節痛や肩こり痛の改善を促す

●漢方処方製剤→273ページ

芍薬甘草湯(しゃくやくかんぞうとう)、桂枝加朮附湯(けいしかじゅつぶとう)、桂枝加苓朮附湯(けいしかりょうじゅつぶとう)、薏苡仁湯(よくいにんとう)、麻杏薏甘湯(まきょうよくかんとう)、疎経活血湯(そけいかっけつとう)、当帰四逆加呉茱萸生姜湯(とうきしぎゃくかごしゅゆしょうきょうとう)、釣藤散(ちょうとうさん)、呉茱萸湯(ごしゅゆとう)

(a) 解熱鎮痛成分（化学合成成分）

〈効能効果〉

悪寒・発熱時の解熱、頭痛、歯痛、抜歯後の疼痛、咽喉痛（喉の痛み）、耳痛、関節痛、神経痛、腰痛、筋肉痛、肩こり痛、打撲痛、骨折痛、捻挫痛、月経痛（生理痛）、外傷痛の鎮痛

現場から一言 化学的に合成された解熱鎮痛薬は、腹痛を含む痙攣性の内臓痛、例えば胃の痛みには効果が期待できません。知らないお客様も多いので、何の痛みに使うのかを必ず確認しましょう。

〈解熱鎮痛成分の作用機序〉

プロスタグランジンはホルモンに似た働きをする物質で、痛みを強める、体温を上げる、炎症の発生に関わる、子宮を収縮させて生理を起こすなどの作用があります。アスピリンなどの一般的な解熱鎮痛成分は、プロスタグランジンの産生を抑制し、解熱・鎮痛、抗炎症作用を発揮します。

しかし、医薬品の効果とリスクは表裏一体です。なぜならプロスタグランジンには、胃酸分泌調節作用や胃腸粘膜保護作用もあります。つまり、これらの作用が解熱鎮痛成分によって妨げられると、胃酸分泌が増加するとともに胃壁の血流量が低下して、胃粘膜障害を起こしやすくなります。そうした胃への悪影響を軽減するため、なるべく空腹時を避けて服用することとなっている場合が多いです。胃・十二指腸潰瘍があると、その症状を悪化させるおそれがあります。

一方で、胃腸障害などの副作用が出にくい成分もあります。それがアセトアミノフェンです。アセトアミノフェンは、主として中枢作用によって解熱・鎮痛をもたらし、末梢のプロスタグランジンにはほとんど影響を与えません。よって、末梢における抗炎症作用は期待できませんが、その代わりに胃腸障害などの副作用が少なく比較的安全性が高いため、子供から大人まで広く使われています。

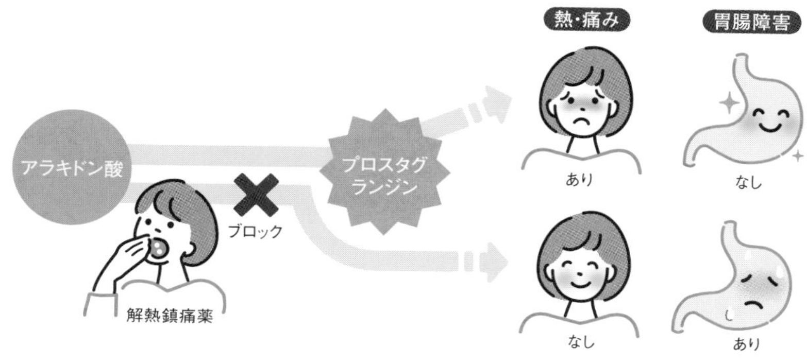

〈解熱鎮痛成分のグループ〉

解熱鎮痛成分には大きく分けて、サリチル酸系、プロピオン酸系（※）、ピリン系、アセトアミノフェンの４つのグループがあります。同じグループの成分は似た性質を持つため、特徴を把握しておくと成分が覚えやすくなります。

※「プロピオン酸系」という言葉は手引きに記載がないので、覚える必要はありません。

<table>
<tr><td colspan="3">プロスタグランジン産生抑制作用によって解熱・鎮痛・抗炎症をもたらす</td></tr>
<tr><td>サリチル酸系
アスピリン、サザピリン、サリチル酸ナトリウム、エテンザミド、サリチルアミド
→ライ症候群に注意</td><td>プロピオン酸系
イブプロフェン、ケトプロフェン(外皮用薬)、プラノプロフェン(点眼薬)
→解熱・鎮痛・抗炎症作用を平均的に持つ</td><td>ピリン系
イソプロピルアンチピリン
→薬疹(ピリン疹)に注意</td></tr>
<tr><td colspan="3">中枢作用によって解熱・鎮痛をもたらす</td></tr>
<tr><td colspan="3">アセトアミノフェン
→抗炎症作用はないが、胃腸障害が少ないなど、比較的安全性が高い</td></tr>
</table>

なお、上表の「サリチル酸系」に記載のある「ライ症候群」とは、主に小児が水痘（水疱瘡）やインフルエンザなどのウイルス性疾患に罹っているときに、激しい嘔吐や意識障害、痙攣などの急性脳症の症状を呈する症候群です。ライ症候群は、特にサリチル酸系解熱鎮痛成分が使用された場合に多いと言われており、注意が必要です。

★★★	3　アスピリン（別名：アセチルサリチル酸）、アスピリンアルミニウム	★★
サリチル酸系解熱鎮痛成分		✓

出題範囲	かぜ薬、解熱鎮痛薬
商品例	バファリンA、バイエルアスピリン
効能効果	解熱、鎮痛、抗炎症
作用機序	プロスタグランジン産生抑制
×	アスピリン喘(ぜん)息を起こしたことがある人、15歳未満の小児、出産予定日12週以内の妊婦
相談	妊婦、授乳中の人、胃・十二指腸潰瘍、肝臓病、心臓病、腎臓病の人
重篤な副作用	ショック（アナフィラキシー）、皮膚粘膜眼症候群、中毒性表皮壊死融解症、喘(ぜん)息、肝機能障害
ポイント	●アスピリン喘(ぜん)息は、アスピリン特有の副作用ではなく、他の解熱鎮痛成分でも生じる可能性がある ●他の解熱鎮痛成分に比較して胃腸障害を起こしやすく、アスピリンアルミニウムなどとして、胃粘膜への悪影響の軽減を図っている製品もある ●15歳未満の小児に対しては、いかなる場合も一般用医薬品として使用してはならない（ライ症候群を防ぐため） ●血液を凝固しにくくさせる作用もあるため、胎児や出産時の母体への影響を考慮して、出産予定日12週間以内の使用を避ける ●医療用医薬品のアスピリンは、血栓ができやすい人に対する血栓予防薬の成分としても用いられている
現場から一言	アスピリンを低い用量で使う場合、いわゆる「血液サラサラ」効果のある血栓予防薬になります。しかし、OTC医薬品でこのような効能効果を持つ商品はありません。

−	4 サザピリン サリチル酸ナトリウム 新	−
	サリチル酸系解熱鎮痛成分	✓

出題範囲	解熱鎮痛薬
商品例	不明
効能効果	解熱、鎮痛、抗炎症
作用機序	プロスタグランジン産生抑制
×	アスピリン喘(ぜん)息を起こしたことがある人、15歳未満の小児
相談	妊婦
重篤な副作用	ショック（アナフィラキシー）、皮膚粘膜眼症候群、中毒性表皮壊死融解症、喘(ぜん)息
ポイント	15歳未満の小児に対しては、いかなる場合も一般用医薬品として使用してはならない（ライ症候群を防ぐため）

★★	5 エテンザミド	★
	サリチル酸系解熱鎮痛成分	✓

出題範囲	かぜ薬、解熱鎮痛薬
商品例	ナロンエースプレミアム、ノーシン錠
効能効果	解熱、鎮痛、抗炎症
作用機序	プロスタグランジン産生抑制
×	アスピリン喘(ぜん)息を起こしたことがある人
相談	妊婦、水痘(とう)（水疱瘡(ぼうそう)）もしくはインフルエンザにかかっている、またはその疑いのある乳・幼・小児（15歳未満）、胃・十二指腸潰瘍、肝臓病、心臓病、腎臓病の人
重篤な副作用	ショック（アナフィラキシー）、皮膚粘膜眼症候群、中毒性表皮壊死融解症、喘(ぜん)息
ポイント	● 水痘(とう)（水疱瘡(ぼうそう)）またはインフルエンザにかかっている15歳未満の小児に対しては、使用を避ける必要がある（ラ

イ症候群を防ぐため）

- 痛みの発生を抑える働きが作用の中心となっている他の解熱鎮痛成分に比べ、痛みが神経を伝わっていくのを抑える働きが強いため、作用の仕組みの違いによる相乗効果を期待して、他の解熱鎮痛成分と組合わせて配合されることが多い。アセトアミノフェン、カフェイン、エテンザミドの組み合わせは、それぞれの頭文字から「ACE処方」と呼ばれる

現場から一言 同じサリチル酸系解熱鎮痛成分でも、「ライ症候群」に関する「使用上の注意」の記載内容が各成分で微妙に異なることに留意しましょう（22・23ページも参照のこと）。

★	6　サリチルアミド	−
	サリチル酸系解熱鎮痛成分	✓

出題範囲 かぜ薬、解熱鎮痛薬

商品例 パイロンPL錠ゴールド

効能効果 解熱、鎮痛、抗炎症

作用機序 プロスタグランジン産生抑制

× アスピリン喘（ぜん）息を起こしたことがある人

相談 妊婦、水痘（とう）（水疱瘡（ぼうそう））もしくはインフルエンザにかかっている、またはその疑いのある乳・幼・小児（15歳未満）、胃・十二指腸潰瘍の人

重篤な副作用 ショック（アナフィラキシー）、皮膚粘膜眼症候群、中毒性表皮壊死融解症、喘（ぜん）息

ポイント 水痘（とう）（水疱瘡（ぼうそう））またはインフルエンザにかかっている15歳未満の小児に対しては、使用を避ける必要がある（ライ症候群を防ぐため）

★★★ 7 アセトアミノフェン ★★

解熱鎮痛成分 ✓

出題範囲	かぜ薬、解熱鎮痛薬
商品例	カロナールA、タイレノールA、バファリンルナJ
効能効果	解熱、鎮痛
作用機序	中枢作用による解熱・鎮痛
×	アスピリン喘(ぜん)息を起こしたことがある人
相談	妊婦、胃・十二指腸潰瘍、肝臓病、心臓病、腎臓病の人
重篤な副作用	ショック（アナフィラキシー）、皮膚粘膜眼症候群、中毒性表皮壊死融解症、喘(ぜん)息、急性汎発性発疹性膿疱症、間質性肺炎、腎障害、肝機能障害
ポイント	● 主として中枢作用によって解熱・鎮痛をもたらすため、末梢における抗炎症作用は期待できない。その分、他の解熱鎮痛成分のような胃腸障害は少なく、空腹時に服用できる製品もあるが、食後の服用が推奨されている ● アルコールにより、アセトアミノフェンによる肝機能障害が起こりやすくなる
現場から一言	インフルエンザなどのウイルス性疾患が疑われる場合にも比較的安全に使用できるため、感染症流行時に需要が高まることがあります。医療用では「カロナール」が有名です。

★★ 8 イブプロフェン ★★★

プロピオン酸系解熱鎮痛成分 ✓

出題範囲	かぜ薬、解熱鎮痛薬
商品例	イブ、リングルアイビーα200
効能効果	解熱、鎮痛、抗炎症
作用機序	プロスタグランジン産生抑制
×	アスピリン喘(ぜん)息を起こしたことがある人、15歳未満の小児、

	出産予定日12週以内の妊婦
相談	妊婦、授乳中の人、胃・十二指腸潰瘍、潰瘍性大腸炎、クローン病にかかったことのある人、肝臓病、心臓病、腎臓病、全身性エリテマトーデス、混合性結合組織病の人
重篤な副作用	ショック（アナフィラキシー）、皮膚粘膜眼症候群、中毒性表皮壊死融解症、喘(ぜん)息、肝機能障害、腎障害、無菌性髄膜炎
ポイント	●アスピリンなどに比べて胃腸への悪影響が少なく、抗炎症作用も示すことから、頭痛、咽頭痛、月経痛（生理痛）、腰痛などに使用されることが多い ●一般用医薬品においては、15歳未満の小児に対しては、いかなる場合も使用してはならない ●プロスタグランジンの産生を抑制することで消化管粘膜の防御機能を低下させるため、胃・十二指腸潰瘍、潰瘍性大腸炎またはクローン病の既往歴がある人では、それら疾患の再発を招くおそれがある ●全身性エリテマトーデスまたは混合性結合組織病のある人において、無菌性髄膜炎を生じやすい
現場から一言	第一類医薬品の「ロキソプロフェン（商品例：ロキソニンS）」と同じグループの成分です。ロキソプロフェンの代わりに勧める機会も多く、非常に重要な成分です。

★★	9　イソプロピルアンチピリン	−
ピリン系解熱鎮痛成分		✓

出題範囲	かぜ薬、解熱鎮痛薬
商品例	セデス・ハイ、サリドンA
効能効果	解熱、鎮痛、抗炎症
作用機序	プロスタグランジン産生抑制、中枢作用による解熱・鎮痛
×	アスピリン喘(ぜん)息を起こしたことがある人

相談	妊婦、胃・十二指腸潰瘍、肝臓病の人
重篤な副作用	ショック（アナフィラキシー）、皮膚粘膜眼症候群、中毒性表皮壊死融解症、喘息
ポイント	●解熱鎮痛作用は比較的強いが、抗炎症作用は弱いため、他の解熱鎮痛成分と組み合わせて配合される ●現在では、イソプロピルアンチピリンが一般用医薬品で唯一のピリン系解熱鎮痛成分となっている ●ピリン系解熱鎮痛成分によって薬疹（ピリン疹）などのアレルギー症状を起こしたことがある人は使用しない
現場から一言	薬疹などのアレルギーが懸念されます。ピリン系の薬を勧める時は、アレルギー歴や副作用歴を確認しましょう。

(b) 骨格筋の緊張を鎮める成分

ー	10 メトカルバモール	ー
骨格筋痙攣弛緩薬		✓

出題範囲	解熱鎮痛薬
商品例	ドキシン錠
効能効果	骨格筋の異常緊張、痙攣・疼痛を伴う腰痛、肩こり、筋肉痛、関節痛、神経痛、打撲、捻挫
作用機序	骨格筋の緊張をもたらす脊髄反射の抑制作用による「筋肉のこり」の緩和
副作用	眠気、めまい、ふらつき、消化器系の副作用として悪心（吐きけ）・嘔吐、食欲不振、胃部不快感
ポイント	●鎮静作用があるため、服用後は乗物または機械類の運転操作はしない ●鎮静成分が配合された他の医薬品の併用は避ける

解熱鎮痛成分の使用上の注意

		サリチル酸系				アセトアミノフェン	ピリン系	プロピオン酸系	
		①アスピリン	②サザピリン、サリチル酸ナトリウム	③エテンザミド	④サリチルアミド	⑤アセトアミノフェン	⑥イソプロピルアンチピリン	⑦イブプロフェン	
してはいけないこと	本剤または本剤の成分によりアレルギー症状を起こしたことがある人	●	●	●	●	●	●	●	アレルギー症状の既往歴のある人が再度使用した場合、ショック（アナフィラキシー）、皮膚粘膜眼症候群（スティーブンス・ジョンソン症候群）、中毒性表皮壊死融解症（ライエル症候群）等の重篤なアレルギー性の副作用を生じる危険性が高まるため
	本剤または他のかぜ薬、解熱鎮痛薬を使用（服用）して喘息を起こしたことがある人	●	●	●	●	●	●	●	アスピリン喘息を誘発するおそれがあるため
	15歳未満の小児	●	●					●	①②外国において、ライ症候群の発症との関連性が示唆されているため ⑦一般用医薬品では、小児向けの製品はないため
	出産予定日12週以内の妊婦	●						●	妊娠期間の延長、胎児の動脈管の収縮・早期閉鎖、子宮収縮の抑制、分娩時出血の増加のおそれがあるため

YouTubeで
「アスピリン（痛み止め覚えうた）」を
チェックしよう！

		サリチル酸系				アセトアミノフェン	ピリン系	プロピオン酸系	
		①アスピリン	②サザピリン、サリチル酸ナトリウム	③エテンザミド	④サリチルアミド	⑤アセトアミノフェン	⑥イソプロピルアンチピリン	⑦イブプロフェン	
相談すること	妊婦	●	●	●	●	●	●	●	妊娠末期のラットに投与した実験において、胎児に弱い動脈管の収縮がみられたとの報告があるため ①動物実験(ラット)で催奇形性が現れたとの報告があるため ⑥化学構造が類似した他のピリン系解熱鎮痛成分において、動物実験(マウス)で催奇形性が報告されているため
	授乳中の人	●						●	乳汁中に移行する可能性があるため
	水痘(水疱瘡)もしくはインフルエンザにかかっている、またはその疑いのある乳・幼・小児(15歳未満)			●	●				構造が類似しているアスピリンにおいて、ライ症候群の発症との関連性が示唆されており、原則として使用を避ける必要があるため
	胃・十二指腸潰瘍の人	●		●	●	●	●		胃・十二指腸潰瘍を悪化させるおそれがあるため
	胃・十二指腸潰瘍、潰瘍性大腸炎、クローン病にかかったことのある人							●	プロスタグランジン産生抑制作用によって消化管粘膜の防御機能が低下し、胃・十二指腸潰瘍、潰瘍性大腸炎、クローン病が再発するおそれがあるため
	肝臓病の人	●		●		●	●	●	肝機能障害を悪化させるおそれがあるため
	心臓病の人	●		●		●		●	むくみ(浮腫)、循環体液量の増加が起こり、心臓の仕事量が増加し、心臓病を悪化させるおそれがあるため
	腎臓病の人	●		●		●		●	むくみ(浮腫)、循環体液量の増加が起こり、腎臓病を悪化させるおそれがあるため
	全身性エリテトマトーデス、混合性結合組織病の人							●	無菌性髄膜炎の副作用を起こしやすいため

3. 眠気を促す薬（催眠鎮静薬）

催眠鎮静薬とは、寝つきが悪い、眠りが浅い、イライラ感、緊張感、精神興奮、精神不安といった精神神経症状が生じた時に、睡眠を促したり、精神のたかぶりを鎮めたりすることを目的に使用される医薬品です。

ここで学習する成分はコレ！

2つの鎮静成分、ブロモバレリル尿素とアリルイソプロピルアセチル尿素について学習しましょう。

〈催眠鎮静薬の成分一覧〉

●メインの成分

抗ヒスタミン成分 ジフェンヒドラミン塩酸塩→125ページ	脳内で覚醒の維持・調節を行うヒスタミンをブロックし、眠気を促す
鎮静成分 ブロモバレリル尿素、アリルイソプロピルアセチル尿素	脳の興奮を抑え、痛覚を鈍くする
生薬成分 釣藤鈎（チョウトウコウ）、酸棗仁（サンソウニン）、鹿子草（カノコソウ）、チャボトケイソウ、ホップ→231ページ	神経の興奮・緊張緩和を期待して配合されている

●漢方処方製剤→280ページ

酸棗仁湯（さんそうにんとう）、加味帰脾湯（かみきひとう）、抑肝散（よくかんさん）、抑肝散加陳皮半夏（よくかんさんかちんぴはんげ）、柴胡加竜骨牡蛎湯（さいこかりゅうこつぼれいとう）、桂枝加竜骨牡蛎湯（けいしかりゅうこつぼれいとう）

鎮静成分

★★★	11　ブロモバレリル尿素	★★
催眠鎮静成分		✓

出題範囲	①かぜ薬、②解熱鎮痛薬、③催眠鎮静薬、④乗物酔い防止薬
商品例	ウット、ナロン錠
効能効果	①②鎮痛補助、③催眠鎮静、④不安や緊張の緩和
作用機序	脳の興奮を抑え、痛覚を鈍くする
×	乗物または機械類の運転操作、服用前後の飲酒、長期連用
相談	妊婦
副作用	眠気、反復摂取による依存・乱用
ポイント	●濫用などのおそれのあるものとして厚生労働大臣が指定する医薬品である ●胎児に障害を引き起こす可能性があるため、妊婦または妊娠していると思われる女性は使用を避けるべきである
現場から一言	濫用者の多い成分なので、商品の取り扱いには十分に注意します。

★	12　アリルイソプロピルアセチル尿素	−
催眠鎮静成分		✓

出題範囲	①かぜ薬、②解熱鎮痛薬、③催眠鎮静薬、④乗物酔い防止薬
商品例	ウット、イブＡ錠、ノーシンピュア
効能効果	①②鎮痛補助、③催眠鎮静、④不安や緊張の緩和
作用機序	脳の興奮を抑え、痛覚を鈍くする
×	乗物または機械類の運転操作、服用前後の飲酒、長期連用
副作用	眠気、反復摂取による依存・乱用

現場から一言　解熱鎮痛薬に含まれることの多い成分ですが、ブロモバレリル尿素同様、眠気や依存の副作用があります。情報提供をしっかりと行いましょう。

催眠鎮静成分の使用上の注意

		ブロモバレリル尿素	アリルイソプロピルアセチル尿素	
してはいけないこと	乗物または機械類の運転操作	●	●	眠気等
	長期連用	● (※)	● (※)	一定期間または一定回数使用しても症状の改善がみられない場合は、他に原因がある可能性があるため
	服用前後の飲酒	●	●	鎮静作用の増強が生じるおそれがあるため
相談すること	妊婦	●		胎児障害の可能性があり、使用を避けることが望ましいため

※成分によらず鎮静薬すべてについて

1点UPのアドバイス

これらの２成分は、手引きの第４章における「濫用などのおそれのある医薬品」の問題で、ひっかけ問題として出題されます。ブロモバレリル尿素は「濫用などのおそれのある医薬品」に該当しますが、アリルイソプロピルアセチル尿素は該当しません。

4. 眠気を防ぐ薬（眠気防止薬）

眠気防止薬は、眠気や倦怠感を除去することを目的とした医薬品であり、主な有効成分としてカフェイン（無水カフェイン、安息香酸ナトリウムカフェインなどを含む）が配合されています。

眠気防止薬は、一時的に精神的な集中を必要とするときに、眠気や倦怠感を除去する目的で使用されるものであり、疲労を解消したり、睡眠が不要になるというものではありません。睡眠不足による疲労には、早めに十分な睡眠をとることが望ましいです。特に成長期の小児の発育には睡眠が重要であることから、小児用の眠気防止薬はありません。

ここで学習する成分はコレ！

超頻出成分のカフェインを押さえましょう。なお、眠気を抑える成分ではありませんが、眠気による倦怠感を和らげる補助成分として、ビタミン類が一緒に配合されていることもあります。

〈眠気防止薬の成分一覧〉

●メインの成分

成分	作用
カフェイン類 カフェイン、無水カフェイン、安息香酸ナトリウムカフェイン	脳に軽い興奮状態を引き起こす

●サブの成分

成分	作用
ビタミン成分等 ビタミンB1、ビタミンB2、パントテン酸カルシウム、ビタミンB6、ビタミンB12、ニコチン酸アミド、アミノエチルスルホン酸（タウリン） →198ページ	倦怠感を和らげる

カフェイン類

★★★	13　カフェイン、無水カフェイン、安息香酸ナトリウムカフェイン	★★★
キサンチン系成分		

出題範囲	①かぜ薬、②解熱鎮痛薬、③眠気防止薬、④乗物酔い防止薬
商品例	エスタロンモカ錠、トメルミン
効能効果	①②鎮痛補助・増強、頭をすっきりさせる、疲労感・倦(けん)怠感を和らげる、③眠気や倦(けん)怠感を抑える、④めまい・頭痛を和らげる
作用機序	中枢神経系の刺激により脳に軽い興奮状態を引き起こす
副作用	振戦（震え）、めまい、不安、不眠、頭痛、胃腸障害（食欲不振、悪心・嘔吐）、動悸、尿量の増加、依存
×	胃酸過多、心臓病、胃潰瘍のある人、連用、カフェイン含有飲料との同時服用（以上、眠気防止薬について）
相談	授乳中の人
ポイント	眠気防止薬について

- 脳が過剰に興奮すると、副作用として振戦（震え）、めまい、不安、不眠、頭痛などを生じることがある
- 腎臓におけるナトリウムイオン（同時に水分）の再吸収抑制作用があり、尿量の増加（利尿）をもたらす
- 胃液分泌亢進作用による副作用として胃腸障害（食欲不振、悪心・嘔吐）、心筋興奮作用による副作用として動悸が現れることがある
- 作用は弱いながら反復摂取により依存を形成するという性質があるため、「短期間の服用にとどめ、連用しないこと」という注意喚起がなされている
- 吸収されて循環血液中に移行したカフェインの一部は、

血液-胎盤関門を通過して胎児に到達することが知られており、胎児の発達に影響を及ぼす可能性がある

- 乳児は肝臓が未発達なため、カフェインの代謝にはより多くの時間を要する。したがって、授乳中の女性がカフェインを大量に摂取したり、カフェインを連用したりした場合には、乳児の体内にカフェインが蓄積して、頻脈や不眠などを引き起こす可能性がある
- カフェインの1回摂取量はカフェインとして200mg、1日摂取量はカフェインとして500mgが上限とされている

現場から一言　日本中毒学会の調べでは、2011年度からの5年間で101人がカフェイン中毒で病院に運ばれ、死亡者も出ています。適正販売を心がけましょう。

カフェイン類を主薬とする眠気防止薬の使用上の注意

してはいけないこと	胃酸過多の人	カフェインが胃液の分泌を亢進し、症状を悪化させるおそれがあるため
	心臓病の人	徐脈または頻脈を引き起こし、心臓病の症状を悪化させるおそれがあるため
	胃潰瘍の人	胃液の分泌が亢進し、胃潰瘍の症状を悪化させるおそれがあるため
	連用	眠気防止薬は、一時的に緊張を要する場合に居眠りを防止する目的で使用されるものであり、連用によって睡眠が不要になるというものではなく、短期間の使用にとどめ、適切な睡眠を摂る必要があるため
	コーヒーやお茶等のカフェインを含有する飲料との同時服用	カフェインが過量摂取となり、中枢神経系、循環器系等に作用が強く現れるおそれがあるため
相談すること	授乳中の人	乳汁中に移行する可能性があるため

5. 鎮暈薬（乗物酔い防止薬）

乗物酔い防止薬は、乗物酔い（動揺病）によるめまい、吐きけ、頭痛を防止し、緩和することを目的とする医薬品です。

抗めまい成分や抗ヒスタミン成分、抗コリン成分及び鎮静成分には、いずれも眠気を促す作用があり、さらに、抗コリン成分では、散瞳による目のかすみや異常なまぶしさを引き起こすことがあります。乗物の運転操作をするときは、乗物酔い防止薬の使用を控える必要があります。

ここで学習する成分はコレ！

メインとなる3グループの成分について学習しましょう。

〈乗物酔い防止薬の成分一覧〉

●メインの成分

成分	作用
抗めまい成分 ジフェニドール塩酸塩	内耳にある前庭と脳を結ぶ神経(前庭神経)を調節する他、内耳への血流を改善する
抗ヒスタミン成分 ジメンヒドリナート、メクリジン塩酸塩、プロメタジン塩酸塩、ジフェンヒドラミンサリチル酸塩、クロルフェニラミンマレイン酸塩→124ページ	延髄にある嘔吐中枢への刺激や内耳の前庭における自律神経反射を抑える
抗コリン成分 スコポラミン臭化水素酸塩水和物	中枢に作用して自律神経系の混乱を軽減させ、末梢では消化管の緊張を低下させる

●サブの成分

成分	作用
鎮静成分 ブロモバレリル尿素、アリルイソプロピルアセチル尿素→25ページ	乗物酔いの要因となる不安や緊張などを和らげる
キサンチン系成分 カフェイン→28ページ、 ジプロフィリン→45ページ	脳に軽い興奮を起こさせて平衡感覚の混乱によるめまいを軽減させる
局所麻酔成分 アミノ安息香酸エチル→90ページ	胃粘膜への麻酔作用によって嘔吐刺激を和らげる
ビタミン成分 ピリドキシン塩酸塩、ニコチン酸アミド、リボフラビン→199ページ	吐きけの防止に働くことを期待して配合される

(a) 抗めまい成分

★★★	14　ジフェニドール塩酸塩	−
抗めまい成分		✓

出題範囲	乗物酔い防止薬
商品例	トラベルミンR
効能効果	めまい・吐きけを防止し、緩和する
作用機序	内耳にある前庭と脳を結ぶ神経（前庭神経）の調節、内耳への血流改善
副作用	抗ヒスタミン成分や抗コリン成分と同様な副作用（頭痛、排尿困難、眠気、散瞳による異常な眩しさ、口渇）、浮動感、不安定感
×	乗物または機械類の運転操作
相談	排尿困難のある人、緑内障の人
ポイント	抗ヒスタミン成分と共通する類似の薬理作用を示し、海外では制吐薬やめまいの治療薬として使われてきた。日本においては専ら抗めまい成分として用いられている
現場から一言	ジフェニドール塩酸塩は、比較的眠くなりにくいと言われています。

(b) 抗ヒスタミン成分

抗ヒスタミン成分は、延髄にある嘔吐中枢や、内耳の前庭のヒスタミン受容体を遮断します。これにより、嘔吐中枢への刺激や内耳の前庭における自律神経反射を抑える作用を示します。また、抗ヒスタミン成分は抗コリン作用を示すものが多く、抗コリン作用も乗物酔いによるめまい、吐きけなどの防止・緩和に寄与すると考えられています。抗コリン作用については、34ページの「スコポラミン臭化水素酸塩水和物」の作用機序を参照してください。

★	15　ジメンヒドリナート	ー
抗ヒスタミン成分		✓

出題範囲	乗物酔い防止薬
商品例	不明
効能効果	めまい・吐きけを防止し、緩和する
作用機序	ヒスタミン受容体遮断
×	乗物または機械類の運転操作
相談	排尿困難のある人、緑内障の人
副作用	排尿困難、眠気、眼圧上昇、口渇、便秘
ポイント	ジフェンヒドラミンテオクル酸塩の一般名で、専ら乗物酔い防止薬に配合される抗ヒスタミン成分である
現場から一言	医療用では「ドラマミン」の名でよく知られていますが、OTC医薬品で、この成分が含まれた商品が存在しているかどうかは不明です。

★	16　メクリジン塩酸塩	ー
抗ヒスタミン成分		✓

出題範囲	乗物酔い防止薬
商品例	トラベルミン ファミリー
効能効果	めまい・吐きけを防止し、緩和する
作用機序	ヒスタミン受容体遮断
×	乗物または機械類の運転操作
相談	排尿困難のある人、緑内障の人
副作用	排尿困難、眠気、眼圧上昇、口渇、便秘
ポイント	他の抗ヒスタミン成分と比べて作用が現れるのが遅く持続時間が長く、専ら乗物酔い防止薬に配合されている
現場から一言	長時間のフライトや船旅など、効果の持続性を求める人に向く成分です。

17　プロメタジン塩酸塩

抗ヒスタミン成分

出題範囲	乗物酔い防止薬
商品例	不明
効能効果	めまい・吐きけを防止し、緩和する
作用機序	ヒスタミン受容体遮断
×	乗物または機械類の運転操作、15歳未満の小児
相談	排尿困難のある人、緑内障の人
副作用	排尿困難、眠気、眼圧上昇、口渇、便秘
ポイント	外国において、乳児突然死症候群や乳児睡眠時無呼吸発作のような致命的な呼吸抑制を生じたとの報告があるため、15歳未満の小児では使用を避ける必要がある
現場から一言	現在、この成分が含まれた乗物酔い防止薬が存在するのかどうかは不明ですが、「プロメタジンメチレンジサリチル酸塩」が含まれた風邪薬はあります（例：パイロンPL顆粒）。

18　ジフェンヒドラミンサリチル酸塩

（関連：ジフェンヒドラミン塩酸塩→125ページ）

抗ヒスタミン成分

出題範囲	①乗物酔い防止薬　②内服アレルギー用薬
商品例	トラベルミン、トラベルミン・ジュニア
効能効果	①めまい・吐きけを防止し、緩和する　②痒み・鼻炎を和らげる
作用機序	ヒスタミン受容体遮断
×	乗物または機械類の運転操作、授乳中の人
相談	排尿困難のある人、緑内障の人
副作用	排尿困難、眠気、眼圧上昇、口渇、便秘
ポイント	吸収されたジフェンヒドラミンの一部が乳汁に移行して乳

児に昏睡を生じるおそれがあるため、母乳を与える女性は使用を避けるか、使用する場合には授乳を避ける必要がある。

現場から一言　眠くなりやすい成分ですが、酔うつらさを考えると、眠ってしまった方が楽な場合もあります。

(c) 抗コリン成分

★★	19　スコポラミン臭化水素酸塩水和物	★
抗コリン成分		✓

出題範囲　乗物酔い防止薬

商品例　アネロン「ニスキャップ」

効能効果　めまい・吐きけを防止し、緩和する

作用機序　中枢では自律神経系の混乱の軽減、末梢では消化管の緊張低下

×　乗物または機械類の運転操作

相談　高齢者、排尿困難のある人、緑内障、心臓病の人

副作用　排尿困難、眠気、眼圧上昇、散瞳による目のかすみ、異常な眩しさ、口渇、便秘

ポイント
- 乗物酔い防止に古くから用いられている抗コリン成分で、消化管からよく吸収され、他の抗コリン成分と比べて脳内に移行しやすいとされるが、肝臓で速やかに代謝されてしまうため、抗ヒスタミン成分などと比べて作用の持続時間は短い
- スコポラミンを含む成分としてロートコンの抽出物が配合されている場合もある

現場から一言　抗めまい成分や抗ヒスタミン成分と一緒に配合されていることの多い成分です。

乗物酔い防止薬の使用上の注意

		抗めまい成分	抗ヒスタミン成分				抗コリン成分	
		①ジフェニドール塩酸塩	②ジメンヒドリナート	③プロメタジン塩酸塩	④メクリジン塩酸塩	⑤ジフェンヒドラミンサリチル酸塩	⑥スコポラミン臭化水素酸塩水和物	
してはいけないこと	乗物または機械類の運転操作	●	●	●	●	●	●	①～⑤眠気等 ⑥眠気、目のかすみ、異常な眩しさを生じることがあるため
	15歳未満の小児			●				外国において、乳児突然死症候群、乳児睡眠時無呼吸発作のような致命的な呼吸抑制が現れたとの報告があるため
	授乳中の人					●		乳児に昏睡を起こすおそれがあるため
相談すること	高齢者						●	緑内障の悪化、口渇、排尿困難または便秘の副作用が現れやすいため
	排尿困難のある人	●	●	●	●	●	●	排尿筋の弛緩と括約筋の収縮が起こり、尿の貯留を来すおそれがあるため。特に、前立腺肥大症を伴っている場合には、尿閉を引き起こすおそれがあるため
	緑内障の人	●	●	●	●	●	●	抗コリン作用によって房水流出路(房水通路)が狭くなり、眼圧が上昇し、緑内障を悪化させるおそれがあるため
	心臓病の人						●	心臓に負担をかけ、心臓病を悪化させるおそれがあるため

6. 小児の疳を適応症とする生薬製剤・漢方処方製剤（小児鎮静薬）

小児では、特段身体的な問題がなく、基本的な欲求が満たされていても、夜泣き、ひきつけ、疳の虫などの症状が現れることがあります。これは、他者との関わりなどへの不安や興奮から生じる情緒不安定・神経過敏が要因の１つと言われ、また、睡眠のリズムが形成されるまでの発達の一過程とも考えられています。

小児鎮静薬は、それらの症状を鎮める他、小児における虚弱体質、消化不良などの改善を目的とする医薬品です。

〈小児鎮静薬に配合される成分の効能効果〉

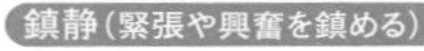

血液循環の促進

虚弱体質の改善

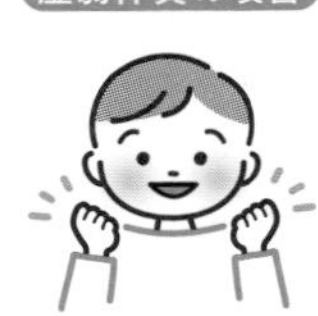

健胃

ここで学習する成分はコレ！

小児鎮静薬は、生薬製剤と漢方処方製剤がメインのお薬ですので、本書の第2章で解説しています。

〈小児鎮静薬の成分一覧〉

生薬製剤 → 232、238、243ページ	牛黄（ゴオウ）、麝香（ジャコウ）、羚羊角（レイヨウカク）、沈香（ジンコウ）、竜脳（リュウノウ）、ボルネオール、動物胆（ドウブツタン）、熊胆（ユウタン）、丁子（チョウジ）、番紅花（サフラン）、人参（ニンジン）、甘草（カンゾウ）
漢方処方製剤 →282ページ	柴胡加竜骨牡蛎湯（さいこかりゅうこつぼれいとう）、桂枝加竜骨牡蛎湯（けいしかりゅうこつぼれいとう）、抑肝散（よくかんさん）、抑肝散加陳皮半夏（よくかんさんかちんぴはんげ）、小建中湯（しょうけんちゅうとう）

02

呼吸器官に作用する薬

1. 咳止め・痰を出しやすくする薬（鎮咳去痰薬）

咳は、気管や気管支に何らかの異変が起こったときに、その刺激が中枢神経系に伝わり、延髄にある咳嗽中枢の働きによって引き起こされる反応です。したがって、咳はむやみに抑え込むべきではありませんが、長く続く咳は体力の消耗や睡眠不足をまねくなどの悪影響もあります。

鎮咳去痰薬は、咳を鎮める、痰の切れを良くする、また、喘息症状を和らげることを目的とする医薬品の総称です。

〈鎮咳去痰薬の３つの使用目的〉

気管支拡張
炎症により収縮した
気管支を拡げて
呼吸を楽にする

鎮咳
延髄にある
咳嗽中枢に作用して
咳を鎮める

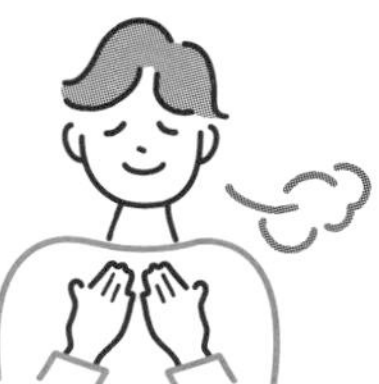

去痰
気道粘膜上に
滞留した痰を
切れやすくする

ここで学習する成分はコレ！

生薬以外のメインの成分について学習しましょう。

〈 鎮咳去痰薬の成分一覧 〉

●メインの成分

成分	作用
鎮咳成分	
麻薬性鎮咳成分 コデインリン酸塩水和物、ジヒドロコデインリン酸塩	延髄の咳嗽中枢に作用して咳を抑える
非麻薬性鎮咳成分 ノスカピン、ノスカピン塩酸塩水和物、デキストロメトルファン臭化水素酸塩水和物、フェノールフタリン酸デキストロメトルファン、チペピジンヒベンズ酸塩、チペピジンクエン酸塩、ジメモルファンリン酸塩、クロペラスチン塩酸塩、クロペラスチンフェンジゾ酸塩、半夏(ハンゲ)→233ページ	
気管支拡張成分	
アドレナリン作動成分 メチルエフェドリン塩酸塩、メチルエフェドリンサッカリン塩、トリメトキノール塩酸塩水和物、メトキシフェナミン塩酸塩、麻黄(マオウ)→233ページ	気管支を拡げて咳や喘息の症状を鎮める
キサンチン系成分 ジプロフィリン	
去痰成分	
粘液分泌促進成分 グアイフェネシン、グアヤコールスルホン酸カリウム、クレゾールスルホン酸カリウム	痰の切れを良くする
溶解低分子化成分 エチルシステイン塩酸塩、メチルシステイン塩酸塩	
溶解低分子化・粘液調整成分 カルボシステイン	
粘液分泌促進・溶解低分子化・線毛運動促進成分 ブロムヘキシン塩酸塩	

●サブの成分

成分	作用
抗炎症成分 トラネキサム酸、グリチルリチン酸二カリウム→8ページ、甘草(カンゾウ)→233ページ	気道の炎症を和らげる
抗ヒスタミン成分 クロルフェニラミンマレイン酸塩、クレマスチンフマル酸塩、カルビノキサミンマレイン酸塩→124ページ	アレルギー性の咳を鎮める
殺菌消毒成分 セチルピリジニウム塩化物→151ページ	痰の切れを良くする
生薬成分 杏仁(キョウニン)、南天実(ナンテンジツ)、五味子(ゴミシ)、車前草(シャゼンソウ)、桜皮(オウヒ)、桔梗(キキョウ)、美遠志(セネガ)、遠志(オンジ)、石蒜(セキサン)、麦門冬(バクモンドウ)→233ページ	比較的穏やかな鎮咳去痰作用を示す

●漢方処方製剤→286ページ

甘草湯(かんぞうとう)、半夏厚朴湯(はんげこうぼくとう)、柴朴湯(さいぼくとう)、麦門冬湯(ばくもんどうとう)、五虎湯(ごことう)、麻杏甘石湯(まきょうかんせきとう)、神秘湯(しんぴとう)

(a) 中枢神経系に作用して咳を抑える成分（鎮咳成分）

鎮咳成分には大きく分けて、「麻薬性鎮咳成分」と「非麻薬性鎮咳成分」があります。麻薬性鎮咳成分とは、作用本体であるコデイン、ジヒドロコデインがモルヒネと同じ基本構造を持ち、依存性のある成分のことです。

〈 麻薬性鎮咳成分 〉

麻薬性鎮咳成分の注意点

コデインとジヒドロコデインは、濫用などのおそれのある医薬品として指定されています。特に内服液剤では、その製剤的な特徴から、本来の目的以外の意図で服用する不適正な使用がなされることがあります。

また、妊娠中に摂取された場合、吸収された成分の一部が血液-胎盤関門を通過して胎児へ移行することが知られています。分娩時服用により新生児に呼吸抑制が現れたとの報告があります。さらに、母乳移行により乳児でモルヒネ中毒が生じたとの報告があり、授乳中の人は服用しないか、授乳を避ける必要があります。なお、呼吸抑制発生リスクのため、12歳未満の小児への使用は「してはいけないこと」になっています。

胃腸の運動を低下させる作用も示し、副作用として便秘が現れることがあります。

のアドバイス

麻薬性鎮咳成分は、延髄の咳嗽中枢を抑制して咳を止めますが、胃腸の動きを抑制する作用もあり、便秘を引き起こすことがあります。いずれにしても体に対して「抑制的」に働くと考えれば、覚えやすいですよ。

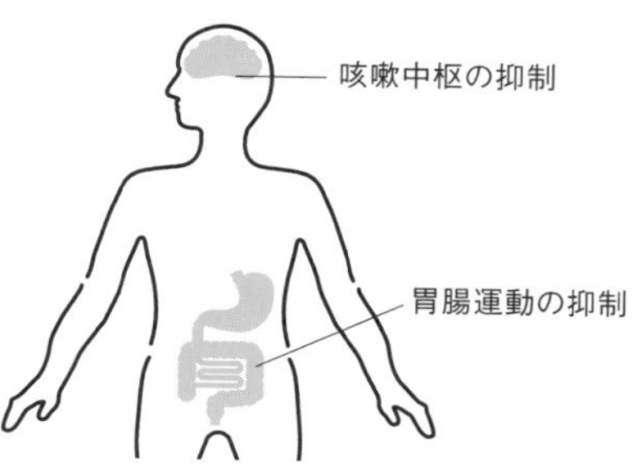

★	20　コデインリン酸塩水和物	★
麻薬性鎮咳成分		✓

出題範囲	かぜ薬、鎮咳去痰薬
商品例	アネトンせき止め液
効能効果	鎮咳
作用機序	延髄の咳嗽（がいそう）中枢抑制
×	12歳未満の小児、授乳中の人、乗物または機械類の運転操作、過量服用・長期連用
相談	妊婦
重篤な副作用	呼吸抑制
副作用	便秘、眠気、依存

★★★	21　ジヒドロコデインリン酸塩	★★
麻薬性鎮咳成分		✓

出題範囲	かぜ薬、鎮咳去痰薬
商品例	新ブロン液エース
効能効果	鎮咳
作用機序	延髄の咳嗽（がいそう）中枢抑制
×	12歳未満の小児、授乳中の人、乗物または機械類の運転操作、過量服用・長期連用
相談	妊婦
重篤な副作用	呼吸抑制
副作用	便秘、眠気、依存
現場から一言	麻薬性鎮咳成分は多数の商品に配合されていますが、近年、一般用医薬品の乱用・依存の問題が拡大しています。適切な情報提供を行ってください。

〈 非麻薬性鎮咳成分 〉

★	22　ノスカピン、ノスカピン塩酸塩水和物	−
非麻薬性鎮咳成分		

出題範囲	かぜ薬、鎮咳去痰薬
商品例	アストフィリンS
効能効果	鎮咳
作用機序	延髄の咳嗽（がいそう）中枢抑制

★★	23　デキストロメトルファン臭化水素酸塩水和物	−
非麻薬性鎮咳成分		

出題範囲	かぜ薬、鎮咳去痰薬
商品例	ストナファミリー、メジコンせき止め錠Pro
効能効果	鎮咳
作用機序	延髄の咳嗽中枢抑制
×	本剤または本剤の成分によりアレルギー症状を起こしたことがある人、乗物または機械類の運転操作
副作用	眠気
現場から一言	比較的鎮咳作用が強く、コデインの代わりに勧める機会の多い成分ですが、乱用者の増加が問題になっています。

−	24　フェノールフタリン酸デキストロメトルファン	−
非麻薬性鎮咳成分		

出題範囲	鎮咳去痰薬
商品例	ピタスせきトローチ
効能効果	鎮咳
作用機序	延髄の咳嗽中枢抑制
×	本剤または本剤の成分によりアレルギー症状を起こしたこ

とがある人、乗物または機械類の運転操作

副作用	眠気
ポイント	主にトローチ剤・ドロップ剤に配合される鎮咳成分である

★	25　チペピジンヒベンズ酸塩、チペピジンクエン酸塩	ー
非麻薬性鎮咳成分		✓

出題範囲	かぜ薬、鎮咳去痰薬
商品例	パブロンキッズかぜ錠
効能効果	鎮咳
作用機序	延髄の咳嗽（がいそう）中枢抑制
×	本剤または本剤の成分によりアレルギー症状を起こしたことがある人

ー	26　ジメモルファンリン酸塩	ー
非麻薬性鎮咳成分		✓

出題範囲	鎮咳去痰薬
商品例	不明
効能効果	鎮咳
作用機序	延髄の咳嗽（がいそう）中枢抑制

ー	27　クロペラスチン塩酸塩、クロペラスチンフェンジゾ酸塩	ー
非麻薬性鎮咳成分		✓

出題範囲	かぜ薬、鎮咳去痰薬
商品例	風若錠
効能効果	鎮咳
作用機序	延髄の咳嗽（がいそう）中枢抑制

(b) 気管支を拡げる成分（気管支拡張成分）

気管支を拡げる成分には、アドレナリン作動成分とキサンチン系成分があります。これらの成分の作用機序の違いは、試験で頻出です。アドレナリン作動成分は、交感神経系を刺激して気管支を拡張させるのに対し、キサンチン系成分は、自律神経系を介さずに気管支の平滑筋に直接作用して弛緩させ、気管支を拡張させます。必ず押さえましょう。

〈アドレナリン作動成分〉

アドレナリン作動成分及びマオウの注意点

交感神経系への刺激作用によって、心臓血管系や、肝臓でのエネルギー代謝などにも影響が生じることが考えられます。心臓病、高血圧、糖尿病または甲状腺機能亢進症の診断を受けた人では、症状を悪化させるおそれがあります。

★★★	28　メチルエフェドリン塩酸塩、メチルエフェドリンサッカリン塩	★★
アドレナリン作動成分		✓

出題範囲	①かぜ薬、②鎮咳去痰薬、③外用痔疾用薬、④内服アレルギー用薬・鼻炎用内服薬
商品例	改源、ペラックスイートパインS
効能効果	①②気管支拡張、③血管収縮作用による止血、④血管収縮作用による鼻粘膜充血や腫れ、皮膚の痒みの緩和
作用機序	交感神経系の刺激
相談	授乳中の人、高齢者、心臓病、高血圧、糖尿病、甲状腺機能障害の人
ポイント	● 中枢神経系に対する作用が他の成分に比べ強いとされ、依存性がある成分であることに留意する必要がある。メチルエフェドリンは、濫用などのおそれのあるものとし

て指定されている

- 吸収された成分の一部が乳汁中に移行することが知られている

ー	29　トリメトキノール塩酸塩水和物	ー
アドレナリン作動成分		✓

出題範囲	鎮咳去痰薬
商品例	新トニン咳止め液
効能効果	気管支拡張
作用機序	交感神経系の刺激
相談	高齢者、心臓病、高血圧、糖尿病、甲状腺機能障害の人

ー	30　メトキシフェナミン塩酸塩	ー
アドレナリン作動成分		✓

出題範囲	鎮咳去痰薬
商品例	アスクロン
効能効果	気管支拡張
作用機序	交感神経系の刺激
相談	高齢者、心臓病、高血圧、糖尿病、甲状腺機能障害の人
現場から一言	トリメトキノールもメトキシフェナミンも、試験ではあまり出題されない成分ですが、両方とも「メトキ」という言葉が入ります。「トキメキ」で交感神経系が優位になるイメージを持ちましょう。

〈キサンチン系成分〉

★★	31　ジプロフィリン	★★
キサンチン系成分		✓

出題範囲	①乗物酔い防止薬、②鎮咳去痰薬
商品例	トラベルミン、新コンタックせき止めダブル持続性
効能効果	①平衡感覚の混乱によるめまいの軽減、②気管支拡張
作用機序	①中枢神経系（脳）の興奮、②気管支平滑筋への直接作用による弛緩
副作用	動悸
相談	甲状腺機能障害、てんかん、心臓病の人
ポイント	●自律神経系を介さずに気管支の平滑筋に直接作用して弛緩させ、気管支を拡張させる成分として、鎮咳去痰薬に配合されている場合がある ●中枢神経系を興奮させる作用を示し、甲状腺機能障害またはてんかんの診断を受けた人では、症状の悪化を招くおそれがある。また、心臓刺激作用を示し、副作用として動悸が現れることがある

鎮咳成分、気管支拡張成分の使用上の注意

アドレナリン作動成分については、鼻炎用内服薬（133ページ）を参照してください。また、麻薬性鎮咳成分は、12歳未満の小児への使用が禁止されています。このことについて、手引きの第３章には記載がありますが、第５章にはないため、次表にも記載していません。さらに、非麻薬性鎮咳成分のペントキシベリンクエン酸塩や、キサンチン系成分のアミノフィリン水和物とテオフィリンは、手引きの第３章には登場しませんが、第５章では使用上の注意に関して記載があります。このうち、テオフィリンは第5章の試験で頻出です。

		麻薬性鎮咳成分	非麻薬性鎮咳成分		キサンチン系成分		
		①コデインリン酸塩水和物、ジヒドロコデインリン酸塩	②デキストロメトルファン臭化水素酸塩水和物、フェノールフタリン酸デキストロメトルファン、チペピジンヒベンズ酸塩、チペピジンクエン酸塩	③ペントキシベリンクエン酸塩	④ジプロフィリン	⑤アミノフィリン水和物、テオフィリン	※1 鎮咳去痰薬の内服液剤について ※2 デキストロメトルファン臭化水素酸塩水和物、フェノールフタリン酸デキストロメトルファン(鎮咳去痰薬)について
してはいけないこと	授乳中の人	●				●	①コデインで、母乳への移行により、乳児でモルヒネ中毒が生じたとの報告があるため。⑤乳児に神経過敏を起こすことがあるため
	乗物または機械類の運転操作	●	● (※2)				眠気等
	過量服用・長期連用	● (※1)					倦怠感や虚脱感等が現れることがあるため。依存性・習慣性がある成分が配合されており、乱用事例が報告されているため
	本剤または本剤の成分によりアレルギー症状を起こしたことがある人		●			●	アレルギー症状の既往歴のある人が再度使用した場合、ショック(アナフィラキシー)、皮膚粘膜眼症候群(スティーブンス・ジョンソン症候群)、中毒性表皮壊死融解症(ライエル症候群)等の重篤なアレルギー性の副作用を生じる危険性が高まるため
相談すること	妊婦	●					麻薬性鎮咳成分であり、吸収された成分の一部が胎盤関門を通過して胎児へ移行することが知られているため。コデインリン酸塩水和物については、動物実験(マウス)で催奇形性が報告されているため
	授乳中の人			●			乳汁中に移行する可能性があるため
	甲状腺機能障害の人				●		中枢神経系の興奮作用により、症状の悪化を招くおそれがあるため
	てんかんの人				●		中枢神経系の興奮作用により、てんかんの発作を引き起こすおそれがあるため
	心臓病の人				●		心臓に負担をかけ、心臓病を悪化させるおそれがあるため
	発熱している小児、けいれんを起こしたことがある小児					●	けいれんを誘発するおそれがあるため
	緑内障の人			●			抗コリン作用によって房水流出路(房水通路)が狭くなり、眼圧が上昇し、緑内障を悪化させるおそれがあるため

(c) 痰の切れを良くする成分（去痰成分）

★★	32　グアイフェネシン	ー
粘液分泌促進成分		✓

出題範囲　かぜ薬、鎮咳去痰薬

商品例　新コルゲンコーワ咳止め透明カプセル

効能効果　去痰

作用機序　気道粘膜からの粘液分泌促進作用

ー	33　グアヤコールスルホン酸カリウム	ー
粘液分泌促進成分		✓

出題範囲　かぜ薬、鎮咳去痰薬

商品例　パブロン50錠、ベンザブロックトローチ

効能効果　去痰

作用機序　気道粘膜からの粘液分泌促進作用

ー	34　クレゾールスルホン酸カリウム	ー
粘液分泌促進成分		✓

出題範囲　鎮咳去痰薬

商品例　浅田飴せきどめ

効能効果　去痰

作用機序　気道粘膜からの粘液分泌促進作用

ー	35　エチルシステイン塩酸塩	ー
溶解低分子化成分		✓

出題範囲　かぜ薬、鎮咳去痰薬

商品例　不明

効能効果　去痰

作用機序　痰の中の粘性タンパク質の溶解・低分子化による粘性減少

ー	36　メチルシステイン塩酸塩	ー
溶解低分子化成分		✓

出題範囲　鎮咳去痰薬

商品例　不明

効能効果　去痰

作用機序　痰の中の粘性タンパク質の溶解・低分子化による粘性減少

★	37　カルボシステイン	ー
溶解低分子化・粘液調整成分		✓

出題範囲　鎮咳去痰薬

商品例　ストナ去たんカプセル

効能効果　去痰

作用機序　痰の中の粘性タンパク質の溶解・低分子化による粘性減少、粘液成分の含量比の調整

現場から一言　医療用医薬品でも汎用されている成分です。

★	38　ブロムヘキシン塩酸塩	ー
粘液分泌促進・溶解低分子化・線毛運動促進成分		✓

出題範囲　かぜ薬、鎮咳去痰薬

商品例　クールワン去たんソフトカプセル

効能効果　去痰

作用機序　粘液分泌促進作用・溶解低分子化作用・線毛運動促進作用

現場から一言　「毛（＝線毛）をブローする」で覚えましょう。

2. 口腔咽喉薬、うがい薬（含嗽薬）

口腔咽喉薬は、口腔内または咽頭部の粘膜に局所的に作用して、それらの部位の炎症による痛み、腫れなどの症状の緩和を主たる目的とするものです。トローチ剤やドロップ剤、外用液剤の他、殺菌消毒成分が配合された製品もあります。含嗽薬は、口腔及び咽頭の殺菌・消毒・洗浄、口臭の除去などを目的として、用時水に希釈または溶解してうがいに用いる、または患部に塗布した後、水でうがいする外用液剤です。

ここで学習する成分はコレ！

抗炎症成分のアズレンスルホン酸ナトリウムについて学習しましょう。

〈口腔咽喉薬、うがい薬の成分一覧〉

●メインの成分

成分	作用
抗炎症成分	
トラネキサム酸、グリチルリチン酸二カリウム→8ページ	声がれ、喉の荒れ・不快感・痛み・腫れの症状を鎮める
アズレンスルホン酸ナトリウム	炎症を生じた粘膜組織の修復を促す
殺菌消毒成分	
セチルピリジニウム塩化物、デカリニウム塩化物、ベンゼトニウム塩化物、ポビドンヨード、ヨウ化カリウム、ヨウ素、クロルヘキシジングルコン酸塩、クロルヘキシジン塩酸塩、チモール→150ページ	細菌等の微生物を死滅させる、増殖を抑える

●サブの成分

成分	作用
局所保護成分 グリセリン→95ページ	喉の粘膜を刺激から保護する
抗ヒスタミン成分 クロルフェニラミンマレイン酸塩→124ページ	アレルゲンによる喉の不快感等の症状を鎮める
生薬成分 ラタニア、ミルラ、薄荷（ハッカ）、茴香（ウイキョウ）、丁子（チョウジ）、ユーカリ→236ページ	収斂作用や清涼感などを期待して用いられる

●漢方処方製剤→293ページ

漢方処方製剤
桔梗湯（ききょうとう）、駆風解毒散（くふうげどくさん）、駆風解毒湯（くふうげどくとう）、白虎加人参湯（びゃっこかにんじんとう）、響声破笛丸（きょうせいはてきがん）

炎症を和らげる成分（抗炎症成分）

★★★	39　アズレンスルホン酸ナトリウム（水溶性アズレン）	ー
組織修復成分		✓

出題範囲	①口腔咽喉薬、②胃の薬、③点眼薬、④口内炎用薬
商品例	浅田飴AZのどスプレーS
効能効果	①～④炎症の緩和、②胃粘膜の保護・修復
作用機序	①～④炎症を生じた粘膜組織の修復、②胃液による消化からの胃粘膜の保護
ポイント	カミツレの成分である
現場から一言	安全性が高く、妊娠中・授乳中の人も使用できます。

削除成分！

リゾチーム塩酸塩（消炎酵素）

- 令和４年３月の手引き改訂で削除された成分である
- 再評価により経口薬の有効性が示されず、販売中止となった
- 一部の外用剤には今も配合されているものがある
- 卵白から抽出したタンパク質なので、鶏卵アレルギーの人は使用不可

1点UPのアドバイス

「口腔咽喉薬、うがい薬（含嗽薬）」に登場する成分は、アズレンスルホン酸ナトリウム以外、ほかの薬効分類で学ぶ成分です。そのため、この分野は集中的に学習する必要はなく、後回しで構いません。

胃腸に作用する薬

1. 胃の薬（制酸薬、健胃薬、消化薬）

胃の働きに異常が生じると、胃液の分泌量の増減や食道への逆流が起こったり、胃液による消化作用から胃自体を保護する働きや胃の運動が低下したりします。すると、胸やけや胃の不快感、消化不良、胃もたれ、食欲不振などの症状として現れます。

一般用医薬品の胃の薬は、制酸薬や健胃薬、消化薬の他、様々な胃腸の症状に幅広く対応できるよう、制酸、胃粘膜保護、健胃、消化、整腸、鎮痛鎮痙（けい）、消泡など、それぞれの作用を目的とする成分を組み合わせた製品（いわゆる「総合胃腸薬」）もあります。

薬の種類	目的	主な配合成分
制酸薬	胃液の分泌亢進による胃酸過多や、それに伴う胸やけ、腹部の不快感、吐きけ等の症状を緩和する	制酸成分、胃酸分泌抑制成分
健胃薬	唾液や胃液の分泌を促して、弱った胃の働きを高める（健胃）	独特の味や香りを有する生薬成分
消化薬	炭水化物、脂質、タンパク質等の分解に働く酵素を補う等により、胃や腸の内容物の消化を助ける	消化酵素、利胆成分

〈胃の薬の服用方法〉

症状により製剤を選択する場合は、その症状のひどい時間を確認し、製剤の服用方法も参考にして選択すると良いでしょう。

● 消化を助け、胃もたれを改善し、胃をすっきりさせる効果を主とする製

剤→食後服用のものが多い

- 空腹時や就寝時の胸やけ、ストレスによる胃酸の出すぎなどを抑える効果を主とする製剤→食間や就寝前の服用のものが多い
- どちらの効果も有する製剤→食後または食間の服用指示のものが多い

〈胃酸に関わる成分の違い〉

胃酸はとても強い酸で、胃の働きに異常が生じて胃酸過多になると、胃粘膜を傷つけて胃痛の原因となったり、胸やけや胃もたれなどの症状を起こしたりします。胃の薬には様々な成分があるため難しく感じるかもしれませんが、制酸成分や胃液分泌抑制成分、胃粘膜保護・修復成分をわかりやすく図にすると、次のようになります。

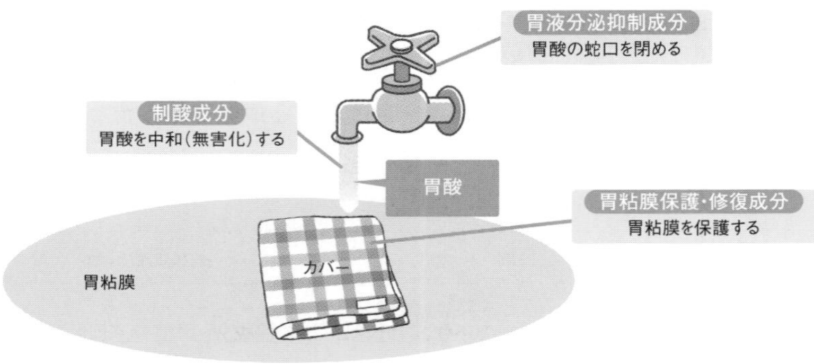

ここで学習する成分はコレ！

生薬成分など、一部を除く、すべての成分について学習しましょう。胃の薬は、次ページの表のメイン①の３成分、制酸成分や健胃成分、消化成分を中心に配合されていることが多く、他に胃粘膜保護・修復成分や胃液分泌抑制成分が中心となった製品もあります。とてもたくさんの成分があり、苦手な受験生の多いカテゴリーになりますが、頻出の成分から先に押さえていきましょう。

〈 胃の薬の成分一覧 〉

●メインの成分①

制酸成分	
ナトリウムを含む成分 炭酸水素ナトリウム(重曹) **アルミニウムを含む成分** 乾燥水酸化アルミニウムゲル、ジヒドロキシアルミニウムモノアセテート **マグネシウムを含む成分** ケイ酸マグネシウム、炭酸マグネシウム、酸化マグネシウム→81ページ **アルミニウムとマグネシウムを含む成分** 合成ヒドロタルサイト、メタケイ酸アルミン酸マグネシウム **カルシウムを含む成分** 沈降炭酸カルシウム、リン酸水素カルシウム→72ページ **生薬成分** 牡蛎(ボレイ)→237ページ	中和反応によって胃酸の働きを弱める
健胃成分	
生薬成分 **・苦味健胃成分** 黄柏(オウバク)、黄連(オウレン)、千振(センブリ)、ゲンチアナ、竜胆(リュウタン)、熊胆(ユウタン)→237ページ **・芳香性健胃成分** 桂皮(ケイヒ)、厚朴(コウボク)、生姜(ショウキョウ)、丁子(チョウジ)、陳皮(チンピ)、蒼朮(ソウジュツ)、白朮(ビャクジュツ)、茴香(ウイキョウ)、黄芩(オウゴン)→238ページ	味覚や嗅覚を刺激して、反射的な唾液や胃液の分泌を促す
その他の成分 乾燥酵母、カルニチン塩化物	味覚や嗅覚に対する刺激以外の作用による
消化成分	
消化酵素 ジアスターゼ、プロザイム、ニューラーゼ、リパーゼ、セルラーゼ、複合酵素	炭水化物、脂質、タンパク質、繊維質等の分解に働く酵素を補う
利胆成分 ウルソデオキシコール酸、デヒドロコール酸、胆汁末、動物胆→238ページ	胆汁の分泌を促す

●メインの成分②

胃粘膜保護・修復成分	
アルジオキサ、スクラルファート、ゲファルナート、ソファルコン、テプレノン、セトラキサート塩酸塩、トロキシピド、銅クロロフィリンカリウム、銅クロロフィリンナトリウム、メチルメチオニンスルホニウムクロライド、アズレンスルホン酸ナトリウム→50ページ	胃粘液の分泌や胃粘膜の保護・修復を促す
生薬成分 赤芽柏(アカメガシワ)→239ページ	胃粘膜を保護する
胃液分泌抑制成分	
ピレンゼピン塩酸塩、ロートエキス→89ページ	アセチルコリンの働きを抑える

●サブの成分

抗炎症成分 グリチルリチン酸二カリウム→9ページ、甘草(カンゾウ)→233ページ	胃粘膜の炎症を和らげる
消泡成分 ジメチルポリシロキサン(別名ジメチコン)	気泡の分離を促す

●漢方処方製剤→297ページ

安中散(あんちゅうさん)、人参湯(にんじんとう)、平胃散(へいいさん)、六君子湯(りっくんしとう)

(a) 制酸成分

〈 制酸成分や胃粘膜保護・修復成分の注意点 〉

制酸成分や胃粘膜保護・修復成分には、ナトリウムやカルシウム、マグネシウムやアルミニウムなどの無機塩類を含むものがあります。これらの成分が含まれた医薬品を選ぶ際、腎臓病の診断を受けた人や透析療法を受けている人においては注意が必要です。

腎臓には余計な水分や老廃物を尿として外に出す大切な役割があるため、腎機能が落ちると、むくみや高血圧などの様々な症状が現れます。さらに腎不全の末期症状になると、透析療法を行うことがあります。透析療法は、機能の低下した腎臓の代わりに人工的に血液の浄化を行うものです。

腎臓病の診断を受けた人では、ナトリウム、カルシウム、マグネシウム、アルミニウムなどの無機塩類の排泄が遅れたり、体内に貯留しやすくなります。また、通常であれば摂取したアルミニウムは尿として排泄されますが、透析療法を受けている人や腎機能が低下した人ではそれができず、骨や脳に蓄積され、アルミニウム脳症やアルミニウム骨症を引き起こすことがあります。そのため、アルミニウムを含む成分の「使用上の注意」には、透析療法を受けている人は「してはいけないこと」、腎臓病の人は「相談すること」として記載があります。

【ポイント】

アルミニウムを含む成分の使用上の注意

- 透析療法を受けている人→してはいけないこと
- 腎臓病の人→相談すること

制酸成分の使用上の注意

- 腎臓病の人→相談すること

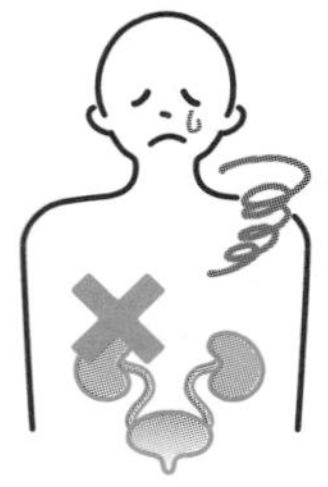

★★	40　炭酸水素ナトリウム（重曹）	–
制酸成分（ナトリウムを含む）、坐剤		✔

出題範囲	①胃の薬、②その他の消化器官用薬
商品例	太田胃散A〈錠剤〉
効能効果	①制酸、②排便を促す
作用機序	①胃酸の中和、②炭酸ガスの微細な気泡による直腸刺激
重篤な副作用	ショック
相談	腎臓病の人
現場から一言	重曹は、料理や掃除などにも古くから使われています。

–	41　ケイ酸アルミニウム、（乾燥）水酸化アルミニウムゲル、ジヒドロキシアルミニウムモノアセテート	★
制酸成分（アルミニウムを含む）		✔

出題範囲	①かぜ薬、②解熱鎮痛薬、③胃の薬
商品例	太田胃散
効能効果	①②解熱鎮痛成分による胃腸障害の軽減、③制酸
作用機序	胃酸の中和
×	透析療法を受けている人、長期連用
相談	腎臓病の人

–	42　ケイ酸マグネシウム、炭酸マグネシウム	–
制酸成分（マグネシウムを含む）		✔

出題範囲	胃の薬
商品例	太田胃散チュアブルNEO
効能効果	制酸
作用機序	胃酸の中和
相談	腎臓病の人

ー	43　合成ヒドロタルサイト	★
制酸成分(アルミニウムとマグネシウムを含む)		✓

出題範囲	胃の薬
商品例	第一三共胃腸薬プラス錠剤
効能効果	制酸
作用機序	胃酸の中和
×	透析療法を受けている人、長期連用
相談	腎臓病の人
現場から一言	成分名にアルミニウムという言葉がありませんが、アルミニウムを含む成分です。

ー	44　メタケイ酸アルミン酸マグネシウム	ー
制酸成分(アルミニウムとマグネシウムを含む)		✓

出題範囲	①解熱鎮痛薬、②胃の薬
商品例	イノセアプラス錠
効能効果	①解熱鎮痛成分による胃腸障害の軽減、②制酸
作用機序	胃酸の中和、胃粘膜におけるゼラチン状の皮膜形成による保護
×	透析療法を受けている人、長期連用
相談	腎臓病の人

(b) 健胃成分

ー	45　乾燥酵母	ー
味覚や嗅覚に対する刺激以外の作用による健胃成分		✓

出題範囲	胃の薬
商品例	エビオス錠、強力わかもと
効能効果	胃の働きの低下の改善
作用機序	胃腸の働きに必要な栄養素の補給
現場から一言	乾燥酵母は、ビール醸造の副産物として生じるビール酵母のことです。ビタミンなどの様々な栄養素が含まれます。

ー	46　カルニチン塩化物	ー
味覚や嗅覚に対する刺激以外の作用による健胃成分		✓

出題範囲	胃の薬、滋養強壮保健薬
商品例	太田胃散内服液
効能効果	胃の働きの低下や食欲不振の改善
作用機序	胃液分泌促進作用、胃の運動を高める作用、胃壁の循環血流増加作用
ポイント	生体内に存在する有機酸の一種である

(c) 消化成分

ー	47　ジアスターゼ、プロザイム、ニューラーゼ、リパーゼ、セルラーゼ、複合酵素（ビオジアスターゼ、タカヂアスターゼ）	ー
消化酵素		✓

出題範囲	胃の薬
商品例	太田胃散Ａ〈錠剤〉、ベリチーム酵素

効能効果	消化促進
作用機序	消化酵素を補う

ー	48　ウルソデオキシコール酸、デヒドロコール酸	ー
利胆成分		✓

出題範囲	胃の薬
商品例	タナベ胃腸薬ウルソ
効能効果	消化促進
作用機序	胆汁の分泌を促す作用（利胆作用）により消化を助ける作用、肝臓の働きを高める作用
相談	妊婦（ウルソデオキシコール酸）
ポイント	肝臓の働きを高める作用もあるとされるが、肝臓病の診断を受けた人ではかえって症状を悪化させるおそれがある

(d) その他の成分

〈 胃粘膜保護・修復成分 〉

ー	49　アルジオキサ	★
胃粘膜保護・修復成分（アルミニウムを含む）		✓

出題範囲	胃の薬
商品例	第一三共胃腸薬プラス錠剤
効能効果	胃粘膜の保護・修復
作用機序	胃粘液の分泌促進、胃粘膜の胃液による消化からの保護、荒れた胃粘膜の修復促進
×	透析療法を受けている人、長期連用
相談	腎臓病の人
ポイント	胃粘膜保護・修復成分のアラントインと、制酸成分の水酸化アルミニウムの複合体である

★	50　スクラルファート	★★★
胃粘膜保護・修復成分(アルミニウムを含む)		✓

出題範囲	胃の薬
商品例	スクラート胃腸薬S（錠剤）
効能効果	胃粘膜の保護・修復
作用機序	胃粘膜の胃液による消化からの保護、荒れた胃粘膜の修復促進
×	透析療法を受けている人、長期連用
相談	腎臓病の人
現場から一言	日本で開発された抗潰瘍薬であり、世界でも高い評価を受けている成分です。一般用医薬品の中で最も重要な胃粘膜保護・修復成分の１つであると言えるでしょう。

−	51　ゲファルナート	−
胃粘膜保護・修復成分		✓

出題範囲	胃の薬
商品例	新プロストマック
効能効果	胃粘膜の保護・修復
作用機序	胃粘液の分泌促進、胃粘膜の胃液による消化からの保護、荒れた胃粘膜の修復促進

−	52　ソファルコン	−
胃粘膜保護・修復成分		✓

出題範囲	胃の薬
商品例	大正胃腸薬G
効能効果	胃粘膜の保護・修復
作用機序	胃粘液の分泌促進、胃粘膜の胃液による消化からの保護、

荒れた胃粘膜の修復促進

重篤な副作用	肝機能障害
相談	肝臓病の人

ー	53　テプレノン	ー
胃粘膜保護・修復成分		✓

出題範囲	胃の薬
商品例	新セルベール整胃プレミアム〈錠〉
効能効果	胃粘膜の保護・修復
作用機序	胃粘液の分泌促進、胃粘膜の胃液による消化からの保護、荒れた胃粘膜の修復促進
重篤な副作用	肝機能障害
副作用	腹部膨満感、吐きけ、腹痛、頭痛、皮下出血、便秘、下痢、口渇
相談	肝臓病の人
現場から一言	新セルベール整胃プレミアム〈錠〉は、医療用医薬品と同量のテプレノンが配合されています。胃もたれや食欲不振などの症状がある時におすすめの商品です。

ー	54　セトラキサート塩酸塩	ー
胃粘膜保護・修復成分		✓

出題範囲	胃の薬
商品例	不明
効能効果	胃粘膜の保護・修復
作用機序	胃粘液の分泌促進、胃粘膜の胃液による消化からの保護、荒れた胃粘膜の修復促進
相談	血栓のある人（脳血栓、心筋梗塞、血栓静脈炎など）、血栓症を起こすおそれのある人

ポイント　体内で代謝されてトラネキサム酸を生じることから、血栓のある人、血栓を起こすおそれのある人では、生じた血栓が分解されにくくなることが考えられる

現場から一言　セトラキサートの「トラ」はトラネキサム酸の「トラ」と覚えましょう。

ー	55　トロキシピド	ー
胃粘膜保護・修復成分		✓

出題範囲　胃の薬

商品例　不明

効能効果　胃粘膜の保護・修復

作用機序　胃粘液の分泌促進、胃粘膜の胃液による消化からの保護、荒れた胃粘膜の修復促進

★	56　銅クロロフィリンカリウム、銅クロロフィリンナトリウム	ー
胃粘膜保護・修復成分		✓

出題範囲　①胃の薬、②歯槽膿漏薬

商品例　サクロンS、サクロフィール錠

効能効果　①胃粘膜の保護・修復、②歯周組織の修復、歯肉炎に伴う口臭抑制

作用機序　①胃粘膜の胃液による消化からの保護、荒れた胃粘膜の修復促進、②炎症を起こした歯周組織の修復促進

―	57　メチルメチオニンスルホニウムクロライド	―
胃粘膜保護·修復成分		✓

出題範囲	胃の薬
商品例	キャベジンコーワα
効能効果	胃粘膜の保護・修復
作用機序	胃粘液の分泌促進、胃粘膜の胃液による消化からの保護、荒れた胃粘膜の修復促進
現場から一言	「MMSC」と略されます。キャベツの絞り汁から見つかった成分で、「ビタミンU」とも呼ばれています。

〈 胃液分泌抑制成分 〉

★★	58　ピレンゼピン塩酸塩	―
胃液分泌抑制成分、抗コリン成分		✓

出題範囲	胃の薬
商品例	ガストール細粒
効能効果	胃液分泌抑制
作用機序	抗コリン作用
重篤な副作用	アナフィラキシー
副作用	排尿困難、動悸、目のかすみ
×	乗物または機械類の運転操作
相談	高齢者、排尿困難のある人、緑内障の人
ポイント	●胃液の分泌は副交感神経系からの刺激によって亢進することから、副交感神経の伝達物質であるアセチルコリンの働きを抑え、過剰な胃液の分泌を抑える作用を期待して配合されている場合がある。消化管運動にはほとんど影響を与えずに胃液の分泌を抑える作用を示すとされる ●消化管以外では一般的な抗コリン作用のため、排尿困難、動悸、目のかすみの副作用を生じることがある。排尿困

難の症状がある人、緑内障の診断を受けた人では、症状の悪化を招くおそれがある

現場から一言　過剰な胃酸分泌を元からブロックします。胃酸の出すぎによって起こる胃痛や胃酸逆流などによる胸やけを抑えることができます。なお、ピレンゼピンよりも強い胃酸分泌抑制作用を持つ薬剤の1つに、ヒスタミンH2受容体を遮断するH2ブロッカー（商品例：ガスター10）があります。

〈消泡成分〉

ー	59　ジメチルポリシロキサン（別名ジメチコン）	ー
消泡成分		✓

出題範囲　胃の薬

商品例　ガスピタンa

効能効果　腹部膨満感の改善

作用機序　消化管内容物中に発生した気泡の分離促進

現場から一言　シリコンでできた油です。胃腸内の小さな気泡の表面張力を低下させて、ガスの排出を促進します。

1点UPのアドバイス

胃の薬では、アルミニウムを含む成分を問う問題が頻出となっています。「アルミニウム」や「アル」などの言葉が成分名に入っていれば答えやすいですが、それ以外の成分（合成ヒドロタルサイトとスクラルファート）については覚える必要があります。ここでは、それら2成分の語呂合わせを紹介します。

ある	偉人が登校した	豪勢な	スクール
アルミニウム	腎臓病・透析注意	合成ヒドロタルサイト	スクラルファート

胃薬の成分の使用上の注意

		①アルミニウムを含む成分(※)	②制酸成分を主体とする胃腸薬	③マグネシウムを含む成分	④カルシウムを含む成分	⑤セトラキサート塩酸塩	⑥ピレンゼピン塩酸塩	※ケイ酸アルミニウム、乾燥水酸化アルミニウムゲル、ジヒドロキシアルミニウムモノアセテート、合成ヒドロタルサイト、メタケイ酸アルミン酸マグネシウム、アルジオキサ、スクラルファート
してはいけないこと	透析療法を受けている人	●						長期間服用した場合に、アルミニウム脳症及びアルミニウム骨症を発症したとの報告があるため
	長期連用	●						長期連用により、アルミニウム脳症及びアルミニウム骨症を生じるおそれがあるため
	乗物または機械類の運転操作						●	目のかすみ、異常な眩しさを生じることがあるため
相談すること	腎臓病の人	●	●	●				①過剰のアルミニウムイオンが体内に貯留し、アルミニウム脳症、アルミニウム骨症を生じるおそれがあるため。使用する場合には、医療機関において定期的に血中アルミニウム、リン、カルシウム、アルカリフォスファターゼ等の測定を行う必要があるため ②③ナトリウム、カルシウム、マグネシウム等の無機塩類の排泄が遅れたり、体内貯留が現れやすかったりするため
	甲状腺機能障害の人				●			甲状腺ホルモンの吸収を阻害するおそれがあるため
	血栓のある人(脳血栓、心筋梗塞、血栓静脈炎等)、血栓症を起こすおそれのある人					●		生じた血栓が分解されにくくなるため
	高齢者						●	緑内障の悪化、口渇、排尿困難または便秘の副作用が現れやすいため
	排尿困難のある人						●	排尿筋の弛緩と括約筋の収縮が起こり、尿の貯留を来すおそれがあるため。特に、前立腺肥大症を伴っている場合には、尿閉を引き起こすおそれがあるため
	緑内障の人						●	抗コリン作用によって房水流出路(房水通路)が狭くなり、眼圧が上昇し、緑内障を悪化させるおそれがあるため

2. 腸の薬（整腸薬、止瀉薬、瀉下薬）

腸における消化、栄養成分や水分の吸収が正常に行われなかったり、腸管がその内容物を送り出す運動に異常が生じたりすると、便秘や軟便、下痢といった症状が現れます。

〈下痢・便秘の主な要因〉

下痢・便秘の主な要因は、次の通りです。これらの要因が重なり、便秘と下痢が繰り返し現れる場合もあります。

下痢	急性の下痢	体の冷え、消化不良、細菌やウイルスなどの消化器感染（食中毒など）、緊張などの精神的ストレス
	慢性の下痢	腸自体の病変
便秘	一過性の便秘	環境変化などのストレス、医薬品の副作用
	慢性の便秘	加齢や病気による腸の働きの低下、便意を繰り返し我慢し続けることによる腸管の感受性の低下

〈腸の薬の種類〉

腸の薬には大きく分けて、整腸薬、止瀉薬、瀉下薬（下剤）の3つがあります。

薬の種類	別名	目的	主な配合成分
整腸薬	―	腸の調子や便通を整える（整腸）、腹部膨満感、軟便、便秘に用いられる	生菌成分、消化管運動調整成分
止瀉薬	下痢止め薬	下痢、食あたり、吐き下し、水あたり、下り腹、軟便等に用いられる	収斂成分、腸管運動抑制成分、腸内殺菌成分、吸着成分
瀉下薬（下剤）	便秘薬	便秘症状及び便秘に伴う肌荒れ、頭重、のぼせ、吹き出物、食欲不振、腹部膨満、腸内異常発酵、痔の症状の緩和、または腸内容物の排除に用いられる	刺激性瀉下成分、無機塩類、膨潤性瀉下成分、浸潤性瀉下成分

(a) 整腸成分

整腸成分には腸の調子を整える作用があり、軟便と便秘の両方に用いることができます。

止瀉(ししゃ)成分の項目で学習しますが、細菌性の下痢や食中毒など消化器感染が疑われる時に、収斂(れん)成分や腸管運動抑制成分の含まれた止瀉(ししゃ)薬を使用すると、かえって状態を悪化させるおそれがあります。これは、腸の運動を鎮める作用により、原因微生物が体内に滞留してしまう可能性があるからです。このようなケースにおいて医薬品を検討する時は、生菌成分が配合された整腸薬が選択肢の１つになります。

ここで学習する成分はコレ！

生薬を除いた成分について学習します。

〈 整腸成分一覧 〉

●メインの成分

成分	作用
生菌成分 ビフィズス菌、アシドフィルス菌、ラクトミン、乳酸菌、酪酸菌	腸内細菌のバランスを整える
消化管運動調整薬 トリメブチンマレイン酸塩	消化管の平滑筋に直接作用して、その運動を調整する
生薬成分 決明子(ケツメイシ)、現の証拠(ゲンノショウコ)、阿仙薬(アセンヤク)→240ページ	整腸作用を期待して配合されている

– 60 ビフィズス菌、アシドフィルス菌、ラクトミン、乳酸菌、酪酸菌 –

生菌成分

出題範囲	腸の薬
商品例	新ビオフェルミンS錠、ビオスリーH
効能効果	整腸
作用機序	腸内細菌のバランス調整
現場から一言	整腸薬は、医薬品だけでなく医薬部外品もたくさんあります。この区分は、成分や効能効果の範囲などによって決められています。

★ 61 トリメブチンマレイン酸塩 –

消化管運動調整成分

出題範囲	腸の薬
商品例	タナベ胃腸薬〈調律〉
効能効果	消化管運動の調整（消化管運動が低下している時は亢進的に、運動が亢進している時は抑制的に働く）
作用機序	消化管（胃及び腸）平滑筋への直接作用
重篤な副作用	肝機能障害
相談	肝臓病の人
現場から一言	胃の機能の亢進・抑制の両方に効果のある特徴的な成分であり、覚えておくと現場でも役に立ちます。また、試験では出題されませんが、同成分で「過敏性腸症候群（IBS）の再発症状」に適応を持つOTC医薬品（商品例：セレキノンS）もあります。IBSは、慢性的に下痢や便秘を繰り返す病態です。

(b) 止瀉（ししゃ）成分

止瀉（ししゃ）成分のうち、腸管運動抑制成分のロペラミド塩酸塩は、医療用としても広く用いられている成分です。試験でも頻出の成分ですので、最初に覚えるようにしましょう。ただし、すべての下痢に使用できるわけではなく、食べすぎ・飲みすぎ、寝冷えが原因の場合に用いられ、食中毒などの消化器感染が疑われる場合には使用を避けます。したがって、発熱を伴う下痢や血便のある場合には特に注意します。なお、「食あたり」という言葉は、「食中毒」のことを指します。

ここで学習する成分はコレ！

生薬以外の成分について学習します。止瀉（ししゃ）薬は、次の表の成分の中から1つ、または複数の成分を組み合わせて配合されています。さらに、整腸成分が含まれる場合もあります。

〈止瀉（ししゃ）成分一覧〉

成分	作用
収斂（しゅうれん）成分 次没食子酸ビスマス、次硝酸ビスマス、タンニン酸アルブミン、五倍子（ゴバイシ）→240ページ、黄柏（オウバク）、黄連（オウレン）→237ページ	腸粘膜を保護する
腸管運動抑制成分 ロペラミド塩酸塩	腸管の運動を低下させる
腸内殺菌成分 ベルベリン塩化物、タンニン酸ベルベリン、アクリノール→149ページ	細菌感染による下痢の症状を鎮める
生薬成分 木クレオソート	過剰な腸管の蠕動運動を正常化する
吸着成分 炭酸カルシウム、沈降炭酸カルシウム、乳酸カルシウム、リン酸水素カルシウム、天然ケイ酸アルミニウム、ヒドロキシナフトエ酸アルミニウム、カオリン、薬用炭	有害な物質を吸着させる

〈収斂成分〉

★	62　次没食子酸ビスマス、次硝酸ビスマス	★
収斂成分		✓

出題範囲	腸の薬
商品例	阪本赤まむし膏（内服薬は不明）
効能効果	腸粘膜の保護
作用機序	腸粘膜タンパク質との結合による不溶性の膜形成、腸粘膜のひきしめ（収斂）、腸内で発生した有毒物質の分解
×	１週間以上の継続服用、服用前後の飲酒
相談	急性の激しい下痢または腹痛・腹部膨満感・吐きけなどの症状を伴う下痢のある人、胃・十二指腸潰瘍の人、妊婦
ポイント	●細菌性の下痢や食中毒の時に使用して腸の運動を鎮めると、かえって状態を悪化させるおそれがある ●海外において長期連用した場合に精神神経症状（不安、記憶力減退、注意力低下、頭痛など）が現れたとの報告があり、１週間以上継続して使用しないこととされている。また、アルコールと一緒に摂取されると、循環血液中への移行が高まって、精神神経症状を生じるおそれがあり、服用時は飲酒を避ける必要がある ●胃潰瘍や十二指腸潰瘍の診断を受けた人では、損傷した粘膜からビスマスの吸収が高まるおそれがある ●循環血液中に移行したビスマスは、血液-胎盤関門を通過することが知られており、妊婦または妊娠していると思われる女性では使用を避けるべきである
現場から一言	市販のビスマス製剤は、海外では広く使われている国もありますが、日本ではあまり見かけません。

★	63　タンニン酸アルブミン	★★★
収斂成分		✓

出題範囲	腸の薬
商品例	ビオフェルミン止瀉(ししゃ)薬
効能効果	腸粘膜の保護
作用機序	腸粘膜タンパク質との結合による不溶性の膜形成、腸粘膜のひきしめ（収斂(れん)）
重篤な副作用	ショック（アナフィラキシー）
×	本剤または本剤の成分、牛乳によるアレルギー症状を起こしたことがある人
相談	急性の激しい下痢または 腹痛・腹部膨満感・吐きけなどの症状を伴う下痢のある人
ポイント	● 細菌性の下痢や食中毒の時に使用して腸の運動を鎮めると、かえって状態を悪化させるおそれがある ● アルブミンは、牛乳に含まれるタンパク質（カゼイン）から精製された成分であるため、牛乳にアレルギーがある人では使用を避ける必要がある

〈 腸管運動抑制成分 〉

★★	64　ロペラミド塩酸塩	★★★
腸管運動抑制成分		✓

出題範囲	腸の薬
商品例	トメダインコーワフィルム
効能効果	食べすぎ・飲みすぎによる下痢、寝冷えによる下痢
作用機序	腸管運動の低下、水分・電解質の分泌抑制
重篤な副作用	イレウス様症状、ショック（アナフィラキシー）、皮膚粘膜眼症候群、中毒性表皮壊死融解症
副作用	便秘、中枢神経系の抑制によるめまい、眠気

×	本剤または本剤の成分によりアレルギー症状を起こしたことがある人、15歳未満の小児、乗物または機械類の運転操作
相談	授乳中の人、急性の激しい下痢または腹痛・腹部膨満感・吐きけなどの症状を伴う下痢、発熱を伴う下痢、血便または粘液便の続く人、便秘を避けなければならない肛門疾患
ポイント	●食あたりや水あたりによる下痢については適用対象でない。発熱を伴う下痢や、血便のある場合または粘液便が続くような場合は、本剤の適用対象でない可能性がある ●一般用医薬品では、15歳未満の小児には適用がない ●吸収された成分の一部が乳汁中に移行することが知られており、母乳を与える女性では使用を避けるか、または使用期間中の授乳を避けるべきである
現場から一言	下痢止め効果が高く汎用される成分ですが、眠気の副作用があるので、試験前などの服用には不向きです。

〈腸内殺菌成分〉

★	65 ベルベリン塩化物、タンニン酸ベルベリン	−
腸内殺菌成分		✓

出題範囲	腸の薬
商品例	新ワカ末プラスA錠、大正下痢止め〈小児用〉
効能効果	細菌感染による下痢症状の緩和
作用機序	抗菌作用による腸内細菌のバランスの正常化
ポイント	●ベルベリンは、生薬の黄柏（オウバク）や黄連（オウレン）の中に存在する物質の1つであり、抗菌作用の他、抗炎症作用も併せ持つとされる ●タンニン酸ベルベリンは、消化管内ではタンニン酸（収斂(れん)作用）とベルベリン（抗菌作用）に分かれて、それぞれ止瀉(ししゃ)に働くことを期待して用いられる

〈生薬成分〉

★	66　木クレオソート	ー
生薬成分		✓

出題範囲　腸の薬

商品例　正露丸

効能効果　下痢症状の緩和

作用機序　過剰な腸管（蠕動（ぜん））運動の正常化、水分や電解質の分泌抑制による止瀉（ししゃ）作用

ポイント　歯に使用する場合、局所麻酔作用もあるとされる

現場から一言　正露丸は大幸薬品のものが有名ですが、様々なメーカーから様々な配合成分の商品が発売されています。

〈吸着成分〉

ー	67　炭酸カルシウム	ー
吸着成分		✓

出題範囲　腸の薬

商品例　不明

効能効果　下痢症状の緩和

作用機序　腸管内の異常発酵などによって生じた有害物質の吸着

相談　甲状腺機能障害の人（水酸化アルミニウム・炭酸マグネシウム・炭酸カルシウム共沈生成物について）

ー	68　沈降炭酸カルシウム	ー
吸着成分、制酸成分、カルシウム成分		✓

出題範囲　①胃の薬、②腸の薬、③滋養強壮保健薬

商品例　ザ・ガードコーワ整腸錠α３＋

効能効果　①制酸、②下痢症状の緩和、③虚弱体質、腺病質における

骨歯の発育促進、妊娠・授乳期の骨歯の脆弱予防

作用機序　①胃酸の中和、②腸管内の異常発酵などによって生じた有害物質の吸着、③骨や歯の形成、筋肉の収縮、血液凝固、神経機能への関与

相談　甲状腺機能障害の人

一	69　乳酸カルシウム	一
吸着成分、カルシウム成分		✓

出題範囲　①腸の薬、②滋養強壮保健薬

商品例　ワダカルシューム錠

効能効果　①下痢症状の緩和、②虚弱体質、腺病質における骨歯の発育促進、妊娠・授乳期の骨歯の脆弱予防

作用機序　①腸管内の異常発酵などによって生じた有害物質の吸着、②骨や歯の形成、筋肉の収縮、血液凝固、神経機能への関与

相談　甲状腺機能障害の人

一	70　リン酸水素カルシウム	一
吸着成分、制酸成分		✓

出題範囲　①胃の薬、②腸の薬

商品例　サクロン

効能効果　①制酸、②下痢症状の緩和

作用機序　①胃酸の中和、②腸管内の異常発酵などによって生じた有害物質の吸着

相談　甲状腺機能障害の人

–	71　天然ケイ酸アルミニウム、 ヒドロキシナフトエ酸アルミニウム	–
吸着成分（アルミニウムを含む）		✔

出題範囲	腸の薬
商品例	スメクタテスミン
効能効果	下痢症状の緩和
作用機序	腸管内の異常発酵などによって生じた有害物質の吸着
×	透析療法を受けている人、長期連用
相談	腎臓病の人

–	72　カオリン	–
吸着成分		✔

出題範囲	腸の薬
商品例	不明
効能効果	下痢症状の緩和
作用機序	腸管内の異常発酵などによって生じた有害物質の吸着
現場から一言	粘土の一種です。

–	73　薬用炭	–
吸着成分		✔

出題範囲	腸の薬
商品例	仙丹
効能効果	下痢症状の緩和
作用機序	腸管内の異常発酵などによって生じた有害物質の吸着
現場から一言	脱臭炭は臭いを吸着しますが、そのイメージで「有害物質の吸着作用」を覚えるとよいでしょう。

止瀉(ししゃ)成分の使用上の注意

アルミニウムなどの無機塩類を含む成分は64ページをご参照ください。

		収斂成分		腸管運動抑制成分	
		ビスマスを含む成分(※)	タンニン酸アルブミン	ロペラミド塩酸塩	※次没食子酸ビスマス、次硝酸ビスマス
してはいけないこと	1週間以上の継続服用	●			海外において、長期連用した場合に精神神経症状が現れたとの報告があるため
	服用前後の飲酒	●			吸収増大による精神神経系障害が生じるおそれがあるため
	本剤または本剤の成分、牛乳によるアレルギー症状を起こしたことがある人		●		乳製カゼインを由来としているため
	本剤または本剤の成分によりアレルギー症状を起こしたことがある人			●	アレルギー症状の既往歴のある人が再度使用した場合、ショック(アナフィラキシー)、皮膚粘膜眼症候群(スティーブンス・ジョンソン症候群)、中毒性表皮壊死融解症(ライエル症候群)等の重篤なアレルギー性の副作用を生じる危険性が高まるため
	15歳未満の小児			●	外国で乳幼児が過量摂取した場合に、中枢神経系障害、呼吸抑制、腸管壊死に至る麻痺性イレウスを起こしたとの報告があるため
	乗物または機械類の運転操作			●	眠気等
相談すること	胃・十二指腸潰瘍の人	●			ビスマスの吸収が高まり、血中に移行する量が多くなり、ビスマスによる精神神経障害等が発現するおそれがあるため
	急性の激しい下痢または腹痛・腹部膨満感・吐きけ等の症状を伴う下痢のある人	●	●	●	下痢を止めるとかえって症状を悪化させることがあるため
	発熱を伴う下痢、血便または粘液便の続く人			●	
	便秘を避けなければならない肛門疾患の人			●	便秘が引き起こされることがあるため
	授乳中の人			●	乳汁中に移行する可能性があるため

(c) 瀉下(しゃげ)成分

医療現場で汎用される瀉下(しゃげ)成分は、大腸刺激性瀉下(しゃげ)成分と酸化マグネシウムであり、試験でも頻出です。また、小腸刺激性瀉下(しゃげ)成分のヒマシ油は、現在では需要の少ない成分ですが、試験では超頻出です。

ここで学習する成分はコレ！

生薬を除くすべての成分について学習します。

〈瀉下(しゃげ)成分一覧〉

●メインの成分

刺激性瀉下成分 **・小腸刺激性瀉下成分** ヒマシ油 **・大腸刺激性瀉下成分** センノシド、ビサコジル、ピコスルファートナトリウム、センナ、大黄（ダイオウ）、アロエ、十薬（ジュウヤク）、牽牛子（ケンゴシ）→241ページ	腸管を刺激して、反射的な腸の運動を引き起こす
無機塩類 酸化マグネシウム、水酸化マグネシウム、硫酸マグネシウム、硫酸ナトリウム	腸内容物の浸透圧を高めることで、糞便中の水分量を増す
乳幼児用瀉下成分 マルツエキス	麦芽糖が腸内細菌によって分解（発酵）して生じるガスによって、便通を促す

●サブの成分

膨潤性瀉下成分 カルメロースナトリウム、カルメロースカルシウム、プランタゴ・オバタ→242ページ	腸管内で水分を吸収して腸内容物に浸透し、糞便のかさを増やす
浸潤性瀉下成分 ジオクチルソジウムスルホサクシネート（DSS）	腸内容物に水分が浸透しやすくする

●漢方処方製剤→301ページ

桂枝加芍薬湯（けいしかしゃくやくとう）、大黄甘草湯（だいおうかんぞうとう）、大黄牡丹皮湯（だいおうぼたんぴとう）、麻子仁丸（ましにんがん）

〈瀉下成分のグループ〉

瀉下成分のターゲットは、「中身の入った容器（小腸・大腸）」か「中身（便）」のどちらかです。つまり、下図の❶は容器に刺激を与える方法で、❷～❹は中身を軟らかく変化させる方法です。

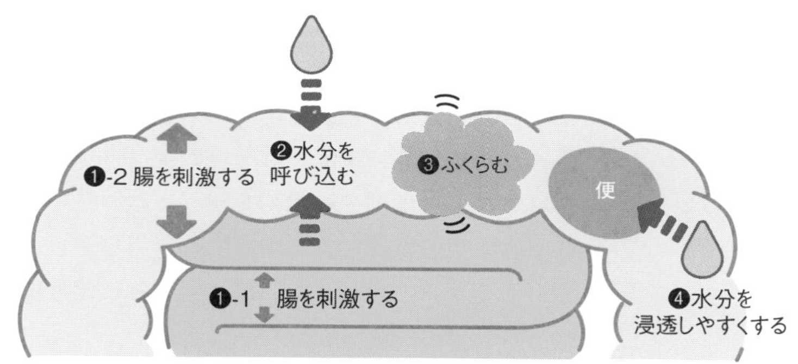

❶-1 小腸刺激性瀉下成分　❷無機塩類　❸膨潤性瀉下成分　❹浸潤性瀉下成分
❶-2 大腸刺激性瀉下成分

〈小腸刺激性瀉下成分〉

★★★	74　ヒマシ油	★
小腸刺激性瀉下成分		✓

出題範囲	腸の薬
商品例	加香ヒマシ油
効能効果	瀉下
作用機序	リパーゼの働きによって生じる分解物による小腸刺激作用
×	激しい腹痛または吐きけ・嘔吐のある人、3歳未満の乳幼児、妊婦、授乳中の人、連用、駆虫薬との併用
ポイント	● ヒマシ油は、ヒマシ（トウダイグサ科のトウゴマの種子）を圧搾して得られた脂肪油である ● 日本薬局方収載のヒマシ油及び加香ヒマシ油は、腸内容物の急速な排除を目的として用いられる

- 急激で強い瀉下作用（峻下作用）を示すため、激しい腹痛または悪心・嘔吐の症状がある人、妊婦または妊娠していると思われる女性、3歳未満の乳幼児では使用を避けることとされている。吸収された成分の一部が乳汁中に移行して、乳児に下痢を引き起こすおそれがあり、母乳を与える女性では使用を避けるか、または使用期間中の授乳を避ける必要がある
- 主に誤食・誤飲などによる中毒の場合など、腸管内の物質を速やかに体外に排除させなければならない場合に用いられるが、防虫剤や殺鼠剤を誤って飲み込んだ場合のような脂溶性の物質による中毒には使用を避ける必要がある（ナフタレンやリンなどがヒマシ油に溶け出して、中毒症状を増悪させるおそれがある）

現場から一言　現在はご案内する機会の少ない成分です。

〈大腸刺激性瀉下成分〉

大腸刺激性瀉下成分が配合された瀉下薬の注意点

一般に、腸の急激な動きに刺激されて流産・早産を誘発するおそれがあります。特に、センナ及びセンノシドが配合された瀉下薬については、妊婦または妊娠していると思われる女性では、使用を避けるべきです。

センナ、センノシド、大黄（ダイオウ）については、吸収された成分の一部が乳汁中に移行することが知られています。乳児に下痢を生じるおそれがあり、母乳を与える女性では使用を避けるか、または使用期間中の授乳を避ける必要があります。構成生薬に大黄（ダイオウ）を含む漢方処方製剤においても同様です。

現場から一言　大腸刺激性下剤は耐性のリスクなどが指摘されているので、原則として、連用せずに頓服として使います。

★★	75　センノシド、センノシドカルシウム	★
大腸刺激性瀉下成分		✓

出題範囲	腸の薬、内用痔疾用薬
商品例	スルーラックS
効能効果	排便を促す
作用機序	大腸刺激
×	授乳中の人、大量使用
相談	妊婦
ポイント	●センナから抽出された成分である ●胃や小腸で消化されないが、大腸に生息する腸内細菌によって分解され、分解生成物が大腸を刺激して瀉下(しゃげ)作用をもたらすと考えられている

★★	76　ビサコジル	−
大腸刺激性瀉下成分		✓

出題範囲	腸の薬、浣腸薬
商品例	コーラック
効能効果	排便を促す
作用機序	大腸のうち、特に結腸や直腸の粘膜の刺激、結腸での水分吸収抑制による糞便のかさ増大
×	大量使用
相談	妊婦
ポイント	内服薬では、胃内で分解されて効果が低下したり、胃粘膜に無用な刺激をもたらしたりするのを避けるため、腸内で溶けるように錠剤がコーティングなどされている腸溶性製剤が多い。腸溶性製剤の場合、胃内でビサコジルが溶け出すおそれがあるため、服用前後1時間以内は制酸成分を含む胃腸薬の服用や牛乳の摂取を避けることとされている

★	77　ピコスルファートナトリウム	ー
大腸刺激性瀉下成分		✓

出題範囲	腸の薬
商品例	ビューラックソフト
効能効果	排便を促す
作用機序	大腸刺激
×	大量使用
相談	妊婦
ポイント	胃や小腸では分解されないが、大腸に生息する腸内細菌によって分解されて、大腸への刺激作用を示すようになる

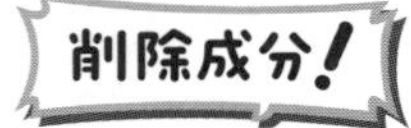

カサントラノール（大腸刺激性瀉下成分）

- 令和４年３月の手引き改訂で削除された成分である
- 手引きの第３章では削除されたが、第５章の「使用上の注意」には成分名が残っているため注意（84ページ参照）

〈無機塩類〉

無機塩類の作用機序

無機塩類は、腸内容物の浸透圧を高めることで糞便中の水分量を増やします。水は濃度の低い方から高い方に移動しますが、移動に伴う圧力差を浸透圧と呼びます。例えば、酸化マグネシウムを服用すると、腸内のマグネシウム濃度が高まって腸内に水が移動します（77ページの図も参照）。

無機塩類が配合された瀉下（しゃげ）薬の注意点

マグネシウムを含む成分は、一般に消化管からの吸収は少ないとされていますが、一部は腸で吸収されて尿中に排泄されます。腎臓病の診断を受けた人では、高マグネシウム血症を生じるおそれがあります。

★	78 酸化マグネシウム	－
無機塩類瀉下成分、制酸成分		✓

出題範囲	①かぜ薬、②解熱鎮痛薬、③胃の薬、④腸の薬
商品例	酸化マグネシウムE便秘薬
効能効果	①②解熱鎮痛成分による胃腸障害の軽減、③制酸、④排便を促す
作用機序	①②③胃酸の中和、④腸内容物の浸透圧上昇による糞便中の水分量増加・大腸刺激
相談	妊婦、腎臓病の人
現場から一言	おなかが痛くなりにくく比較的安全性が高いので、便秘薬を選ぶ時、最初に検討することの多い薬です。

－	79 水酸化マグネシウム	－
無機塩類瀉下成分		✓

出題範囲	腸の薬
商品例	ミルマグ液
効能効果	排便を促す
作用機序	腸内容物の浸透圧上昇による糞便中の水分量増加・大腸刺激
相談	妊婦、腎臓病の人

－	80 硫酸マグネシウム	－
無機塩類瀉下成分、涙液成分		✓

出題範囲	①腸の薬、②点眼薬
商品例	ミルマグ内服液
効能効果	①排便を促す、②目の乾き、目の疲れの緩和
作用機序	①腸内容物の浸透圧上昇による糞便中の水分量増加・大腸

刺激、②涙液の構成成分の補充

相談　妊婦、腎臓病の人

−	81　硫酸ナトリウム	−
無機塩類瀉下成分		✓

出題範囲　腸の薬

商品例　錠剤N通仙

効能効果　排便を促す

作用機序　腸内容物の浸透圧上昇による糞便中の水分量増加・大腸刺激

相談　腎臓病、心臓病の人

ポイント　血液中の電解質のバランスが損なわれ、心臓の負担が増加し、心臓病を悪化させるおそれがある

〈膨潤性瀉下（しゃげ）成分〉

★	82　カルメロースナトリウム（別名カルボキシメチルセルロースナトリウム）、カルメロースカルシウム（別名カルボキシメチルセルロースカルシウム）	−
膨潤性瀉下成分		✓

出題範囲　腸の薬

商品例　不明

効能効果　排便を促す

作用機序　腸管内で水分を吸収して腸内容物に浸透し、糞便のかさを増すとともに軟らかくする

ポイント　効果を高めるため、使用と併せて十分な水分摂取がなされることが重要である

現場から一言　添加物として汎用されますが、主成分となった商品の存在は不明です。カルメロースは、名前の似ているカルメ焼きになぞらえて、膨らんでかさが増すことを覚えましょう。

〈 浸潤性瀉下成分 〉

ー	83　ジオクチルソジウムスルホサクシネート（DSS）	ー
浸潤性瀉下成分		✓

出題範囲　腸の薬

商品例　オイルデル

効能効果　排便を促す

作用機序　腸内容物に水分が浸透しやすくする作用があり、糞便中の水分量を増して軟らかくする

現場から一言　作用はマイルドですが、副作用の少ない成分です。DSSという成分名から「水がドスドス浸透する」と覚えましょう。

〈 乳幼児用瀉下成分 〉

★	84　マルツエキス	ー
乳幼児用瀉下成分		✓

出題範囲　腸の薬

商品例　和光堂マルツエキス・スティック

効能効果　排便を促す

作用機序　麦芽糖が腸内細菌によって分解（発酵）して生じるガスの作用

相談　1ヶ月未満の乳児（新生児）

ポイント
- 比較的作用が穏やかなため、主に乳幼児の便秘に用いられる。乳児の便秘は母乳不足または調整乳希釈方法の誤りによって起こることもあるが、水分不足に起因する便秘にはマルツエキスの効果は期待できない
- 麦芽糖を60%以上含んでおり水飴状で甘く、乳幼児の発育不良時の栄養補給にも用いられる

瀉下（しゃげ）成分の使用上の注意

		小腸刺激性瀉下成分	大腸刺激性瀉下成分		無機塩類		乳幼児用瀉下成分	※1 酸化マグネシウム、水酸化マグネシウム、硫酸マグネシウム ※2 カサントラノールは手引きの第3章では削除されたが、第5章の「使用上の注意」には掲載があるため、こちらの表にも記載している
		ヒマシ油	センノシド、センナ、ダイオウ、カサントラノール(※2)	ビサコジル、ピコスルファートナトリウム	マグネシウムを含む成分(※1)	硫酸ナトリウム	マルツエキス	
してはいけないこと	激しい腹痛または吐きけ・嘔吐のある人	●						急性腹症(腸管の狭窄、閉塞、腹腔内器官の炎症等)の症状である可能性があるため
	3歳未満の乳幼児	●						手引きへの理由の記載なし
	妊婦	●						腸の急激な動きに刺激されて流産・早産を誘発するおそれがあるため
	授乳中の人	●	●					乳児に下痢を起こすおそれがあるため
	連用	●						一定期間または一定回数使用しても症状の改善がみられない場合は、他に原因がある可能性があるため
	駆虫薬との併用	●						駆虫成分が腸管内にとどまらず吸収されやすくなるため
	大量使用		●	●				腸管粘膜への刺激が大きくなり、腸管粘膜に炎症を生じるおそれがあるため
相談すること	激しい腹痛または吐きけ・嘔吐のある人		●	●	●	●	●	急性腹症(腸管の狭窄、閉塞、腹腔内器官の炎症等)の症状である可能性があるため
	妊婦		●	●	●	●		腸の急激な動きに刺激されて流産・早産を誘発するおそれがあるため
	腎臓病の人				●	●		ナトリウム、カルシウム、マグネシウム等の無機塩類の排泄が遅れたり、体内貯留が現れやすかったりするため
	心臓病の人					●		血液中の電解質のバランスが損なわれ、心臓の負担が増加し、心臓病を悪化させるおそれがあるため
	1ヶ月未満の乳児(新生児)						●	身体が非常に未熟であり、安易に瀉下薬を使用すると脱水症状を引き起こすおそれがあるため

3. 胃腸鎮痛鎮痙薬

急な胃腸の痛みは、主として胃腸の過剰な動き（痙攣）によって生じます。消化管の運動は副交感神経系の刺激によって亢進し、副交感神経系は胃液分泌の亢進にも働きます。そのため胃腸鎮痛鎮痙薬は、副交感神経の伝達物質であるアセチルコリンと受容体の反応を妨げることで、その働きを抑える抗コリン成分が主に用いられます。抗コリン成分は、胃痛、腹痛、さしこみ（疝痛、癪）を鎮める（鎮痛鎮痙）ほか、胃酸過多や胸やけに対する効果も期待して用いられます。なお、疝痛とは発作性の間欠的な痛み、癪とは胸部や腹部に生じる激しい痛みのことです。

ここで学習する成分はコレ！

生薬を除くすべての成分について学習します。

〈胃腸鎮痛鎮痙薬の成分一覧〉

●メインの成分

成分	作用
抗コリン成分 メチルベナクチジウム臭化物、ブチルスコポラミン臭化物、メチルオクタトロピン臭化物、ジサイクロミン塩酸塩、オキシフェンサイクリミン塩酸塩、チキジウム臭化物、ロートエキス	アセチルコリンと受容体の反応を妨げる
直接平滑筋弛緩成分 パパベリン塩酸塩	消化管の平滑筋に直接働く

●サブの成分

成分	作用
局所麻酔成分 アミノ安息香酸エチル、オキセサゼイン	消化管粘膜・平滑筋に対する麻酔作用
生薬成分 延胡索（エンゴサク）→242ページ、芍薬（シャクヤク）→230ページ	鎮痛鎮痙作用を期待して、配合されている

(a) 抗コリン成分

〈 抗コリン成分の注意点 〉

抗コリン成分の副交感神経系の働きを抑える作用は消化管に限定されないため、散瞳による目のかすみや異常な眩しさ、顔のほてり、頭痛、眠気、口渇、便秘、排尿困難などの副作用が現れることがあります。排尿困難の症状がある人、心臓病または緑内障の診断を受けた人では、症状の悪化を招くおそれがあります。高齢者では、排尿困難や緑内障の基礎疾患を持つ場合が多く、また、一般的に口渇や便秘の副作用が現れやすいので、使用する前にその適否を十分考慮し、使用する場合にはそれらの初期症状などに常に留意するなど、慎重な使用がなされることが重要です。

重大な事故につながるおそれがあるため、抗コリン成分が配合された医薬品を使用した後は、乗物または機械類の運転操作を避ける必要があります。

〈 抗コリン成分の主な副作用 〉

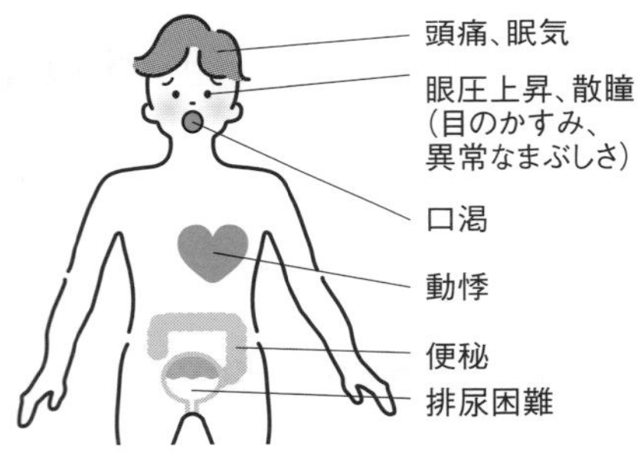

ー	85　メチルベナクチジウム臭化物	ー
抗コリン成分		✓

出題範囲	腸の薬
商品例	不明
効能効果	胃腸の鎮痛鎮痙（けい）、胃酸過多、胸やけを鎮める
作用機序	アセチルコリン受容体の遮断
副作用	散瞳による目のかすみや異常な眩しさ、顔のほてり、頭痛、口渇、便秘、排尿困難
×	乗物または機械類の運転操作
相談	高齢者、排尿困難、心臓病、緑内障の人

★ 86 ブチルスコポラミン臭化物 ―

抗コリン成分

出題範囲	腸の薬
商品例	ブスコパンＡ錠
効能効果	胃腸の鎮痛鎮痙（けい）、胃酸過多、胸やけを鎮める
作用機序	アセチルコリン受容体の遮断
重篤な副作用	ショック（アナフィラキシー）
副作用	散瞳による目のかすみや異常な眩しさ、顔のほてり、頭痛、口渇、便秘、排尿困難
×	本剤または本剤の成分によりアレルギー症状を起こしたことがある人、乗物または機械類の運転操作
相談	高齢者、排尿困難、心臓病、緑内障の人
現場から一言	飲食後の急な胃痛、緊張やストレスからくる胃痛に向く成分ですが、抗コリン作用による副作用に注意します。

― 87 メチルオクタトロピン臭化物 ―

抗コリン成分

出題範囲	腸の薬
商品例	不明
効能効果	胃腸の鎮痛鎮痙（けい）、胃酸過多、胸やけを鎮める
作用機序	アセチルコリン受容体の遮断
副作用	散瞳による目のかすみや異常な眩しさ、顔のほてり、頭痛、口渇、便秘、排尿困難
×	乗物または機械類の運転操作
相談	授乳中の人、高齢者、排尿困難、心臓病、緑内障の人
ポイント	吸収された成分の一部が母乳中に移行することが知られている

★	88　ジサイクロミン塩酸塩	－
抗コリン成分		✓

出題範囲	腸の薬
商品例	不明
効能効果	胃腸の鎮痛鎮痙（けい）、胃酸過多、胸やけを鎮める
作用機序	アセチルコリン受容体の遮断
副作用	散瞳による目のかすみや異常な眩しさ、顔のほてり、頭痛、口渇、便秘、排尿困難
×	乗物または機械類の運転操作
相談	授乳中の人、高齢者、排尿困難、心臓病、緑内障の人

－	89　オキシフェンサイクリミン塩酸塩	－
抗コリン成分		✓

出題範囲	腸の薬
商品例	不明
効能効果	胃腸の鎮痛鎮痙（けい）、胃酸過多、胸やけを鎮める
作用機序	アセチルコリン受容体の遮断
副作用	散瞳による目のかすみや異常な眩しさ、顔のほてり、頭痛、口渇、便秘、排尿困難
×	乗物または機械類の運転操作
相談	高齢者、排尿困難、心臓病、緑内障の人

－	90　チキジウム臭化物	－
抗コリン成分		✓

出題範囲	腸の薬
商品例	大正胃腸薬P
効能効果	胃腸の鎮痛鎮痙（けい）、胃酸過多、胸やけを鎮める

作用機序	アセチルコリン受容体の遮断
副作用	散瞳による目のかすみや異常な眩しさ、顔のほてり、頭痛、口渇、便秘、排尿困難
×	乗物または機械類の運転操作
相談	高齢者、排尿困難、心臓病、緑内障の人

★★★	91 ロートエキス	★★
抗コリン成分		✓

出題範囲	胃の薬、腸の薬
商品例	ストッパ下痢止めEX
効能効果	胃腸の鎮痛鎮痙（けい）、胃酸過多、胸やけを鎮める
作用機序	アセチルコリン受容体の遮断による胃液分泌抑制作用、胃腸鎮痛鎮痙（けい）作用
副作用	散瞳による目のかすみや異常な眩しさ、顔のほてり、頭痛、口渇、便秘、排尿困難
×	授乳中の人、乗物または機械類の運転操作
相談	高齢者、排尿困難、心臓病、緑内障の人
ポイント	●ロートコン（ナス科のハシリドコロ、Scopolia carniolica JacquinまたはScopolia parviflora Nakaiの根茎及び根を基原とする生薬）の抽出物である ●吸収された成分の一部が母乳中に移行して乳児の脈が速くなる（頻脈）おそれがある。また、母乳が出にくくなることがある
現場から一言	非常に多くの胃腸薬に配合されている成分です。持病がある場合には注意しましょう。

(b) 直接平滑筋弛緩成分

★★★	92　パパベリン塩酸塩	★
直接平滑筋弛緩成分		✓

出題範囲	腸の薬
商品例	ナリピット錠（耳鼻科用薬。腸の薬は不明）
効能効果	胃腸の鎮痙（けい）
作用機序	消化管平滑筋への直接作用
相談	緑内障の人
ポイント	抗コリン成分と異なり、胃液分泌を抑える作用は見出されない。また、抗コリン成分と異なり自律神経系を介した作用ではないが、眼圧を上昇させる作用を示すことが知られている。緑内障の診断を受けた人では、症状の悪化を招くおそれがある
現場から一言	試験では頻出ですが、現場で見かけることはごく稀です。

(c) 局所麻酔成分

★★	93　アミノ安息香酸エチル	★
局所麻酔成分		✓

出題範囲	①乗物酔い防止薬、②腸の薬、③外用痔疾用薬、④外皮用薬、⑤歯痛薬
商品例	アネロンニスキャップ
効能効果	①嘔吐刺激を和らげて吐きけを抑える、②胃腸の鎮痛鎮痙（けい）、③④皮膚・粘膜の痛み・痒みの緩和、⑤歯の鎮痛
作用機序	局所麻酔作用、知覚神経の遮断作用
重篤な副作用	ショック（アナフィラキシー）
×	本剤または本剤の成分によりアレルギー症状を起こしたこ

とがある人、6歳未満の小児

ポイント	メトヘモグロビン血症を起こすおそれがあるため、6歳未満の小児への使用は避ける
現場から一言	実際の添付文書では、6歳未満は「乳幼児」と表記されていますが、試験では「小児」で出題されます。

★★	94 オキセサゼイン	★
局所麻酔成分		✓

出題範囲	腸の薬
商品例	サクロンQ
効能効果	胃腸の鎮痛鎮痙(けい)、制酸
作用機序	局所麻酔作用、胃液分泌抑制作用
副作用	精神神経系の副作用：頭痛、眠気、めまい、脱力感
×	15歳未満の小児、妊婦
ポイント	●局所麻酔作用の他、胃液分泌を抑える作用もあるとされ、胃腸鎮痛鎮痙(けい)薬と制酸成分の両方の目的で使用される ●妊娠中や小児における安全性は確立されていない

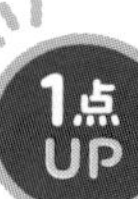

のアドバイス

抗コリン成分の語呂合わせをご紹介します。

トトロが　事務所で　少し留守番　ピンポン来たら　どんな　用かい？

ロートエキス　チキジウム　スコポラミン　ピレンゼピン　ベラドンナ　ヨウ化イソプロパミド
メチルベナクチジウム　メチルオクタトロピン

胃腸鎮痛鎮痙成分の使用上の注意

		抗コリン成分							直接平滑筋弛緩成分	局所麻酔成分		
		①メチルベナクチジウム臭化物	②ブチルスコポラミン臭化物	③メチルオクタトロピン臭化物	④ジサイクロミン塩酸塩	⑤オキシフェンサイクリミン塩酸塩	⑥チキジウム臭化物	⑦ロートエキス	⑧パパベリン塩酸塩	⑨アミノ安息香酸エチル	⑩オキセサゼイン	
してはいけないこと	乗物または機械類の運転操作	●	●	●	●	●	●	●				③眠気、目のかすみ、異常な眩しさを生じることがあるため ③を除く抗コリン成分:目のかすみ、異常な眩しさを生じることがあるため ⑦眠気等(止瀉薬)
	本剤または本剤の成分によりアレルギー症状を起こしたことがある人		●							●		アレルギー症状の既往歴のある人が再度使用した場合、ショック(アナフィラキシー)、皮膚粘膜眼症候群(スティーブンス・ジョンソン症候群)、中毒性表皮壊死融解症(ライエル症候群)等の重篤なアレルギー性の副作用を生じる危険性が高まるため
	授乳中の人							●				乳児に頻脈を起こすおそれがあるため(なお、授乳婦の乳汁分泌が抑制されることがある)
	6歳未満の小児									●		メトヘモグロビン血症を起こすおそれがあるため
	15歳未満の小児										●	一般用医薬品では、小児向けの製品はないため
	妊婦										●	妊娠中における安全性は確立されていないため

		抗コリン成分							直接平滑筋弛緩成分	局所麻酔成分		
		①メチルベナクチジウム臭化物	②ブチルスコポラミン臭化物	③メチルオクタトロピン臭化物	④ジサイクロミン塩酸塩	⑤オキシフェンサイクリミン塩酸塩	⑥チキジウム臭化物	⑦ロートエキス	⑧パパベリン塩酸塩	⑨アミノ安息香酸エチル	⑩オキセサゼイン	
相談すること	高齢者	●	●	●	●	●	●	●				緑内障の悪化、口渇、排尿困難または便秘の副作用が現れやすいため
	排尿困難のある人	●	●	●	●	●	●	●				排尿筋の弛緩と括約筋の収縮が起こり、尿の貯留を来すおそれがあるため。特に、前立腺肥大症を伴っている場合には、尿閉を引き起こすおそれがあるため
	心臓病の人	●	●	●	●	●	●	●				心臓に負担をかけ、心臓病を悪化させるおそれがあるため
	緑内障の人	●	●	●	●	●	●	●	●			①〜⑦抗コリン作用によって房水流出路（房水通路）が狭くなり、眼圧が上昇し、緑内障を悪化させるおそれがあるため ⑧眼圧が上昇し、緑内障を悪化させるおそれがあるため
	授乳中の人			●	●							乳汁中に移行する可能性があるため

4. その他の消化器官用薬

その他の消化器官用薬には、浣腸薬と駆虫薬があります。

浣腸薬は、便秘の場合に排便を促すことを目的として、直腸内に適用される医薬品です。剤形には注入剤（肛門から薬液を注入するもの）の他、坐剤となっているものもあります。

一方で、駆虫薬は、腸管内の寄生虫に対して、これを駆除するために用いられる医薬品です。一般用医薬品の駆虫薬が対象とする寄生虫は、回虫と蟯虫（ぎょうちゅう）です。

ここで学習する成分はコレ！

浣腸薬のうち注入剤の成分と、駆虫薬はすべての成分を学習します。

〈 浣腸薬の成分一覧 〉

注入剤 グリセリン、ソルビトール	浸透圧の差によって腸管壁から水分を取り込んで、直腸粘膜を刺激する
坐剤 ビサコジル→79ページ 炭酸水素ナトリウム→55ページ	大腸のうち、特に結腸や直腸の粘膜を刺激する 直腸内で徐々に分解して炭酸ガスの微細な気泡を発生することで、直腸を刺激する

〈 駆虫薬の成分一覧 〉

回虫駆除成分 サントニン カイニン酸、マクリ	回虫の自発運動を抑える 回虫に痙攣を起こさせる
回虫・蟯虫駆除成分 ピペラジンリン酸塩	アセチルコリン伝達を妨げて、回虫及び蟯虫の運動筋を麻痺させる
蟯虫駆除成分 パモ酸ピルビニウム	蟯虫の呼吸や栄養分の代謝を抑える

(a) 浣腸薬

★★★	95 グリセリン	−
浣腸薬（注入剤）、保湿成分		✓

出題範囲	①口腔咽喉薬、②浣腸薬、③外皮用薬
商品例	イチジク浣腸30
効能効果	①喉粘膜の保護、②排便を促す、③皮膚の乾燥の改善
作用機序	①保湿作用、②浸透圧の差によって腸管壁から水分を取り込み直腸粘膜を刺激する、③角質層の水分保持量を高める
副作用	肛門部の熱感・不快感・立ちくらみ（浣腸薬）
相談	高齢者、心臓病の人、痔出血のある人
ポイント	●日本薬局方収載の複方ヨード・グリセリンは、グリセリンにヨウ化カリウム、ヨウ素、ハッカ水、液状フェノールなどを加えたもので、喉の患部に塗布して殺菌・消毒に用いられる ●浣腸薬では、排便時に血圧低下を生じて、立ちくらみの症状が現れるとの報告があり、そうした症状は体力の衰えている高齢者や心臓に基礎疾患がある人で特に現れやすい。肛門や直腸の粘膜に損傷があり出血している時に使用されると、グリセリンが傷口から血管内に入って、赤血球の破壊（溶血）や腎不全を起こすおそれがある

★	96 ソルビトール	−
浣腸薬（注入剤）		✓

出題範囲	浣腸薬
商品例	ミニカS
効能効果	排便を促す
作用機序	浸透圧の差によって腸管壁から水分を取り込み、直腸粘膜

を刺激する

副作用	肛門部の熱感、不快感

(b) 駆虫薬

〈 駆虫薬の注意点 〉

駆除した虫体や腸管内に残留する駆虫成分の排出を促すため瀉下(しゃげ)薬が併用されることがありますが、ヒマシ油を使用すると腸管内で駆虫成分が吸収されやすくなり、副作用を生じる危険性が高まるため、ヒマシ油との併用は避ける必要があります。

〈 一般用医薬品の駆虫薬の範囲 〉

○回虫

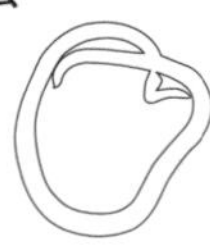

○蟯虫

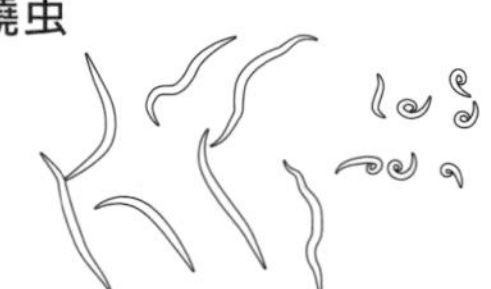

× 条虫
(サナダ虫など)

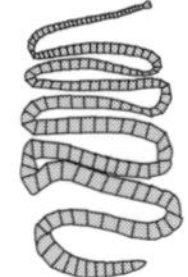

★	97 サントニン	－
回虫駆除成分		✓

出題範囲	駆虫薬
商品例	不明
効能効果	回虫の駆除
作用機序	回虫の自発運動を抑え、虫体を排便とともに排出させる
副作用	一時的に物が黄色く見える、耳鳴り、口渇
×	ヒマシ油との併用
相談	肝臓病の人
ポイント	消化管から吸収されたサントニンは主に肝臓で代謝されるが、肝臓病の診断を受けた人では、肝機能障害を悪化させるおそれがある

ー 98 カイニン酸 ー

回虫駆除成分

出題範囲	駆虫薬
商品例	不明
効能効果	回虫の駆除
作用機序	回虫に痙攣(けいれん)を起こさせる作用を示し、虫体を排便とともに排出させる
×	ヒマシ油との併用
ポイント	カイニン酸を含む生薬成分として、マクリ（フジマツモ科のマクリの全藻を基原とする生薬）が配合されている場合もある。日本薬局方収載のマクリは、煎薬として回虫の駆除に用いられる

ー 99 ピペラジンリン酸塩 ー

回虫・蟯虫駆除成分

出題範囲	駆虫薬
商品例	不明
効能効果	回虫、蟯(ぎょう)虫の駆除
作用機序	アセチルコリン伝達を妨げて、回虫及び蟯(ぎょう)虫の運動筋を麻痺させる作用を示し、虫体を排便とともに排出させる
副作用	痙攣(けいれん)、倦(けん)怠感、眠気、食欲不振、下痢、便秘
×	ヒマシ油との併用
相談	痙攣(けいれん)のある人、貧血、肝臓病、腎臓病の人
ポイント	●痙攣(けいれん)の症状のある人、貧血、著しい栄養障害の診断を受けた人では、それらの症状の悪化を招くおそれがある ●肝臓病、腎臓病の診断を受けた人では、吸収されて循環血液中に移行したピペラジンが滞留して副作用を生じやすくなるおそれがある

100　パモ酸ピルビニウム

蟯虫駆除成分 ✓

出題範囲	駆虫薬
商品例	パモキサン錠
効能効果	蟯(ぎょう)虫の駆除
作用機序	蟯(ぎょう)虫の呼吸や栄養分の代謝の抑制による殺虫作用
×	ヒマシ油との併用
ポイント	●赤～赤褐色の成分で、尿や糞便が赤く着色することがある ●水に溶けにくいため消化管からの吸収は少ないとされているが、ヒマシ油との併用は避ける必要がある。空腹時に服用することとなっていないが、同様の理由から、脂質分の多い食事やアルコール摂取は避けるべきである
現場から一言	一時期、パモキサン錠が新型コロナウイルスに効くという誤情報が流れました。これを受けて製造販売元の佐藤製薬からは、適正使用についての注意喚起が出されました。

1点UPのアドバイス

語呂合わせをご紹介します。

おじさんの（サントニン）　運動会（自発運動抑制　回虫）　開会式で（カイニン酸　回虫）　痙攣(けいれん)起こしまくり（痙攣起こす　マクリ）

美人妻（ピペラジン）　開業医と（回虫　蟯虫）　離婚（アセチルコリンを妨げる）　しまひた（麻痺）

パパさん（パモキサン）　ギョッとして（蟯虫）　呼吸できずに赤くなる（呼吸抑制　赤く着色）

浣腸薬の成分と駆虫成分の使用上の注意

		浣腸薬	駆虫薬			
		①グリセリン	②サントニン	③ピペラジンリン酸塩	④カイニン酸、パモ酸ピルビニウム	
してはいけないこと	ヒマシ油との併用		●	●	●	駆虫成分が腸管内にとどまらず、吸収されやすくなるため
相談すること	高齢者	●				効き目が強すぎたり、副作用が現れやすいため
	痔出血のある人	●				腸管や肛門に損傷があると、傷口からグリセリンが血管内に入って溶血を起こすことや、腎不全を起こすおそれがあるため
	心臓病の人	●				排便直後に、急激な血圧低下等が現れることがあり、心臓病を悪化させるおそれがあるため
	肝臓病の人		●	●		②肝機能障害を悪化させるおそれがあるため ③肝臓における代謝が円滑に行われず、体内への蓄積によって副作用が現れやすくなるため
	痙攣のある人			●		痙攣を起こしたことがある人では、発作を誘発する可能性があるため
	腎臓病の人			●		腎臓における排泄が円滑に行われず、副作用が現れやすくなるため
	貧血の人			●		貧血の症状を悪化させるおそれがあるため

04

心臓などの器官や血液などに作用する薬

1. 強心薬

強心薬は、疲労やストレスなどによる軽度の心臓の働きの乱れについて、心臓の働きを整えて、動悸や息切れなどの症状の改善を目的とする医薬品です。心筋に作用して、その収縮力を高めるとされる成分（強心成分）を主体として配合されます。

ここで学習する成分はコレ！

強心薬は生薬成分が中心となるので、本書の第2章で解説します。

〈 強心薬の成分一覧 〉

●メインの成分

成分	作用
強心成分 蟾酥（センソ）、牛黄（ゴオウ）、麝香（ジャコウ）、鹿茸（ロクジョウ）→243ページ	心筋に直接刺激を与え、その収縮力を高める作用（強心作用）を期待して用いられる

●サブの成分

成分	作用
強心成分以外の成分 竜脳（リュウノウ）、真珠（シンジュ）、羚羊角（レイヨウカク）、沈香（ジンコウ）、動物胆、熊胆（ユウタン）、番紅花（サフラン）、人参（ニンジン）、淫羊霍（インヨウカク）→232、244ページ	強心成分の働きを助ける効果を期待して配合される

●漢方処方製剤→307ページ

漢方処方製剤
苓桂朮甘湯（りょうけいじゅつかんとう）

2. 高コレステロール改善薬

コレステロールは細胞の構成成分で、胆汁酸や副腎皮質ホルモンなどの生理活性物質の産生に重要な物質でもあり、生体に不可欠な物質です。コレステロールの産生及び代謝は主として肝臓で行われ、産生されたコレステロールは肝臓と末梢組織の間を行き来しています。何かのきっかけでコレステロールの運搬が末梢組織側に偏ると、蓄積してしまい、心臓病や肥満、動脈硬化症などの生活習慣病につながる危険性が高くなります。

高コレステロール改善薬は、血中コレステロール異常の改善、血中コレステロール異常に伴う末梢血行障害（手足の冷え、痺れ）の緩和などを目的として使用される医薬品です。末梢組織へのコレステロールの吸収を抑えたり、肝臓におけるコレステロールの代謝を促したりすることにより、血中コレステロール異常の改善を促すとされる成分（高コレステロール改善成分）を主体として配合されます。

〈リポタンパク質について〉

コレステロールは水に溶けにくい物質であるため、血液中では血漿タンパク質と結合したリポタンパク質となって存在します。リポタンパク質は比重によっていくつかの種類に分類されますが、ここで覚えておきたいものは、LDLとHDLの２つのリポタンパク質です。

種類	別名	働き
低密度リポタンパク質	LDL（Low density lipoprotein） 悪玉コレステロール	コレステロールを肝臓から末梢組織に運ぶ
高密度リポタンパク質	HDL（High density lipoprotein） 善玉コレステロール	末梢組織のコレステロールを取り込み肝臓に運ぶ

血液中のLDLが多く、HDLが少ないと、コレステロールが末梢組織側にどんどん供給されてしまい、様々な弊害をもたらします（次ページの図を参照）。

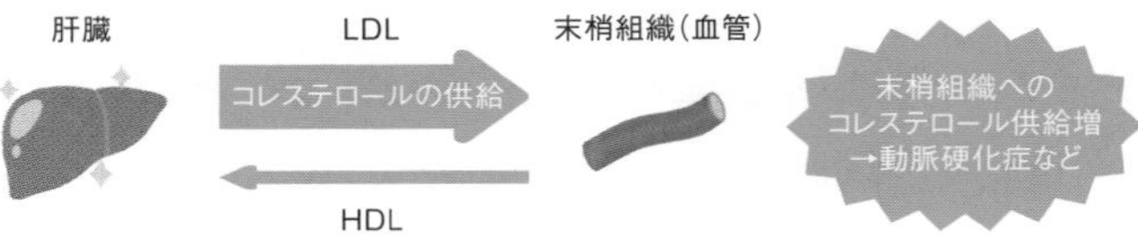

〈 高コレステロール改善成分の考え方 〉

簡単に言うと、悪いものを捨て、良いものを増やします。例えばパンテチンの作用は、LDL（悪玉）を排泄し、HDL（善玉）を産生します。なお、検査値についても同じように考えることができます。次のいずれかの場合に脂質異常症と診断されますが、強調線の部分のように考えれば、LDLとHDLが逆になったひっかけ問題でも、スラスラと答えられます。

- LDL：140mg/dL以上→LDL（悪玉）が多すぎる状態である
- HDL：40mg/dL未満→HDL（善玉）が少なすぎる状態である
- 中性脂肪：150mg/dL以上→中性脂肪が多すぎる状態である

ここで学習する成分はコレ！

メインの成分の高コレステロール改善成分について学習しましょう。

〈 高コレステロール改善薬の成分一覧 〉

●メインの成分

高コレステロール改善成分 大豆油不けん化物(ソイステロール) リノール酸、ポリエンホスファチジルコリン パンテチン	腸管におけるコレステロール吸収を抑える 肝臓におけるコレステロール代謝を促す LDLの異化排泄を促進し、HDL産生を高める

●サブの成分

ビタミン成分 ビタミンB2→199ページ ビタミンE、ガンマ-オリザノール →198ページ	コレステロールの生合成を抑える 過酸化脂質の生成を抑える

高コレステロール改善成分

★★	101　大豆油不けん化物（ソイステロール）	―
高コレステロール改善成分		✓

出題範囲	高コレステロール改善薬
商品例	ローカスタ
効能効果	血中コレステロール異常の改善
作用機序	腸管におけるコレステロールの吸収抑制
副作用	悪心（吐きけ）、胃部不快感、胸やけ、下痢など

★	102　リノール酸	―
高コレステロール改善成分		✓

出題範囲	高コレステロール改善薬
商品例	ヘルスオイル
効能効果	血中コレステロール異常の改善
作用機序	代謝されやすいコレステロールエステルの形成、肝臓におけるコレステロールの代謝促進
副作用	悪心（吐きけ）、胃部不快感、胸やけ、下痢など

―	103　ポリエンホスファチジルコリン	―
高コレステロール改善成分		✓

出題範囲	高コレステロール改善薬
商品例	シンプトップ
効能効果	血中コレステロール異常の改善
作用機序	代謝されやすいコレステロールエステルの形成、肝臓におけるコレステロールの代謝促進
副作用	悪心（吐きけ）、胃部不快感、胸やけ、下痢など

★★	104　パンテチン	ー
高コレステロール改善成分		✓

出題範囲	高コレステロール改善薬
商品例	ローカスタ
効能効果	血中コレステロール異常の改善
作用機序	LDLなどの異化排泄促進、リポタンパクリパーゼ活性を高めることによるHDL産生促進
副作用	悪心（吐きけ）、胃部不快感、胸やけ、下痢など

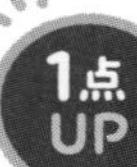

のアドバイス

語呂合わせを紹介します。

ソイステロールはコレステロールをステル（捨てる）

ソイステロールは腸管でコレステロールの邪魔をして、その吸収を阻害し外に排泄します。

ホリエモンがノリノリで代謝アゲアゲ

ポリエンホスファチジルコリンとリノール酸は、代謝を高めて肝臓の脂肪分を減らします。

パンテチンはLDLをパンチする

パンテチンはLDLをパンチして、外に排泄します。

3. 貧血用薬（鉄製剤）

貧血には、ビタミン欠乏性貧血、鉄欠乏性貧血などがあります。

病名	原因
ビタミン欠乏性貧血 (巨赤芽球貧血、悪性貧血)	ビタミンB12の不足
鉄欠乏性貧血	赤血球に含まれる色素、ヘモグロビンの生合成に必要な鉄分の不足

一般的な症状として、疲労、動悸、息切れ、血色不良、頭痛、耳鳴り、めまい、微熱、皮膚や粘膜の蒼白（青白くなること）、下半身のむくみなどが現れます。貧血用薬（鉄製剤）は、鉄欠乏性貧血に対して不足している鉄分を補充することにより、造血機能の回復を図る医薬品です。言い換えれば、鉄製剤で改善できる貧血は、鉄欠乏性貧血のみです。

ここで学習する成分はコレ！

鉄製剤とそれ以外の金属成分について学習しましょう。

〈貧血用薬の成分一覧〉

●メインの成分

成分	作用
鉄分 フマル酸第一鉄、溶性ピロリン酸第二鉄、可溶性含糖酸化鉄、クエン酸鉄アンモニウム	不足した鉄分を補充する

●サブの成分

成分	作用
鉄以外の金属成分 硫酸銅 硫酸コバルト 硫酸マンガン	ヘモグロビンが産生されるのを助ける 骨髄での造血機能を高める エネルギー合成を促進する
ビタミン成分 ビタミンＢ６→199ページ ビタミンＢ12、葉酸→200ページ ビタミンＣ→201ページ	ヘモグロビン産生に必要である 正常な赤血球の形成に働く 消化管内で鉄が吸収されやすい状態に保つ

(a) 鉄分

★★★	105　フマル酸第一鉄、溶性ピロリン酸第二鉄、可溶性含糖酸化鉄、クエン酸鉄アンモニウム	−
鉄分		✓

出題範囲　貧血用薬

商品例　ファイチ、マスチゲン錠

効能効果　鉄欠乏性貧血

作用機序　不足した鉄分の補充

副作用　悪心（吐きけ）、嘔吐、食欲不振、胃部不快感、腹痛、便秘、下痢などの胃腸障害

ポイント
- 鉄製剤を服用すると便が黒くなることがあるが、使用の中止を要する副作用などの異常ではない
- 鉄分の吸収は空腹時のほうが高いとされているが、消化器系への副作用を軽減するには、食後の服用が望ましい
- 服用の前後30分にタンニン酸を含む飲食物（緑茶、紅茶、コーヒー、ワイン、柿など）を摂取すると、タンニン酸と反応して鉄の吸収が悪くなることがあるので、服用前後はそれらの摂取を控えることとされている
- 予防的な貧血用薬（鉄製剤）の使用は適当でない

現場から一言　鉄製剤による黒色便は、驚くほど真っ黒になることもあります。接客時に一言、添えると良いですよ。

(b) 鉄以外の金属成分

−	106　硫酸銅	−
銅		✓

出題範囲　貧血用薬

商品例	エミネトン
効能効果	鉄欠乏性貧血
作用機序	補充した鉄分の利用によるヘモグロビン産生の補助
ポイント	銅はヘモグロビンの産生過程で、鉄の代謝や輸送に重要な役割を持つ

ー　107　硫酸コバルト　ー

コバルト

出題範囲	貧血用薬
商品例	エミネトン
効能効果	鉄欠乏性貧血
作用機序	骨髄での造血機能を高める
ポイント	コバルトは赤血球ができる過程で必要不可欠なビタミンB12の構成成分である
現場から一言	なお、ビタミンB12は、「コバルト＋ビタミン」から「コバラミン」と呼ばれます。

ー　108　硫酸マンガン　ー

マンガン

出題範囲	貧血用薬
商品例	エミネトン
効能効果	鉄欠乏性貧血
作用機序	エネルギー合成促進
ポイント	マンガンは、糖質・脂質・タンパク質の代謝をする際に働く酵素の構成物質である
現場から一言	マンガン乾電池を思い浮かべて、マンガンはエネルギーを合成すると覚えるのが良いでしょう。

4. その他の循環器用薬

その他の循環器用薬は、高血圧や心疾患に伴う諸症状を改善する医薬品で、血行促進作用のある成分や、心機能を改善する成分が中心となって配合されています。しかし、あくまで体質の改善または症状の緩和を主眼としており、いずれも高血圧や心疾患そのものの治療を目的とするものではありません。これらの医薬品の使用は補助的なものであり、高血圧や心疾患そのものへの対処については、医療機関の受診がなされるなどの対応が必要です。

ここで学習する成分はコレ！

心機能改善成分と、その他の成分について学習しましょう。

〈その他の循環器用薬の成分一覧〉

●メインの成分

成分	作用
生薬成分 紅花（コウカ）→244ページ	末梢の血行を促して鬱血を除く
心機能改善成分 ユビデカレノン（コエンザイムQ10）	心筋の酸素利用効率を高めて収縮力を高める

●サブの成分

成分	作用
その他の成分 ・血行促進成分 ヘプロニカート、イノシトールヘキサニコチネート ・毛細血管補強成分 ルチン	末梢の血液循環を改善する 毛細血管を補強・強化する

●漢方処方製剤→308ページ

三黄瀉心湯（さんおうしゃしんとう）、七物降下湯（しちもつこうかとう）

心機能改善成分

★★	109　ユビデカレノン（別名：コエンザイムQ 10）	ー
心機能改善成分		✓

出題範囲 その他の循環器用薬

商品例 ユビテンS

効能効果 軽度な心疾患により日常生活の身体活動を少し超えたときに起こる、動悸、息切れ、むくみの改善

作用機序 心筋の酸素利用効率や収縮力の増大作用による血液循環の改善

副作用 胃部不快感、食欲減退、吐きけ、下痢、発疹・痒み

ポイント

- 肝臓や心臓などの臓器に多く存在し、エネルギー代謝に関与する酵素の働きを助ける成分で、摂取された栄養素からエネルギーが産生される際にビタミンB群とともに働く
- 2週間ぐらい使用して症状の改善がみられない場合には、心臓以外の病気が原因である可能性も考えられ、漫然と使用を継続することは適当でない
- 15歳未満の小児向けの製品はない
- 心臓の病気で医師の治療または指示を受けている人では、その処置が優先されるべきである
- 動悸、息切れ、むくみの症状は、高血圧症、呼吸器疾患、腎臓病、甲状腺機能の異常、貧血などが原因となって起こることもある

現場から一言 コエンザイムQ10は食品としても流通していますが、その場合は医薬品的な効能効果を標榜できません。

その他の成分

★	110　ヘプロニカート、イノシトールヘキサニコチネート	ー
血行促進成分		✓

出題範囲	その他の循環器用薬
商品例	キューピーコーワiプラス
効能効果	末梢の血液循環の改善
作用機序	ニコチン酸遊離による作用
ポイント	ビタミンEと組み合わせて用いられる場合が多い
現場から一言	両成分とも「ニカ」「ニコ」という文字が入るので、「ニコチン酸遊離」と結び付けて覚えると良いでしょう。

★★	111　ルチン	ー
毛細血管補強成分、ビタミン様物質		✓

出題範囲	その他の循環器用薬
商品例	マヤ養命錠
効能効果	高血圧などにおける毛細血管の補強、強化
作用機序	不明
現場から一言	生薬の槐花（カイカ）と槐角（カイカク）は止血作用を期待して用いられますが、ルチンの製造原料にもなっています。

05

排泄に関わる部位に作用する薬

1. 痔の薬（痔疾用薬）

一般用医薬品の痔疾用薬には、内服して使用する内用薬（内用痔疾用薬）と肛門部または直腸内に適用する外用薬（外用痔疾用薬）があります。いずれもその使用と併せて、痔を生じた要因となっている生活習慣の改善などが図られることが重要です。

内用痔疾用薬は、生薬成分を中心として、いくつかの成分を組み合わせて配合されています。外用痔疾用薬は局所に適用されるものですが、坐剤及び注入軟膏では、成分の一部が直腸粘膜から吸収されて循環血流中に入りやすく、全身的な影響を生じることがあります。

〈痔の概要〉

痔は、肛門付近の血管が鬱血し、肛門に負担がかかることによって生じる肛門の病気の総称で、主な病態に、痔核、裂肛（れっこう）、痔瘻（ろう）があります。

病名	要因	概要
痔核（いぼ痔）	便秘や長時間同じ姿勢でいる等、肛門部への過度の圧迫による血管拡張	●内痔核：直腸粘膜と皮膚の境目となる歯状線より上部の直腸粘膜にできる。直腸粘膜には知覚神経が通っていないため自覚症状が少ないが、排便時に脱肛や出血を生じる ※内痔核は「無い自覚」と覚える ●外痔核：歯状線より下部の肛門の出口側にでき、排便と関係なく出血や患部の痛みを生じる
裂肛（切れ痔、裂け痔）	便秘・下痢による粘膜の損傷	肛門の出口からやや内側の上皮に傷が生じた状態である
痔瘻（あな痔）	体力低下等による抵抗力の低下	肛門内部に存在する肛門腺窩（こうもんせんか）と呼ばれる小さなくぼみに糞便の滓が溜まって炎症・化膿を生じた状態である。進行により肛門周囲の皮膚部分から膿が溢れ、周辺部の皮膚がかぶれ、赤く腫れて激痛を生じる

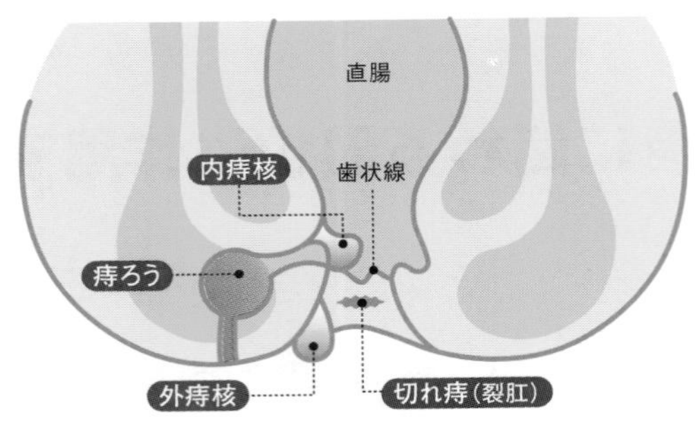

ここで学習する成分はコレ！

内用痔疾用薬で出題されるすべての成分は、他の項目の学習で補うことができます。外用痔疾用薬で用いられる成分は、ほとんどが外皮用薬に配合されている成分と同じです。ここでは、組織修復成分や一部の収斂(れん)保護止血成分について学習しましょう。

〈内用痔疾用薬の成分一覧〉

●メインの成分

成分	作用
生薬成分 センナ(またはセンノシド)、大黄(ダイオウ)、甘草(カンゾウ)、牡丹皮(ボタンピ)、当帰(トウキ)、柴胡(サイコ)、黄芩(オウゴン)、西洋栃の実(セイヨウトチノミ)、槐花(カイカ)、槐角(カイカク)→241、245ページ	痔に伴う症状の緩和を目的とする

●サブの成分

成分	作用
止血成分 カルバゾクロム→191ページ	毛細血管を補強、強化して出血を抑える
ビタミン成分 ビタミンE→198ページ	肛門周囲の末梢血管の血行を改善する

●漢方処方製剤→305ページ

漢方処方製剤
乙字湯(おつじとう)、芎帰膠艾湯(きゅうききょうがいとう)

〈外用痔疾用薬の成分一覧〉

●メインの成分

局所麻酔成分	
リドカイン、リドカイン塩酸塩、ジブカイン塩酸塩、プロカイン塩酸塩→169ページ、 アミノ安息香酸エチル→90ページ	痛み・痒みを和らげる
鎮痒成分	
抗ヒスタミン成分 ジフェンヒドラミン塩酸塩、ジフェンヒドラミン、クロルフェニラミンマレイン酸塩→124ページ	痒みを和らげる
局所刺激成分 ・熱感刺激：クロタミトン→173ページ ・冷感刺激：カンフル、メントール→172ページ、 ハッカ油→236ページ	局所への穏やかな刺激によって痒みを抑える
抗炎症成分	
ステロイド性抗炎症成分 ヒドロコルチゾン酢酸エステル、プレドニゾロン酢酸エステル→162ページ	炎症や痒みを和らげる
その他の抗炎症成分 グリチルレチン酸→9ページ	比較的緩和な抗炎症作用を示す

●サブの成分

組織修復成分	
アラントイン、アルミニウムクロルヒドロキシアラントイネート(別名アルクロキサ)	創傷の治癒を促す
止血成分	
アドレナリン作動成分 テトラヒドロゾリン塩酸塩、ナファゾリン塩酸塩→136ページ、 メチルエフェドリン塩酸塩→43ページ、 エフェドリン塩酸塩→141ページ	血管収縮作用により止血する
収斂保護止血成分 タンニン酸、硫酸アルミニウムカリウム、卵黄油、酸化亜鉛→174ページ	粘膜表面に不溶性の膜を形成することにより、粘膜を保護・止血する
殺菌消毒成分	
クロルヘキシジン塩酸塩、イソプロピルメチルフェノール、セチルピリジニウム塩化物、ベンザルコニウム塩化物、デカリニウム塩化物→150ページ	局所の感染を防止する
生薬成分	
紫根(シコン)→245ページ 西洋栃の実(セイヨウトチノミ)→245ページ	新陳代謝促進、抗炎症 血行促進、抗炎症
ビタミン成分	
ビタミンE→198ページ ビタミンA油→197ページ	肛門周囲の末梢血管の血行を改善する 傷の治りを促す

(a) 組織修復成分

★★	112　アラントイン	−
組織修復成分		✓

出題範囲　外用痔疾用薬、眼科用薬、外皮用薬、歯槽膿漏薬

商品例　プリザエース注入軟膏T

効能効果　創傷の治癒を促す

作用機序　組織修復促進

−	113　アルミニウムクロルヒドロキシアラントイネート （別名アルクロキサ）	−
組織修復成分		✓

出題範囲　外用痔疾用薬

商品例　レックS坐剤

効能効果　創傷の治癒を促す

作用機序　組織修復促進

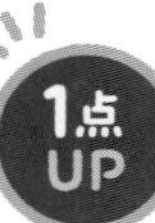

のアドバイス

アラントインの印象的なエピソードを紹介します。

戦時中の傷の治療には、壊死組織を食べてくれる「ウジ虫」が使われていました。ウジ虫の分泌物にはアラントインが含まれており、傷の修復を助けたとも言われています。なお、「マゴットセラピー」とはウジ虫治療のことであり、現代においては糖尿病性壊疽などの治療にも応用されています。

(b) 止血成分

ー	114　タンニン酸	ー
収斂保護止血成分		✓

出題範囲　外用痔疾用薬

商品例　アセムヒEX

効能効果　粘膜の保護・止血

作用機序　粘膜表面への不溶性の膜形成

ポイント　ロートエキス・タンニン坐剤や複方ロートエキス・タンニン軟膏のように、鎮痛鎮痙(けい)作用を示すロートエキスと組み合わせて用いられることもある

ー	115　硫酸アルミニウムカリウム	ー
収斂保護止血成分		✓

出題範囲　外用痔疾用薬

商品例　不明

効能効果　粘膜の保護・止血

作用機序　粘膜表面への不溶性の膜形成

現場から一言　いわゆる「ミョウバン」のことです。

ー	116　卵黄油	ー
収斂保護止血成分		✓

出題範囲　外用痔疾用薬

商品例　ドルマインH坐剤

効能効果　粘膜の保護・止血

作用機序　粘膜表面への不溶性の膜形成

2. その他の泌尿器用薬

泌尿器用薬は、残尿感や排尿時の不快感、尿量減少など、泌尿器の症状を改善する医薬品です。残尿感や尿量減少は一時的な体調不良などによるもののほか、泌尿器系の疾患における自覚症状としても現れます。例えば、膀胱炎や前立腺肥大などによっても、そうした症状が起こることがありますが、その場合、一般用医薬品によって対処することは適当ではありません。

泌尿器用薬は、生薬成分を主体とした製剤や漢方処方製剤が中心となります。

ここで学習する成分はコレ！

泌尿器用薬は生薬製剤や漢方処方製剤が主体となっているので、第２章で解説します。

〈泌尿器用薬の成分一覧〉

生薬成分
・尿路消毒成分
ウワウルシ→246ページ
・利尿成分
夏枯草（カゴソウ）、木大角豆（キササゲ）、山帰来（サンキライ）、桑白皮（ソウハクヒ）、木通（モクツウ）、茯苓（ブクリョウ）→246ページ

●漢方処方製剤→310ページ

牛車腎気丸（ごしゃじんきがん）、八味地黄丸（はちみじおうがん）、六味丸（ろくみがん）、猪苓湯（ちょれいとう）、竜胆瀉肝湯（りゅうたんしゃかんとう）

06

婦人薬

婦人薬は、月経及び月経周期に伴って起こる症状を中心として、女性に現れる特有な諸症状（血行不順、自律神経系の働きの乱れ、生理機能障害などの全身的な不快症状）の緩和と、保健を主たる目的とする医薬品です。

〈効能効果〉

血の道症、更年期障害、月経異常及びそれらに随伴する冷え症、月経痛、腰痛、頭痛、のぼせ、肩こり、めまい、動悸、息切れ、手足のしびれ、こしけ（おりもの)、血色不良、便秘、むくみなど

血の道症とは、漢方の考え方で、女性ホルモンのバランスの変動に伴って起こる様々な症状のことです。更年期障害とは、更年期に起こる症候群のことで、血の道症や冷え症、ほてりなどの症状が現れます。

〈女性ホルモン量の変動〉

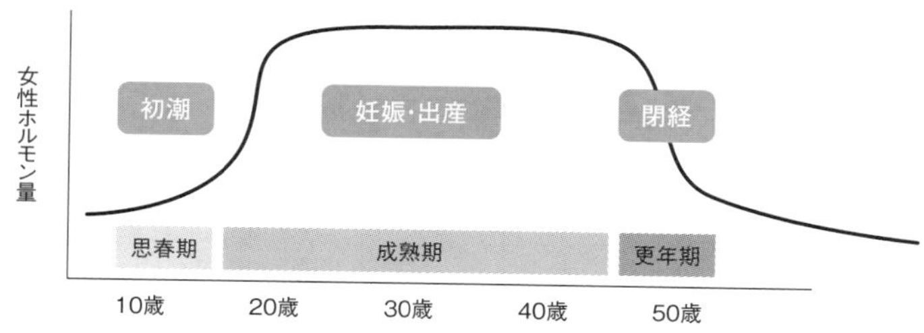

ここで学習する成分はコレ！

外用で用いられる女性ホルモン成分について学習しましょう。内服で用いられる婦人薬は、生薬製剤や漢方処方製剤ですので、第２章で解説します。

〈婦人薬の成分一覧〉

●メインの成分

女性ホルモン成分 エチニルエストラジオール	膣（ちつ）粘膜または外陰部に適用される
生薬成分 番紅花（サフラン）、香附子（コウブシ）→248ページ 川芎（センキュウ）、当帰（トウキ）、地黄（ジオウ）→248ページ 芍薬（シャクヤク）、牡丹皮（ボタンピ）→230ページ 酸棗仁（サンソウニン）、鹿子草（カノコソウ）→231ページ 甘草（カンゾウ）→233ページ 黄連（オウレン）→237ページ、蒼朮（ソウジュツ）、白朮（ビャクジュツ）→239ページ、大黄（ダイオウ）→241ページ 木通（モクツウ）、茯苓（ブクリョウ）→247ページ	鎮静、鎮痛の他、女性の滞っている月経を促す 血行を改善する 鎮痛・鎮痙作用 鎮静作用 抗炎症作用 胃腸症状を改善する 利尿作用

●サブの成分

ビタミン成分 ビタミンＢ1、ビタミンＢ2、ビタミンＢ6、ビタミンＢ12、ビタミンＣ、ビタミンＥ→198ページ	疲労時に消耗しがちなビタミンの補給
その他 アミノエチルスルホン酸（タウリン）、グルクロノラクトン→203ページ 人参（ニンジン）→252ページ	滋養強壮作用を目的とする

●漢方処方製剤→315ページ

温経湯（うんけいとう）、温清飲（うんせいいん）、加味逍遙散（かみしょうようさん）、桂枝茯苓丸（けいしぶくりょうがん）、五積散（ごしゃくさん）、柴胡桂枝乾姜湯（さいこけいしかんきょうとう）、四物湯（しもつとう）、桃核承気湯（とうかくじょうきとう）、当帰芍薬散（とうきしゃくやくさん）

女性ホルモン成分

★★★	117 エチニルエストラジオール、 エストラジオール安息香酸エステル	−
女性ホルモン成分		✓

出題範囲	①婦人薬、②外皮用薬
商品例	ヒメロス、ハツモール・ヘアーグロアーS
効能効果	①更年期障害、冷え症の緩和、②脱毛抑制
作用機序	エストラジオールの補充
副作用	血栓症
×	妊婦
相談	授乳中の人

ポイント

- エチニルエストラジオールは、膣(ちつ)粘膜または外陰部に適用されるものがあり、適用部位から吸収されて循環血液中に移行する
- 脱毛は男性ホルモンの働きが過剰であることも一因とされているため、女性ホルモンによる脱毛抑制効果を期待して、エストラジオール安息香酸エステルが毛髪用薬に配合されている場合がある
- 妊娠中の女性ホルモン成分の摂取によって胎児の先天性異常の発生が報告されており、妊婦または妊娠していると思われる女性では使用を避ける必要がある
- 吸収された成分の一部が乳汁中に移行することが考えられ、母乳を与える女性では使用を避けるべきである
- 長期連用により血栓症を生じるおそれがあり、また、乳癌や脳卒中などの発生確率が高まる可能性もある

現場から一言　ヒメロスは女性の局部の粘膜に塗ることで、不感症などを改善する薬です。

07

内服アレルギー用薬・鼻炎用内服薬

「内服アレルギー用薬」は、蕁(じん)麻疹や湿疹、かぶれ及びそれらに伴う皮膚の痒み、または鼻炎に用いられる内服薬の総称で、ヒスタミンの働きを抑える作用を示す成分（抗ヒスタミン成分）を主体として配合されています。また、抗ヒスタミン成分に、急性鼻炎、アレルギー性鼻炎または副鼻腔炎による諸症状の緩和を目的として、鼻粘膜の充血や腫れを和らげる成分（アドレナリン作動成分）、鼻汁分泌やくしゃみを抑える成分（抗コリン成分）などを組み合わせて配合されたものを「鼻炎用内服薬」と言います。

〈アレルギーを生じる仕組み〉

アレルゲンが皮膚や粘膜から体内に入り込むと、その物質を特異的に認識した免疫グロブリン（抗体）によって肥満細胞が刺激され、細胞間の刺激の伝達を担う生理活性物質であるヒスタミンやプロスタグランジンなどの物質が遊離します。肥満細胞から遊離したヒスタミンは、周囲の器官や

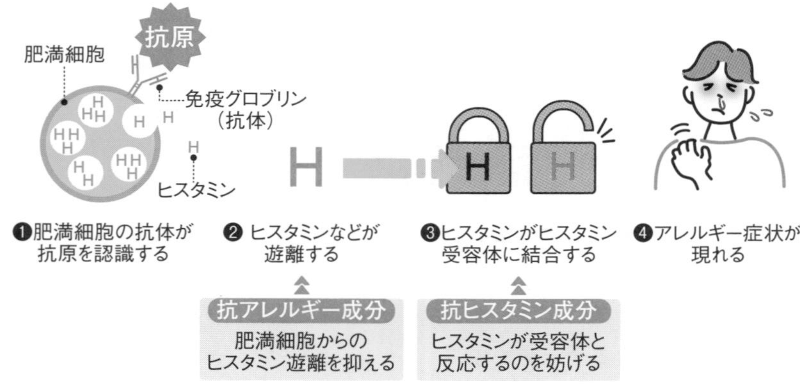

組織の表面に分布する特定のタンパク質（受容体）と反応することで、血管拡張（血管の容積が拡張する）、血管透過性亢進（血漿タンパク質が組織中に漏出する）などの作用を示します。

ヒスタミンとヒスタミン受容体は、鍵と鍵穴のような関係にあります。抗ヒスタミン成分は、ヒスタミンが受容体に結合する前に鍵穴をふさぐことで、アレルギー症状の発現を抑えます。なお、前ページの図に記載のある「抗アレルギー成分」については、134ページ下部を参照してください。

ここで学習する成分はコレ！

抗ヒスタミン成分やアドレナリン作動成分、抗コリン成分について学習しましょう。

〈 内服アレルギー用薬・鼻炎用内服薬 〉

●メインの成分

成分	作用
抗ヒスタミン成分 クロルフェニラミンマレイン酸塩、カルビノキサミンマレイン酸塩、クレマスチンフマル酸塩、ジフェンヒドラミン塩酸塩、ジフェニルピラリン塩酸塩、ジフェニルピラリンテオクル酸塩、トリプロリジン塩酸塩、メキタジン、ケトチフェンフマル酸塩、アゼラスチン、エメダスチン、エピナスチン塩酸塩、フェキソフェナジン塩酸塩、ロラタジン	ヒスタミンの働きを抑える
抗コリン成分 ヨウ化イソプロパミド、ベラドンナ総アルカロイド	鼻汁分泌やくしゃみを抑える
アドレナリン作動成分 プソイドエフェドリン塩酸塩、フェニレフリン塩酸塩、メチルエフェドリン塩酸塩→43ページ	鼻粘膜の充血や腫れを和らげて鼻詰まりを抑える

●サブの成分

成分	作用
抗炎症成分 トラネキサム酸、グリチルリチン酸二カリウム→8ページ 甘草（カンゾウ）→233ページ	皮膚や鼻粘膜の炎症を和らげる
生薬成分 辛夷（シンイ）、細辛（サイシン）、荊芥（ケイガイ）→249ページ	痛みや鼻閉に用いられる
ビタミン成分 ビタミンB6、ビタミンB2、パンテノール、パントテン酸カルシウム、ビタミンC、ニコチン酸アミド→199ページ	皮膚や粘膜の健康維持・回復に重要なビタミンを補給する

(a) 抗ヒスタミン成分

〈 抗ヒスタミン成分の概要 〉

肥満細胞から遊離したヒスタミンが受容体と反応するのを妨げることにより、ヒスタミンの働きを抑える作用を示します。ヒスタミンの働きを抑える作用以外に抗コリン作用も示すため、排尿困難や口渇、便秘などの副作用が現れることがあります。排尿困難の症状がある人、緑内障の診断を受けた人では、症状の悪化を招くおそれがあります。

〈 抗ヒスタミン成分と眠気の副作用 〉

ヒスタミンは、脳の下部にある睡眠・覚醒に関与する部位で、神経細胞の刺激を介して覚醒の維持や調節を行う働きを担っています。そのため、脳内におけるヒスタミン刺激が低下すると、眠気が促されます。ジフェンヒドラミン塩酸塩は、抗ヒスタミン成分の中でも特にそのような中枢作用が強いです。

抗ヒスタミン成分が配合された内服薬を服用した後は、乗物または機械類の運転操作を避けることとされています。また、抗ヒスタミン成分が配合された点眼薬と鼻炎用点鼻薬と併用した場合にも、眠気が現れることがあります。

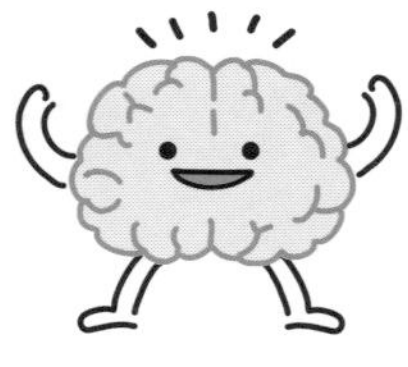

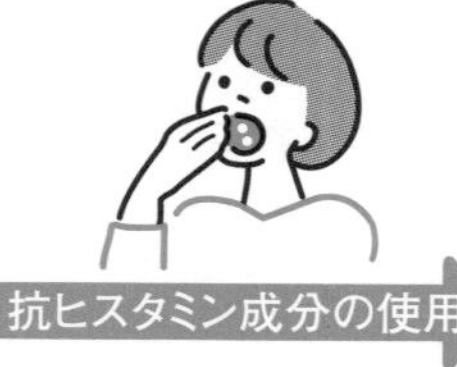

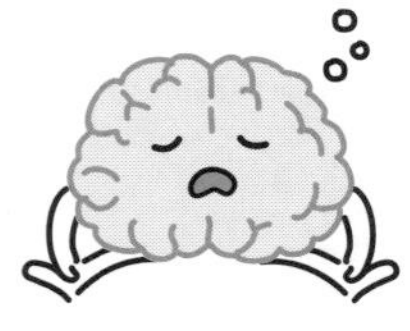

❶ヒスタミンは覚醒の維持を担っている

❷一部の抗ヒスタミン成分が脳内に移行する

❸脳内のヒスタミンの働きが抑えられ、眠くなる

〈 催眠鎮静薬(睡眠改善薬)について 〉

抗ヒスタミン成分は中枢抑制作用があるため、催眠鎮静薬としても用いられます。ただし、抗ヒスタミン成分を主薬とする催眠鎮静薬は、睡眠改善薬として一時的な睡眠障害の緩和に用いられるものであり、慢性的に不眠症状がある人や、医療機関において不眠症の診断を受けている人を対象とするものではありません。また、妊娠中にしばしば生じる睡眠障害は、ホルモンのバランスや体型の変化などが原因であり、睡眠改善薬の適用対象ではありません。妊婦または妊娠していると思われる女性には、睡眠改善薬の使用は避けます。

小児及び若年者では、抗ヒスタミン成分により眠気とは反対の神経過敏や中枢興奮などが現れることがあります。15歳未満の小児では、抗ヒスタミン成分を含有する睡眠改善薬の使用を避けます。

〈 抗ヒスタミン成分の「世代」について 〉

抗ヒスタミン成分は、第一世代と第二世代に分けることができます。第一世代の抗ヒスタミン成分は第二世代よりも古く、眠気の副作用があり、抗コリン作用を持つことが特徴です。試験では世代のことまでは出題されませんが、登録販売者になったその日から使う知識ですので、頭の片隅に入れておきましょう。

世代	主な成分	眠気の副作用
第一世代	クロルフェニラミンマレイン酸塩、カルビノキサミンマレイン酸塩、クレマスチンフマル酸塩、ジフェンヒドラミン塩酸塩	あり
第二世代	ケトチフェンフマル酸塩	あり
	メキタジン、アゼラスチン	ややあり
	エピナスチン塩酸塩	少ない
	フェキソフェナジン塩酸塩、ロラタジン	かなり少ない

★★★ 118 クロルフェニラミンマレイン酸塩 ★

第一世代抗ヒスタミン成分

出題範囲	①かぜ薬、②乗物酔い防止薬、③鎮咳去痰薬、④口腔咽喉薬、⑤外用痔疾用薬、⑥内服アレルギー用薬・鼻炎用内服薬、⑦点鼻薬、⑧点眼薬、⑨外皮用薬
商品例	アレルギール錠
効能効果	①くしゃみ、鼻汁の緩和、②めまい・吐きけの防止、緩和、③〜⑨アレルギー症状（くしゃみ、鼻汁、咳、痒みなど）の緩和
作用機序	ヒスタミン受容体遮断
副作用	眠気、排尿困難、口渇、便秘
×	乗物または機械類の運転操作
相談	排尿困難のある人、緑内障の人
現場から一言	一般用医薬品で最も汎用される抗ヒスタミン成分の１つであり、多数の商品に配合されています。

ー 119 カルビノキサミンマレイン酸塩 ー

第一世代抗ヒスタミン成分

出題範囲	①かぜ薬、②鎮咳去痰薬、③内服アレルギー用薬・鼻炎用内服薬
商品例	パブロン鼻炎カプセルＳα
効能効果	①くしゃみ、鼻汁の緩和、②③アレルギー症状（くしゃみ、鼻汁、咳、痒みなど）の緩和
作用機序	ヒスタミン受容体遮断
副作用	眠気、排尿困難、口渇、便秘
×	乗物または機械類の運転操作
相談	排尿困難のある人、緑内障の人

★	120 クレマスチンフマル酸塩	−
第一世代抗ヒスタミン成分		✓

出題範囲	①かぜ薬、②鎮咳去痰薬、③内服アレルギー用薬・鼻炎用内服薬
商品例	龍角散鼻炎朝タカプセル
効能効果	①くしゃみ、鼻汁の緩和、②③アレルギー症状（くしゃみ、鼻汁、咳、痒みなど）の緩和
作用機序	ヒスタミン受容体遮断
副作用	眠気、排尿困難、口渇、便秘
×	乗物または機械類の運転操作
相談	排尿困難のある人、緑内障の人

★★★	121 ジフェンヒドラミン、ジフェンヒドラミン塩酸塩 （関連：ジフェンヒドラミンサリチル酸塩→ 33 ページ）	★★★
第一世代抗ヒスタミン成分		✓

出題範囲	①かぜ薬、②催眠鎮静薬、③外用痔疾用薬、④内服アレルギー用薬・鼻炎用内服薬、⑤点眼薬、⑥外皮用薬
商品例	レスタミンコーワ糖衣錠、ドリエル
効能効果	①くしゃみ、鼻汁の緩和、②一時的な睡眠障害の緩和、③〜⑥アレルギー症状（くしゃみ、鼻汁、咳、痒みなど）の緩和
作用機序	ヒスタミン受容体遮断
副作用	眠気、排尿困難、口渇、便秘
×	日常的に不眠の人、不眠症の診断を受けた人、15歳未満の小児、服用前後の飲酒（以上、睡眠改善薬について）、乗物または機械類の運転操作、授乳中の人
相談	排尿困難のある人、緑内障の人
ポイント	吸収されたジフェンヒドラミンの一部が乳汁に移行して乳

児に昏睡を生じるおそれがある

現場から一言　中枢作用（眠くなる作用）が強いため、この作用をメインとした「睡眠改善薬」の成分としても使われます。

–	122　ジフェニルピラリン塩酸塩、ジフェニルピラリンテオクル酸塩	–
第一世代抗ヒスタミン成分		✓

出題範囲　内服アレルギー用薬・鼻炎用内服薬

商品例　ストナジェルサイナスEX

効能効果　アレルギー症状（くしゃみ、鼻汁、咳、痒みなど）の緩和

作用機序　ヒスタミン受容体遮断

副作用　眠気、排尿困難、口渇、便秘

×　乗物または機械類の運転操作

相談　排尿困難のある人、緑内障の人

–	123　ジフェニルイミダゾール、イソチペンジル塩酸塩	–
第一世代抗ヒスタミン成分		✓

出題範囲　外皮用薬

商品例　不明

効能効果　痒みの緩和

作用機序　ヒスタミン受容体遮断

副作用　患部の腫れ

–	124　トリプロリジン塩酸塩	–
第一世代抗ヒスタミン成分		✓

出題範囲　内服アレルギー用薬・鼻炎用内服薬

商品例　不明

効能効果	アレルギー症状（くしゃみ、鼻汁、咳、痒みなど）の緩和
作用機序	ヒスタミン受容体遮断
副作用	眠気、排尿困難、口渇、便秘
×	乗物または機械類の運転操作
相談	授乳中の人、排尿困難のある人、緑内障の人

★★	125　メキタジン	−
第二世代抗ヒスタミン成分		✓

出題範囲	①かぜ薬、②内服アレルギー用薬・鼻炎用内服薬
商品例	ムヒDC速溶錠、ジンマート錠
効能効果	①くしゃみ、鼻汁の緩和、②アレルギー症状（くしゃみ、鼻汁、咳、痒みなど）の緩和
作用機序	ヒスタミン受容体遮断
重篤な副作用	ショック（アナフィラキシー）、肝機能障害、血小板減少
副作用	眠気、排尿困難、口渇、便秘
×	乗物または機械類の運転操作
相談	排尿困難のある人、緑内障の人
現場から一言	第二世代でありながら、抗コリン作用の強い成分です。

★	126　ケトチフェンフマル酸塩	−
第二世代抗ヒスタミン成分		✓

出題範囲	内服アレルギー用薬・鼻炎用内服薬、点鼻薬、点眼薬
商品例	アイリスＡＧガード
効能効果	アレルギー症状（くしゃみ、鼻汁、咳、痒みなど）の緩和
作用機序	ヒスタミン受容体遮断
副作用	眠気、排尿困難、口渇、便秘
×	乗物または機械類の運転操作
相談	排尿困難のある人

−	127　アゼラスチン、エメダスチン	−
第二世代抗ヒスタミン成分		✓

出題範囲	内服アレルギー用薬・鼻炎用内服薬
商品例	ムヒAZ錠（アゼラスチン配合）
商品例	アレルギー症状（くしゃみ、鼻汁、咳、痒みなど）の緩和
作用機序	ヒスタミン受容体遮断
副作用	眠気、排尿困難、口渇、便秘
×	乗物または機械類の運転操作

−	128　エピナスチン塩酸塩　新	−
第二世代抗ヒスタミン成分		✓

出題範囲	内服アレルギー用薬・鼻炎用内服薬
商品例	アレジオン20
効能効果	アレルギー症状（くしゃみ、鼻汁、咳、痒みなど）の緩和
作用機序	ヒスタミン受容体遮断
副作用	眠気、排尿困難、口喝、便秘
×	乗物または機械類の運転操作

−	129　フェキソフェナジン塩酸塩　新 ロラタジン　新	−
第二世代抗ヒスタミン成分		✓

出題範囲	内服アレルギー用薬・鼻炎用内服薬
商品例	アレグラFX、クラリチンEX
効能効果	アレルギー症状（くしゃみ、鼻汁、咳、痒みなど）の緩和
作用機序	ヒスタミン受容体遮断
副作用	眠気、排尿困難、口喝、便秘
現場から一言	これら２成分は車の運転に関する注意書きがありません。

(b) 抗コリン成分

★	130　ヨウ化イソプロパミド	−
抗コリン成分		✓

出題範囲	かぜ薬、鼻炎用内服薬
商品例	パブロンセレクトN
効能効果	くしゃみ、鼻汁の緩和
作用機序	鼻腔内の粘液分泌腺からの粘液分泌抑制、鼻腔内の刺激を伝達する副交感神経系の抑制
副作用	散瞳による目のかすみ、異常な眩しさ、口渇、便秘、排尿困難
×	乗物または機械類の運転操作
相談	高齢者、排尿困難のある人、心臓病、緑内障の人

★	131　ベラドンナ総アルカロイド	−
抗コリン成分		✓

出題範囲	鼻炎用内服薬
商品例	ストナリニ・サット
効能効果	くしゃみ、鼻汁の緩和
作用機序	鼻腔内の粘液分泌腺からの粘液分泌抑制、鼻腔内の刺激を伝達する副交感神経系の抑制
副作用	散瞳による目のかすみ、異常な眩しさ、口渇、便秘、排尿困難
×	乗物または機械類の運転操作
相談	高齢者、排尿困難のある人、心臓病、緑内障の人
ポイント	ベラドンナはナス科の草本で、その葉や根に、副交感神経系から放出されるアセチルコリンの働きを抑える作用を示すアルカロイドを含む

抗ヒスタミン成分、抗コリン成分の使用上の注意

		抗ヒスタミン成分		抗コリン成分	
		①催眠鎮静薬（睡眠改善薬）	②鼻炎用内服薬、アレルギー用薬他	③イソプロパミドヨウ化物、ベラドンナ総アルカロイド	
してはいけないこと	日常的に不眠の人、不眠症の診断を受けた人	●			睡眠改善薬は、慢性的な不眠症状に用いる医薬品でないため。医療機関において不眠症の治療を受けている場合には、その治療を妨げるおそれがあるため
	15歳未満の小児	●			小児では、神経過敏、興奮を起こすおそれが大きいため
	乗物または機械類の運転操作	●	●	●	①②眠気等、③目のかすみ、異常な眩しさを生じることがあるため
	服用前後の飲酒	●			鎮静作用の増強が生じるおそれがあるため
	妊婦	●（ジフェンヒドラミン塩酸塩）			妊娠に伴う不眠は、睡眠改善薬の適用症状でないため
	授乳中の人	●（ジフェンヒドラミン塩酸塩）	●（ジフェンヒドラミン塩酸塩）		乳児に昏睡を起こすおそれがあるため
相談すること	授乳中の人		●（トリプロリジン塩酸塩水和物）		乳汁中に移行する可能性があるため
	排尿困難の人	●	●	●	排尿筋の弛緩と括約筋の収縮が起こり、尿の貯留を来すおそれがあるため。特に、前立腺肥大症を伴っている場合には、尿閉を引き起こすおそれがあるため
	緑内障の人	●	●	●	抗コリン作用によって房水流出路（房水通路）が狭くなり、眼圧が上昇し、緑内障を悪化させるおそれがあるため
	心臓病の人			●	心臓に負担をかけ、心臓病を悪化させるおそれがあるため
	高齢者			●	緑内障の悪化、口渇、排尿困難または便秘の副作用が現れやすいため

(c) アドレナリン作動成分

★★★	132　プソイドエフェドリン塩酸塩	★★★
	アドレナリン作動成分	✓

出題範囲	かぜ薬、鼻炎用内服薬
商品例	パブロン鼻炎カプセルＳα、ベンザブロックLプレミアム
効能効果	鼻粘膜充血や腫れの緩和（鼻詰まり）
作用機序	交感神経系の刺激による血管収縮
副作用	不眠、神経過敏、めまい、頭痛、排尿困難、依存
×	前立腺肥大による排尿困難、心臓病、高血圧、甲状腺機能障害、糖尿病の人
相談	授乳中の人、高齢者、腎臓病、モノアミン酸化酵素阻害剤（セレギリン塩酸塩 など）で治療を受けている人
ポイント	●他のアドレナリン作動成分に比べて中枢神経系に対する作用が強く、副作用として不眠や神経過敏が現れることがある ●交感神経系への刺激作用によって、心臓血管系や、肝臓でのエネルギー代謝などにも影響が生じることが考えられる。心臓病、高血圧、糖尿病または甲状腺機能障害の診断を受けた人、前立腺肥大による排尿困難の症状がある人では、症状を悪化させるおそれがあり、使用を避ける必要がある ●パーキンソン病の治療のため医療機関でセレギリン塩酸塩などのモノアミン酸化酵素阻害剤が処方されて治療を受けている人が、プソイドエフェドリン塩酸塩が配合された鼻炎用内服薬を使用した場合、体内でのプソイドエフェドリンの代謝が妨げられて、副作用が現れやすくなるおそれが高く、使用を避ける必要がある ●濫用などのおそれのある医薬品として指定されている

現場から一言 鼻炎用内服薬だけでなく、かぜ薬にも含まれていることがあります。「してはいけないこと」がたくさんありますので、接客時には注意しましょう。

★	133 フェニレフリン塩酸塩	ー
アドレナリン作動成分		✓

出題範囲 鼻炎用内服薬、点鼻薬

商品例 コルゲンコーワ鼻炎フィルムα

効能効果 鼻粘膜充血や腫れの緩和（鼻詰まり）

作用機序 交感神経系の刺激による血管収縮

相談 高齢者、甲状腺機能障害、高血圧、心臓病の人

ポイント アドレナリン作動成分が配合された点鼻薬は、過度に使用されると鼻粘膜の血管が反応しなくなり、逆に血管が拡張して二次充血を招き、鼻詰まり（鼻閉）がひどくなりやすい。その他の注意点に関しては、43ページ参照

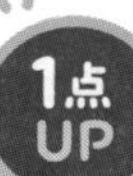

のアドバイス

濫用などのおそれのある医薬品は、「ブロッコリー（リン）」で覚えましょう。

ブロッ　コ　リン
↓　↓　↓
①　②　③

①ブロモバレリル尿素
②コデイン、ジヒドロコデイン
③エフェドリン、プソイドエフェドリン、メチルエフェドリン

※濫用などのおそれのある医薬品は、以前は成分の指定と共に、「鎮咳去痰薬のうち、内用液剤に限る」などと薬効群や剤形が限定されていたが、2023年４月１日より改正告示が適用され、これらの限定部分が削除されている

アドレナリン作動成分の使用上の注意

		①プソイドエフェドリン塩酸塩	②①以外のアドレナリン作動成分(※)	※メチルエフェドリン塩酸塩、トリメトキノール塩酸塩水和物、フェニレフリン塩酸塩、メトキシフェナミン塩酸塩等、麻黄(マオウ)
してはいけないこと	前立腺肥大による排尿困難の人	●		交感神経刺激作用により、尿の貯留・尿閉を生じるおそれがあるため
	心臓病の人	●		徐脈または頻脈を引き起こし、心臓病の症状を悪化させるおそれがあるため
	高血圧の人	●		交感神経興奮作用により血圧を上昇させ、高血圧を悪化させるおそれがあるため
	甲状腺機能障害の人	●		甲状腺機能亢進症の主症状は、交感神経系の緊張等によってもたらされおり、交感神経系を興奮させる成分は、症状を悪化させるおそれがあるため
	糖尿病の人	●		肝臓でグリコーゲンを分解して血糖値を上昇させる作用があり、糖尿病を悪化させるおそれがあるため
相談すること	高齢者	●	●	心悸亢進、血圧上昇、糖代謝促進を起こしやすいため
	授乳中の人	●	●(メチルエフェドリン塩酸塩、メチルエフェドリンサッカリン塩)	乳汁中に移行する可能性があるため
	腎臓病の人	●		腎臓における排泄が円滑に行われず、副作用が現れやすくなるため
	モノアミン酸化酵素阻害剤(セレギリン塩酸塩等)で治療を受けている人	●		モノアミン酸化酵素阻害剤との相互作用によって、血圧を上昇させるおそれがあるため
	排尿困難のある人		●(マオウを含む漢方処方製剤)	排尿筋の弛緩と括約筋の収縮が起こり、尿の貯留を来すおそれがあるため。特に、前立腺肥大症を伴っている場合には、尿閉を引き起こすおそれがあるため
	心臓病の人		●	心臓に負担をかけ、心臓病を悪化させるおそれがあるため
	高血圧の人		●	交感神経興奮作用により血圧を上昇させ、高血圧を悪化させるおそれがあるため
	甲状腺機能障害の人		●	甲状腺機能亢進症の主症状は、交感神経系の緊張等によってもたらされており、交感神経系を興奮させる成分は、症状を悪化させるおそれがあるため
	糖尿病の人		●	肝臓でグリコーゲンを分解して血糖値を上昇させる作用があり、糖尿病を悪化させるおそれがあるため

08

鼻に用いる薬（鼻炎用点鼻薬）

鼻炎用点鼻薬は、急性鼻炎、アレルギー性鼻炎または副鼻腔炎による諸症状のうち、鼻詰まり、鼻みず（鼻汁過多）、くしゃみ、頭重（頭が重い）の緩和を目的として、鼻腔内に適用される外用液剤です。

鼻炎用内服薬との主な違いは、鼻粘膜の充血を和らげる成分（アドレナリン作動成分）が主体となっており、鼻腔内における局所的な作用を目的としていることです。ただし、成分が鼻粘膜を通っている血管から吸収されて循環血液中に入りやすく、全身的な影響を生じることがあります。

急性鼻炎	鼻腔内に付着したウイルスや細菌が原因となって生じる鼻粘膜の炎症。いわゆる「鼻かぜ」のこと
アレルギー性鼻炎	ハウスダストや花粉などのアレルゲンに対する過敏反応によって引き起こされる鼻粘膜の炎症
副鼻腔炎	鼻粘膜の炎症が副鼻腔にも及んだもの。慢性のものは一般に「蓄膿症」と呼ばれる

〈外用のアドレナリン作動成分について〉

アドレナリン作動成分は、多くの点鼻薬や点眼薬に配合されており、血管を収縮することで鼻詰まり（鼻の充血）や目の充血を緩和します。即効性がありますが、効果は一時的で連用に陥りやすいため、必要時のみに限って用いることが大切です。

〈抗アレルギー成分について〉

抗アレルギー成分と抗ヒスタミン成分との作用機序の違いは頻出ですので、必ず覚えましょう。抗アレルギー成分は、肥満細胞からヒスタミンの遊離を抑える作用を示します。一方、抗ヒスタミン成分は、肥満細胞から遊離したヒスタミンが受容体と反応するのを妨げる作用があります。120ページに図説していますので、ご参照ください。

ここで学習する成分はコレ！

鼻炎用点鼻薬の多くは、鼻粘膜の充血を和らげる成分（アドレナリン作動成分）が主体となっています。ここでは、アドレナリン作動成分や抗アレルギー成分について学習しましょう。

〈鼻炎用点鼻薬の成分一覧〉

●メインの成分

成分	作用
アドレナリン作動成分 ナファゾリン塩酸塩、テトラヒドロゾリン塩酸塩、フェニレフリン塩酸塩→132ページ	鼻粘膜の充血や腫れを和らげる
抗ヒスタミン成分 クロルフェニラミンマレイン酸塩、ケトチフェンフマル酸塩→124ページ	くしゃみや鼻汁を緩和する
抗アレルギー成分 クロモグリク酸ナトリウム	鼻アレルギー症状を緩和する

●サブの成分

成分	作用
局所麻酔成分 リドカイン、リドカイン塩酸塩→169ページ	鼻粘膜の過敏性や痛みや痒みを抑える
殺菌消毒成分 ベンザルコニウム塩化物、ベンゼトニウム塩化物、セチルピリジニウム塩化物→150ページ	鼻粘膜を清潔に保ち、細菌による二次感染を防止する
抗炎症成分 グリチルリチン酸二カリウム→9ページ	鼻粘膜の炎症を和らげる

現場から一言　令和6年の手引き改訂で、「抗炎症成分」にステロイド性抗炎症成分が追加されました。成分などの詳細について手引きへの記載はありませんが、ベクロメタゾンプロピオン酸エステルなどが配合されたステロイド点鼻薬は、花粉症の第一選択薬の1つです（注意点は160ページ参照）。

(a) アドレナリン作動成分

〈外用のアドレナリン作動成分の注意点〉

点鼻薬では、過度に使用されると鼻粘膜の血管が反応しなくなり、逆に血管が拡張して二次充血を招き、鼻詰まり（鼻閉）がひどくなりやすいです。点眼薬では、連用または頻回に使用すると、異常なまぶしさを感じたり、かえって充血を招いたりすることがあります。また、緑内障と診断された人では、眼圧の上昇をまねき、緑内障を悪化させるおそれがあります。

★	134　テトラヒドロゾリン塩酸塩	−
アドレナリン作動成分、血管収縮成分		✓

出題範囲	①外用痔疾用薬、②点鼻薬、③点眼薬
商品例	コールタイジン点鼻液ａ
効能効果	①止血、②鼻粘膜の充血や腫れの緩和、③充血の除去
作用機序	交感神経系の刺激による血管収縮作用
×	長期連用
相談	甲状腺機能障害、高血圧、心臓病、糖尿病、緑内障の人

★★	135　ナファゾリン塩酸塩、ナファゾリン硝酸塩	−
アドレナリン作動成分、血管収縮成分		✓

出題範囲	①外用痔疾用薬、②点鼻薬、③点眼薬、④外皮用薬
商品例	ナザール「スプレー」
効能効果	①④止血、②鼻粘膜の充血や腫れの緩和、③充血の除去
作用機序	交感神経系の刺激による血管収縮作用
×	長期連用
相談	甲状腺機能障害、高血圧、心臓病、糖尿病、緑内障の人

(b) ヒスタミンの遊離を抑える成分（抗アレルギー成分）

★★★	136　クロモグリク酸ナトリウム	−
抗アレルギー成分		

出題範囲	点鼻薬、点眼薬
商品例	エージーノーズ アレルカットC
効能効果	花粉、ハウスダスト（室内塵）などによるアレルギー症状の緩和
作用機序	肥満細胞からのヒスタミン遊離抑制→120ページ参照
重篤な副作用	アナフィラキシー
副作用	鼻出血、頭痛
ポイント	●通常、抗ヒスタミン成分と組み合わせて配合される ●アレルギー性でない鼻炎や副鼻腔炎、結膜炎などに対しては無効である

アドレナリン作動成分配合の鼻炎用点鼻薬の使用上の注意

内服のアドレナリン作動成分とほぼ同じ内容です。→133ページ参照

してはいけないこと	長期連用	二次充血、鼻詰まり等を生じるおそれがある
相談すること	心臓病の人	心臓に負担をかけ、心臓病を悪化させるおそれがあるため
	高血圧の人	交感神経興奮作用により血圧を上昇させ、高血圧を悪化させるおそれがあるため
	甲状腺機能障害の人	甲状腺機能亢進症の主症状は、交感神経系の緊張などによってもたらされており、交感神経系を興奮させる成分は、症状を悪化させるおそれがあるため
	糖尿病の人	肝臓でグリコーゲンを分解して血糖値を上昇させる作用があり、糖尿病の症状を悪化させるおそれがあるため
	緑内障の人	抗コリン作用によって房水流出路（房水通路）が狭くなり、眼圧が上昇し、緑内障を悪化させるおそれがあるため

眼科用薬（点眼薬）

一般用医薬品の点眼薬は、その主たる配合成分から、人工涙液、一般点眼薬、アレルギー用点眼薬、抗菌性点眼薬、洗眼薬に大別されます。

薬の種類	目的	主な配合成分
人工涙液	涙液成分を補い、目の疲れや乾き、コンタクトレンズ装着時の不快感などに用いられる	無機塩類
一般点眼薬	目の疲れや痒み、結膜充血等の症状を抑える	調節機能改善成分、ビタミン成分、アドレナリン作動成分
アレルギー用点眼薬	花粉、ハウスダスト等のアレルゲンによる目のアレルギー症状（流涙、目の痒み、結膜充血など）を緩和する	抗ヒスタミン成分、抗アレルギー成分
抗菌性点眼薬	結膜炎（はやり目）やものもらい（麦粒腫）、眼瞼炎（まぶたのただれ）等に用いられる	抗菌成分
洗眼薬	目の洗浄、眼病予防（水泳の後、埃や汗が目に入った時等）	涙液成分、抗炎症成分、抗ヒスタミン成分

〈点眼方法〉

1滴の薬液量は約50μL、結膜嚢の容積は30μL程度とされており、一度に何滴も点眼しても効果が増すわけではありません。点眼後は、しばらく眼瞼（まぶた）を閉じて、薬液を結膜嚢内に行き渡らせます。その際、目頭を押さえると、薬液が鼻腔内へ流れ込むのを防ぐことができます。

ここで学習する成分はコレ！

点眼薬の成分は、半分ほどが別の項目で学習する成分と重複しています。ここでは、点眼薬に固有の20成分について学習しましょう。

〈点眼薬の成分一覧〉

成分	作用
目の調節機能を改善する配合成分	
ネオスチグミンメチル硫酸塩	コリンエステラーゼの働きを抑える
目の充血、炎症を抑える配合成分	
アドレナリン作動成分 エフェドリン塩酸塩、ナファゾリン塩酸塩、ナファゾリン硝酸塩、テトラヒドロゾリン塩酸塩→136ページ	目の充血を除去する
抗炎症成分 ベルベリン硫酸塩 イプシロン-アミノカプロン酸 プラノプロフェン グリチルリチン酸二カリウム→9ページ	ベルベリンによる抗炎症作用を示す 炎症の原因物質の生成を抑える 非ステロイド性抗炎症成分である 比較的緩和な抗炎症作用を示す
組織修復成分 アズレンスルホン酸ナトリウム→50ページ、アラントイン→114ページ	炎症を生じた眼粘膜の組織修復を促す
収斂成分 硫酸亜鉛水和物	眼粘膜のタンパク質と結合して皮膜を形成し、外部の刺激から保護する
目の乾きを改善する配合成分	
ヒドロキシプロピルメチルセルロース、ポリビニルアルコール、精製ヒアルロン酸ナトリウム、コンドロイチン硫酸ナトリウム→204ページ	結膜や角膜の乾燥を防ぐ
目の痒みを抑える配合成分	
抗ヒスタミン成分 ジフェンヒドラミン塩酸塩、クロルフェニラミンマレイン酸塩、ケトチフェンフマル酸塩→124ページ	ヒスタミンの働きを抑える
抗アレルギー成分 クロモグリク酸ナトリウム→137ページ	肥満細胞からのヒスタミン遊離を抑える
抗菌作用を有する配合成分	
サルファ剤 スルファメトキサゾール、スルファメトキサゾールナトリウム	結膜炎やものもらい(麦粒腫)、眼瞼炎などの化膿性の症状を改善する
ホウ酸	結膜嚢の洗浄・消毒に用いられる
その他の配合成分	
無機塩類 塩化カリウム、塩化カルシウム、塩化ナトリウム、リン酸水素ナトリウム、リン酸二水素カリウム、硫酸マグネシウム→81ページ	涙液成分を補充する
アミノ酸成分 アスパラギン酸カリウム、アスパラギン酸マグネシウム	新陳代謝を促し、目の疲れを改善する
ビタミン成分 ビタミンA→197ページ ビタミンB２→199ページ パンテノール→202ページ ビタミンB６→199ページ ビタミンB12→200ページ ビタミンE→198ページ	視力調整等の反応を改善する 角膜炎を改善する 目の調節機能の回復を促す 目の疲れ等の症状を改善する 目の調節機能を助ける 結膜充血、疲れ目等の症状を改善する

(a) 目の調節機能を改善する配合成分

〈ネオスチグミンメチル硫酸塩の作用機序〉

自律神経系の伝達物質であるアセチルコリンは、水晶体の周りを囲んでいる毛様体に作用して、目の調節機能に関与しています。目を酷使すると、目の調節機能が低下し、目の疲れやかすみといった症状を生じます。ネオスチグミンメチル硫酸塩は、コリンエステラーゼの働きを抑える作用を示し、毛様体におけるアセチルコリンの働きを助けることで、目の調節機能を改善する効果を目的として用いられます。

アセチルコリンはコリンエステラーゼにより、コリンと酢酸に分解されてしまう。
①ネオスチグミンメチル硫酸塩がコリンエステラーゼを阻害する
②アセチルコリンの分解が抑制される
③アセチルコリンが増えて副交感神経系が活性化し、毛様体筋の収縮を助ける

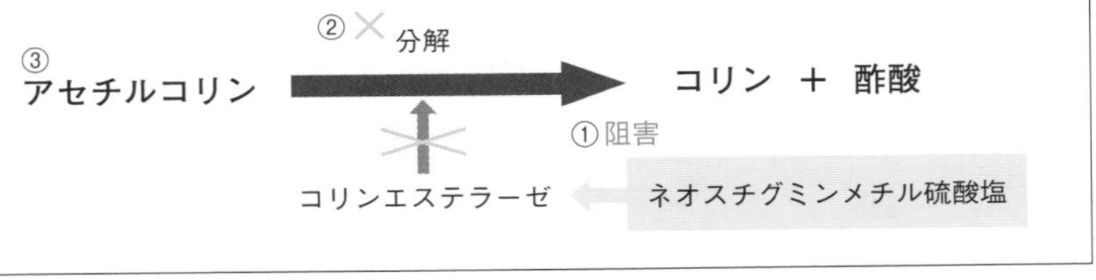

★	137　ネオスチグミンメチル硫酸塩	−
調節機能改善成分		✓

出題範囲	点眼薬
商品例	ロートビタ40α
効能効果	目の疲れ、かすみの緩和
作用機序	コリンエステラーゼ阻害作用による目の調節機能の改善
現場から一言	アセチルコリンを増やして毛様体筋の働きを高め、ピント調節機能を改善します。

(b) 目の充血を抑える配合成分

－	138 エフェドリン塩酸塩 （関連：テトラヒドロゾリン塩酸塩、ナファゾリン塩酸塩→ 136 ページ）	－
アドレナリン作動成分、血管収縮成分		✓

出題範囲	①外用痔疾用薬、②点眼薬
商品例	DHC ジオサーマル（外用痔疾用薬。点眼薬は不明）
効能効果	①止血、②充血の除去
作用機序	交感神経系の刺激による血管収縮作用
相談	激しい目の痛み、緑内障の人
ポイント	点眼薬について：緑内障と診断された人では、眼圧の上昇を招き、緑内障を悪化させたり、その治療を妨げるおそれがある。連用または頻回に使用すると、異常なまぶしさを感じたり、かえって充血を招くことがある
現場から一言	点眼薬に配合されるアドレナリン作動成分は、テトラヒドロゾリン塩酸塩やナファゾリン塩酸塩が一般的で、エフェドリン塩酸塩が配合された商品の存在は不明です。

(c) 目の炎症を抑える配合成分

－	139 ベルベリン硫酸塩	－
抗炎症成分		✓

出題範囲	点眼薬
商品例	眼涼12
効能効果	炎症の緩和
作用機序	ベルベリンによる抗炎症作用

★	140　イプシロン - アミノカプロン酸	ー
抗炎症成分		✓

出題範囲　点眼薬

商品例　抗菌アイリス使いきり

効能効果　炎症の緩和

作用機序　炎症の原因となる物質の生成抑制

現場から一言　トラネキサム酸に類似した作用を持つアミノ酸です。「イプシロン」の「イプ」から「1分で炎上」と覚えて、抗炎症作用をイメージすると良いでしょう。

ー	141　プラノプロフェン	ー
非ステロイド性抗炎症成分		✓

出題範囲　点眼薬

商品例　マイティアアイテクト

効能効果　炎症の緩和

作用機序　炎症の原因となる物質の生成抑制

現場から一言　イブプロフェンと同じグループの成分です。

(d) 収斂（れん）成分

ー	142　硫酸亜鉛水和物	ー
収斂成分		✓

出題範囲　点眼薬

商品例　ロートデジアイコンタクト

効能効果　眼粘膜の保護

作用機序　眼粘膜のタンパク質との結合による皮膜形成

(e) 目の乾きを改善する配合成分

−	143　ヒドロキシプロピルメチルセルロース	−
角膜保護成分		

出題範囲　点眼薬

商品例　アイボン トローリ目薬 ドライアイ

効能効果　結膜・角膜の乾燥防止

作用機序　粘性による目の表面の保護

現場から一言　「ヒプロメロース」という別名で知られています。粘性を高めるための添加物として配合されていることが多いです。

−	144　ポリビニルアルコール（部分けん化物）	−
角膜保護成分		

出題範囲　点眼薬

商品例　スマイルコンタクトファインフィットプラス

効能効果　結膜・角膜の乾燥防止

作用機序　粘性による目の表面の保護

−	145　精製ヒアルロン酸ナトリウム	−
角膜保護成分		

出題範囲　点眼薬

商品例　ヒアレインS

効能効果　結膜・角膜の乾燥防止

作用機序　粘性による目の表面の保護と水分保持

現場から一言　医療用ではドライアイに用いられる有名な成分です。2020年に要指導医薬品として「ヒアレインS」が発売され、現在は第１類医薬品となっています。

(f) 抗菌作用を有する配合成分

★★	146　スルファメトキサゾール、スルファメトキサゾールナトリウム（関連：皮膚に用いるサルファ剤→ 180 ページ）	−
抗菌成分（サルファ剤）		✓

出題範囲	点眼薬
商品例	ロート抗菌目薬i
効能効果	細菌感染（ブドウ球菌や連鎖球菌）による結膜炎、ものもらい（麦粒腫）、眼瞼炎などの化膿性の症状の改善
作用機序	細菌のDNA合成阻害
ポイント	すべての細菌に対して効果があるというわけではなく、また、ウイルスや真菌の感染に対する効果はないので、3～4日使用しても症状の改善がみられない場合には、眼科専門医の診療を受けるなどの対応が必要である
現場から一言	抗菌目薬は、通常のボトルのタイプだけでなく、1回使い切りタイプのものもあるので、お客様の希望により選択します。

★	147　ホウ酸	−
抗菌成分、防腐剤		✓

出題範囲	点眼薬
商品例	ウェルウォッシュアイa
効能効果	結膜嚢の洗浄、消毒、点眼薬の添加物（防腐剤）
作用機序	弱い殺菌作用
ポイント	洗眼薬として用時水に溶解し、結膜嚢の洗浄・消毒に用いられる。その抗菌作用による防腐効果を期待して、点眼薬の添加物（防腐剤）として配合されていることもある

現場から一言　ウェルウォッシュアイaは点眼型の洗眼薬で、持ち運びに便利です。

（g）その他の配合成分

－	148　塩化カリウム、塩化カルシウム、塩化ナトリウム、リン酸水素ナトリウム、リン酸二水素カリウム	－
無機塩類		✓

出題範囲　点眼薬

商品例　ソフトサンティア

効能効果　目の乾き

作用機序　涙液成分の補充

ポイント　涙液の主成分はナトリウムやカリウムなどの電解質である

現場から一言　ソフトサンティアは人工涙液型の点眼薬です。防腐剤無添加で、すべてのタイプのコンタクトレンズを装着したまま使用可能です。

－	149　アスパラギン酸カリウム、アスパラギン酸マグネシウム （関連：アスパラギン酸ナトリウム→ 204 ページ）	－
アミノ酸成分		✓

出題範囲　点眼薬

商品例　アスパラ目薬Lプラス

効能効果　目の疲れの改善

作用機序　新陳代謝促進

点眼薬の使用上の注意

点眼薬は、激しい目の痛みのある人や、緑内障の人は「相談すること」になっています。

相談する人	理由
激しい目の痛みのある人	急性緑内障、角膜潰瘍または外傷等の可能性が考えられるため。特に、急性緑内障の場合には、専門医の処置によって早急に眼圧を下げないと失明の危険性があり、角膜潰瘍の場合も、専門医による適切な処置を施さないと視力障害等を来すことがあるため
緑内障の人	緑内障による目のかすみには効果が期待できず、また、充血除去作用のある成分が配合されている場合には、眼圧が上昇し、緑内障を悪化させるおそれがあるため

のアドバイス

緑内障は、主に眼圧上昇によって視神経に障害が起こり、視野が狭くなる病気です。治療が遅れると失明に至ることもあります。

緑内障には様々な種類がありますが、多くの割合を占める「原発緑内障」は、「開放隅角(ぐうかく)緑内障」と「閉塞隅角緑内障」に分けられます。このうち「抗コリン作用のある成分」に特に厳重な注意が必要なものは、閉塞隅角緑内障です。閉塞隅角緑内障では、これらの薬の服用により急性緑内障発作（急激な眼圧の上昇に伴う激しい頭痛や吐きけ・嘔吐など）を起こすことがあります。

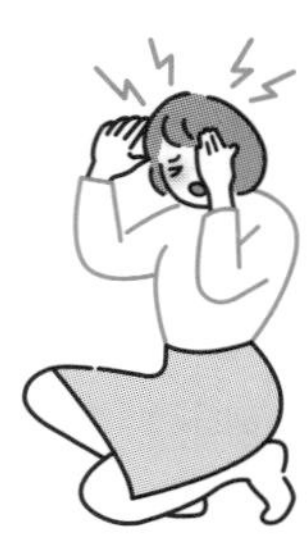

このことは手引きの第３章だけでなく、第２章や第５章でも出題されます。必ず押さえておきましょう。

10

皮膚に用いる薬（外皮用薬）

外皮用薬は、皮膚表面に生じた創傷や症状、または皮膚の下にある毛根、血管、筋組織、関節などの症状を改善・緩和するため、外用局所に直接適用される医薬品です。大きく分けて、次の６つのグループがあります。

1. 傷口などの殺菌消毒成分
2. 痒み、腫れ、痛み等を抑える配合成分
3. 肌の角質化、かさつき等を改善する配合成分
4. 抗菌作用を有する配合成分
5. 抗真菌作用を有する配合成分
6. 頭皮・毛根に作用する配合成分

1. 傷口などの殺菌消毒成分

殺菌消毒薬は、日常の生活において生じる、比較的小さなきり傷、擦り傷、掻(か)き傷などの創傷面の化膿を防止すること、または手指・皮膚の消毒を目的として使用される一般用医薬品です。殺菌消毒薬の対象となる病原微生物は、ウイルスや細菌、真菌です。

〈病原微生物の違い〉

	大きさ	増殖方法	例	治療薬
ウイルス	0.1μm	宿主（人）の細胞の中で増える	インフルエンザウイルス、コロナウイルス	抗ウイルス薬
細菌	1μm	自分で細胞分裂して増える	大腸菌、結核菌	抗菌薬
真菌（カビ）	5μm	自分で細胞分裂して増える	白癬菌、カンジダ	抗真菌薬

ここで学習する成分はコレ！

すべての成分について学習しましょう。

〈殺菌消毒成分一覧〉

色素系殺菌消毒成分	アクリノール
酸化剤系殺菌消毒成分	オキシドール（過酸化水素水）
陽性界面活性成分	ベンザルコニウム塩化物、ベンゼトニウム塩化物、セチルピリジニウム塩化物、セトリミド
ビグアナイド系殺菌消毒成分	クロルヘキシジングルコン酸塩、クロルヘキシジン塩酸塩
ヨウ素系殺菌消毒成分	ポビドンヨード、ヨウ化カリウム、ヨウ素、ヨードチンキ
エタノール系殺菌消毒成分	エタノール（消毒用エタノール）
その他	イソプロピルメチルフェノール、チモール、フェノール（液状フェノール）、レゾルシン

〈殺菌消毒作用の範囲〉

結核菌も細菌ですが、一般細菌よりも消毒薬への抵抗性が強いため、区別して示されます。

成分名	一般細菌	結核菌	真菌	ウイルス
アクリノール	○（一部）	×	×	×
オキシドール（過酸化水素）	○（一部）	ー	ー	ー
ベンザルコニウム塩化物、ベンゼトニウム塩化物、セチルピリジニウム塩化物	○（一部）	×	○（一部）	×
クロルヘキシジングルコン酸塩、クロルヘキシジン塩酸塩	○	×	○	×
ポビドンヨード、ヨードチンキ	○	○	○	○
エタノール	○	○	○	○

（○：効果あり、×：効果なし、ー：手引きに記載なし）

(a) 色素系殺菌消毒成分

★★	150　アクリノール	―
色素系殺菌消毒成分		✓

出題範囲 腸の薬、外皮用薬、口内炎用薬

商品例 ケンエー アクリノール液P

効能効果 一般細菌類の一部（連鎖球菌、黄色ブドウ球菌などの化膿菌）に対する殺菌消毒作用、細菌感染による下痢症状の緩和

作用機序 細胞の呼吸酵素の阻害

ポイント
- 比較的刺激性が低く、創傷患部にしみにくい
- 黄色の色素で、衣類などに付着すると黄色く着色し、脱色しにくくなることがある
- 腸管内の殺菌消毒作用を期待して、止瀉（ししゃ）薬にも配合される

現場から一言 アクリノールの消毒液を、あらかじめガーゼに含ませた商品もあります。ピンセットでガーゼを取って患部に貼付し、付属の粘着シートなどで固定して使います。

(b) 酸化剤系殺菌消毒成分

★★	151　オキシドール（過酸化水素水）	―
酸化剤系殺菌消毒成分		✓

出題範囲 外皮用薬

商品例 オキシドール

効能効果 一般細菌類の一部（連鎖球菌、黄色ブドウ球菌などの化膿菌）に対する殺菌消毒作用

作用機序 過酸化水素の分解に伴って発生する活性酸素による酸化、

	発生する酸素による泡立ちでの物理的な洗浄効果
ポイント	●作用の持続性は乏しく、組織への浸透性も低い ●刺激性があるため、目の周りへの使用は避ける
現場から一言	オキシドール（H_2O_2）を傷口につけると、シュワシュワと泡が発生し、水（H_2O）と酸素（O_2）に分解されます。消毒効果は小さく、泡で異物を取る作用がメインの成分です。

削除成分！

マーキュロクロム（水銀系殺菌消毒成分）

- 令和４年３月の手引き改訂で削除された成分である
- 「赤チン」の名で長年親しまれてきたが、2020年に製造中止となった

(c) 陽性界面活性成分

〈陽性界面活性成分を皮膚に使用する場合の注意点〉

石けんとの混合によって殺菌消毒効果が低下するので、石けんで洗浄した後に使用する場合には、石けんを十分に洗い流す必要があります。

★★★	152　ベンザルコニウム塩化物、ベンゼトニウム塩化物	ー
陽性界面活性成分		✓

出題範囲	口腔咽喉薬・うがい薬、外用痔疾用薬、鼻炎用点鼻薬、外皮用薬
商品例	オスバンＳ、マキロンｓ
効能効果	黄色ブドウ球菌、溶血性連鎖球菌またはカンジダなどの真菌類に対する殺菌消毒作用
作用機序	界面活性作用
ポイント	ベンザルコニウム塩化物は、点眼薬の防腐剤としても用い

られる

現場から一言　これらの成分は石鹸と真逆の性質を持つため、「逆性石鹸」と呼ばれることがあります。石鹸と混ざることで殺菌消毒作用が弱くなるため、注意が必要です。

★★★	153　セチルピリジニウム塩化物	ー
陽性界面活性成分		✓

出題範囲　鎮咳去痰薬、口腔咽喉薬、外用痔疾用薬、点鼻薬、外皮用薬、歯痛・歯槽膿漏薬、口内炎用薬

商品例　ヴイックス メディカル トローチ

効能効果　黄色ブドウ球菌、溶血性連鎖球菌またはカンジダなどの真菌類に対する殺菌消毒作用

作用機序　界面活性作用

ポイント　鎮咳去痰薬では、口腔咽喉薬の効果を兼ねたトローチ剤やドロップ剤に配合されている場合がある

現場から一言　医薬部外品ののど飴などにも配合されている成分です。

★	154　デカリニウム塩化物	ー
陽性界面活性成分		✓

出題範囲　口腔咽喉薬、外用痔疾用薬

商品例　ルルトローチ

効能効果　黄色ブドウ球菌、溶血性連鎖球菌またはカンジダなどの真菌類に対する殺菌消毒作用

作用機序　界面活性作用

現場から一言　殺菌消毒成分は、エタノールやアクリノールなど「～オール」で終わるものと、デカリニウムのように「～ニウム」で終わるものが多いです。覚えておくと便利ですよ。

－	155　セトリミド	－
陽性界面活性成分		✓

出題範囲	外皮用薬
商品例	キシロA軟膏
効能効果	黄色ブドウ球菌、溶血性連鎖球菌またはカンジダなどの真菌類に対する殺菌消毒作用
作用機序	界面活性作用

(d) ビグアナイド系殺菌消毒成分

★★	156　クロルヘキシジングルコン酸塩	－
ビグアナイド系殺菌消毒成分		✓

出題範囲	口腔咽喉薬、外皮用薬、歯槽膿漏薬、公衆衛生用薬
商品例	オロナインH軟膏
効能効果	一般細菌類、真菌類に対する比較的広い殺菌消毒作用、手指・皮膚、器具などの殺菌・消毒
作用機序	細菌の細胞膜に障害を与える
重篤な副作用	口腔内への適用でショック（アナフィラキシー）
×	口の中に傷やひどいただれのある人
ポイント	含嗽（がんそう）薬において、口腔内に傷やひどいただれのある人では、強い刺激を生じるおそれがあるため、使用を避ける必要がある
現場から一言	オロナインH軟膏は殺菌消毒成分のお薬ですが、痒みなど皮膚症状全般に効くと勘違いされているお客様もいますので、注意しましょう。

ー	157　クロルヘキシジン塩酸塩	ー
ビグアナイド系殺菌消毒成分		✓

出題範囲	外用痔疾用薬、口腔咽喉薬、外皮用薬、口内炎用薬
商品例	アレルギールクリーム
効能効果	一般細菌類、真菌類に対する比較的広い殺菌消毒作用、感染防止
作用機序	細菌の細胞膜に障害を与える
重篤な副作用	口腔内への適用でショック（アナフィラキシー）

(e) ヨウ素系殺菌消毒成分

〈ヨウ素系殺菌消毒成分を使用する場合の注意点〉

外用薬として用いた場合でも、稀にショック（アナフィラキシー）のような全身性の重篤な副作用を生じることがあります。

● 口腔内に使用する場合の注意点

結果的にヨウ素の摂取につながり、甲状腺におけるホルモン産生に影響を及ぼす可能性があります。バセドウ病や橋本病などの甲状腺疾患の診断を受けた人では、その治療に悪影響（治療薬の効果減弱など）を生じるおそれがあります。

妊娠中に摂取されたヨウ素の一部は、血液-胎盤関門を通過して胎児に移行するため、長期間にわたって大量に使用された場合には、胎児にヨウ素の過剰摂取による甲状腺機能障害を生じるおそれがあります。また、摂取されたヨウ素の一部が乳汁中に移行することも知られています。

● 皮膚に使用する場合の注意点

ヨウ素の殺菌力はアルカリ性になると低下するため、石けんなどと併用する場合には、石けん分をよく洗い落としてから使用するべきです。

★★★ 158 ポビドンヨード、ヨウ化カリウム、ヨウ素 －

ヨウ素系殺菌消毒成分

出題範囲	口腔咽喉薬、外皮用薬、口内炎用薬
商品例	イソジンうがい薬
効能効果	結核菌を含む一般細菌類、真菌類、ウイルスに対する殺菌消毒作用
作用機序	ヨウ素による酸化作用
重篤な副作用	ショック（アナフィラキシー）
副作用	口腔粘膜の荒れ、しみる、灼(しゃく)熱感、悪心（吐きけ）、不快感
×	本剤または本剤の成分によりアレルギー症状を起こしたことがある人
相談	甲状腺疾患
ポイント	● ポビドンヨードは、ヨウ素をポリビニルピロリドン（PVP）と呼ばれる担体に結合させて水溶性とし、徐々にヨウ素が遊離して殺菌作用を示すように工夫されたものである ● 含嗽(がんそう)薬では銀を含有する歯科材料（義歯など）が変色することがある

★ 159 ヨードチンキ －

ヨウ素系殺菌消毒成分

出題範囲	外皮用薬
商品例	希ヨードチンキ
効能効果	結核菌を含む一般細菌類、真菌類、ウイルスに対する殺菌消毒作用
作用機序	ヨウ素による酸化作用
重篤な副作用	ショック（アナフィラキシー）

×	本剤または本剤の成分によりアレルギー症状を起こしたことがある人
ポイント	● ヨウ素及びヨウ化カリウムをエタノールに溶解させたもので、皮膚刺激性が強く、粘膜（口唇など）や目の周りへの使用は避ける必要がある。化膿している部位では、かえって症状を悪化させるおそれがある

(f) エタノール系殺菌消毒成分

〈エタノール系殺菌消毒成分の注意点〉

脱脂による肌荒れを起こしやすく、皮膚へ繰り返して使用する場合には適しません。粘膜刺激性があり、粘膜面や目の周り、傷がある部分への使用は避けることとされています。揮発性で引火しやすく、また、広範囲に長時間使用する場合には、蒸気の吸引にも留意する必要があります。

★★★	160　エタノール（消毒用エタノール） （関連：イソプロパノール→ 208 ページ）	–
エタノール系殺菌消毒成分		✓

出題範囲	外皮用薬、公衆衛生用薬
商品例	消毒用エタノール
効能効果	結核菌を含む一般細菌類、真菌類、ウイルスに対する殺菌消毒作用、手指・皮膚・創傷面、器具類の殺菌・消毒
作用機序	アルコール分による微生物のタンパク質変性
ポイント	皮膚刺激性が強いため、患部表面を軽く清拭するにとどめ、脱脂綿やガーゼに浸して患部に貼付することは避けるべきとされている
現場から一言	消毒に最適なエタノール濃度は76.9～81.4vol%（製品100mL中、エタノールを76.9～81.4mL含む）であり、この濃度のものを「消毒用エタノール」と呼びます。

(g) その他

★	161　イソプロピルメチルフェノール	−
その他の殺菌消毒成分		✓

出題範囲　外用痔疾用薬、外皮用薬、歯槽膿漏薬

商品例　アセモアa

効能効果　細菌の繁殖抑制、患部の化膿の防止

作用機序　細菌や真菌類のタンパク質の変性

−	162　チモール	−
その他の殺菌消毒成分		✓

出題範囲　口腔咽喉薬、外皮用薬、歯槽膿漏薬

商品例　ラリンゴール、アンメルツヨコヨコ

効能効果　細菌の繁殖抑制、患部の化膿の防止

作用機序　細菌や真菌類のタンパク質の変性

−	163　フェノール（液状フェノール）	−
その他の殺菌消毒成分		✓

出題範囲　外皮用薬、歯痛薬

商品例　キップパイロール−Hi、歯痛剤新今治水

効能効果　細菌の繁殖抑制、患部の化膿の防止

作用機序　細菌や真菌類のタンパク質の変性

ポイント　歯痛薬では、粘膜刺激を生じることがあるため、歯以外の口腔粘膜や唇に付着しないように注意が必要である。また、フェノールと同じ目的で歯痛薬に歯科用フェノールカンフルが配合されている場合もある

164 レゾルシン

その他の殺菌消毒成分 ✓

出題範囲	外皮用薬
商品例	メンソレータムアクネスニキビ治療薬
効能効果	細菌の繁殖抑制、患部の化膿の防止、角質軟化作用
作用機序	細菌や真菌類のタンパク質の変性
ポイント	角質層を軟化させる作用もあり、にきび用薬やみずむし・たむし用薬などに配合されている場合がある

のアドバイス

殺菌消毒成分がどの病原微生物に有効かを覚える時は、まず、エタノール系殺菌消毒成分とヨウ素系殺菌消毒成分に強い殺菌消毒作用があり、結核菌やウイルスにも有効であることを押さえましょう。エタノール系殺菌消毒成分については、コロナ禍で必須アイテムとなったことからもわかりますね。さらにヨウ素系殺菌消毒成分についても、大阪府知事がコロナ対策としてうがい薬の使用を推奨するという出来事がありました。確かにヨウ素系殺菌消毒成分はウイルスに有効ですが、新型コロナへの感染予防効果があるかどうかはわかっていません。なぜなら「薬理作用」と「実際の感染予防効果」は、分けて考える必要があるからです。

次に、一部の細菌に有効なアクリノール、オキシドールを押さえます。以下の語呂合わせで覚えましょう。

あくまで　おまじない程度

アクリノール　オキシドール

2. 痒み、腫れ、痛みなどを抑える配合成分

痒み、腫れ、痛みなどを抑える成分は、「湿疹・皮膚炎用薬」や「外用鎮痛消炎薬」に配合されています。湿疹・皮膚炎用薬には大きく分けて、ステロイド性抗炎症成分や抗ヒスタミン成分、非ステロイド性抗炎症成分を主体として配合されているものがあります。外用鎮痛消炎薬は、非ステロイド性抗炎症成分を主体として配合されます。非ステロイド性抗炎症薬は、NSAIDs（Non-Steroidal Anti-Inflammatory Drugs：エヌセイズ）とも呼ばれます。

薬の種類	用途	主体となる成分	成分例
湿疹・皮膚炎用薬	湿疹、皮膚炎、痒み	ステロイド性抗炎症成分	デキサメタゾン、ヒドロコルチゾン
		抗ヒスタミン成分	ジフェンヒドラミン塩酸塩、クロルフェニラミンマレイン酸塩
		非ステロイド性抗炎症成分	ウフェナマート
外用鎮痛消炎薬	筋肉痛、関節痛		インドメタシン、フェルビナク、ジクロフェナクナトリウム、サリチル酸メチル、サリチル酸グリコール

ここで学習する成分はコレ！

ステロイド性抗炎症成分と非ステロイド性抗炎症成分を中心に学習しましょう。とてもたくさんの成分があるように見えますが、すでに本書に出てきた成分も３分の１ほど含まれます。ここを越えると西洋薬は終わりが見えてきます。グッとこらえて最後まで駆け抜けましょう！

〈痒み、腫れ、痛みなどを抑える配合成分一覧〉

●メインの成分

成分	作用
ステロイド性抗炎症成分 デキサメタゾン、プレドニゾロン吉草酸エステル酢酸エステル、プレドニゾロン酢酸エステル、ヒドロコルチゾン、ヒドロコルチゾン酪酸エステル、ヒドロコルチゾン酢酸エステル	痒みや発赤を抑える
非ステロイド性抗炎症成分 ウフェナマート インドメタシン、ケトプロフェン、フェルビナク、ピロキシカム、ジクロフェナクナトリウム サリチル酸メチル、サリチル酸グリコール イブプロフェンピコノール	炎症によるほてりや痒み等を緩和する 筋肉痛、関節痛、打撲、捻挫等による鎮痛等を目的とする 患部の血行を促し鎮痛作用をもたらす にきび治療薬として用いられる
抗ヒスタミン成分 ジフェンヒドラミン、ジフェンヒドラミン塩酸塩、クロルフェニラミンマレイン酸塩、ジフェニルイミダゾール、イソチペンジル塩酸塩→124ページ	痒みを和らげる

●サブの成分

成分	作用
その他の抗炎症成分 グリチルレチン酸、グリチルリチン酸二カリウム、グリチルリチン酸モノアンモニウム→9ページ	比較的穏やかな抗炎症作用を示す
局所麻酔成分 リドカイン、ジブカイン塩酸塩、テシットデシチン、アンモニア、アミノ安息香酸エチル→90ページ	痛みや痒みを和らげる
局所刺激成分 ・冷感刺激成分：メントール、カンフル、ハッカ油、ユーカリ油→236ページ ・温感刺激成分：カプサイシン、ノニル酸ワニリルアミド、ニコチン酸ベンジルエステル、トウガラシ→250ページ	血管の拡張により患部の血行を促す
温感刺激・鎮痒成分 クロタミトン	皮膚に軽い灼熱感を与えることで痒みを感じにくくさせる
収斂・皮膚保護成分 酸化亜鉛、ピロキシリン(ニトロセルロース)	皮膜を形成し、皮膚を保護する
血管収縮成分 ナファゾリン塩酸塩→136ページ	出血を抑える
組織修復成分 アラントイン→114ページ、ビタミンA油→197ページ	損傷皮膚の組織修復を促す
血行促進成分 ヘパリン類似物質、ポリエチレンスルホン酸ナトリウム、ニコチン酸ベンジルエステル、ビタミンE→198ページ	患部局所の血行を促す

●漢方処方製剤→338ページ

紫雲膏（しうんこう）、中黄膏（ちゅうおうこう）

(a) ステロイド性抗炎症成分

副腎皮質ホルモン（ステロイドホルモン）の持つ抗炎症作用に着目し、それと共通する化学構造（ステロイド骨格）を持つ化合物が人工的に合成され、ステロイド性抗炎症成分として用いられます。外用の場合はいずれも末梢組織（患部局所）における炎症を抑える作用を示し、特に、痒みや発赤などの皮膚症状を抑えることを目的として用いられます。

〈ステロイド性抗炎症成分の注意点〉

好ましくない作用として末梢組織の免疫機能を低下させる作用も示し、細菌、真菌、ウイルスなどによる皮膚感染（みずむし・たむしなどの白癬症、にきび、化膿症状）や、持続的な刺激感の副作用が現れることがあります。水痘（とう）（水疱瘡（ぼうそう））、みずむし、たむしなど、または化膿している患部については、症状を悪化させる恐れがあり、使用を避ける必要があります。

外皮用薬で用いられるステロイド性抗炎症成分は、体の一部分に生じた湿疹、皮膚炎、かぶれ、あせも、虫さされなどの一時的な皮膚症状（ほてり、腫れ、痒みなど）の緩和を目的とするものであり、広範囲に生じた皮膚症状や、慢性の湿疹・皮膚炎を対象とするものではありません。

ステロイド性抗炎症成分をコルチゾンに換算して1gまたは1mL中0.025mgを超えて含有する製品では、特に長期連用を避ける必要があります。

現場から一言　「副作用が怖い」というお客様もいますが、外用のステロイド性抗炎症成分は、正しく使用すれば重篤な副作用を生じることもほとんどなく、効き目の良いお薬です。

〈接客時は似たような成分名に注意〉

ステロイド性抗炎症成分は、薬効の強さによって5段階にランク付けがなされています。試験ではランクまでは出題されませんが、現場では必要な知識です。頭の片隅に入れておいてください。似たような成分名でも薬効の強さが異なるため、注意しましょう。なお、ステロイド性抗炎症成分の語尾は「ゾン」「ゾロン」で終わりますので、覚えやすいですよ。

〈一般用医薬品のステロイド性抗炎症成分のランク〉

医療用医薬品ではストロングよりも上のランクがありますが、一般用医薬品ではストロング～ウィークの３ランクの商品が販売されています。

ランク	成分
ストロング(強い)	ベタメタゾン吉草酸エステル(手引きへの記載なし)
ミディアム(普通)	デキサメタゾン、プレドニゾロン吉草酸エステル酢酸エステル、ヒドロコルチゾン酪酸エステル
ウィーク(弱い)	プレドニゾロン酢酸エステル、ヒドロコルチゾン、ヒドロコルチゾン酢酸エステル

★	165　デキサメタゾン	―
ステロイド性抗炎症成分(ランク:ミディアム)		✓

出題範囲	外皮用薬
商品例	ギルメサゾンS
効能効果	炎症、痒み、発赤を抑える
作用機序	抗炎症作用、免疫抑制作用
副作用	皮膚感染、持続的な刺激感
×	患部が化膿している人、水痘(とう)（水疱瘡(ぼうそう)）、みずむし・たむしなど、または化膿している患部への使用、長期連用

ー　166　プレドニゾロン吉草酸エステル酢酸エステル　ー

ステロイド性抗炎症成分(ランク:ミディアム)　✓

出題範囲	外皮用薬
商品例	リビメックスコーワクリーム
効能効果	炎症、痒み、発赤を抑える
作用機序	抗炎症作用、免疫抑制作用
副作用	皮膚感染、持続的な刺激感
×	患部が化膿している人、水痘（水疱瘡）、みずむし・たむしなど、または化膿している患部への使用、長期連用
現場から一言	略して「PVA」と呼ばれます。PVAは「アンテドラッグ」と言って、患部で効果を発揮した後、体内に吸収されると効き目の穏やかな物質に変わります。

ー　167　プレドニゾロン酢酸エステル　ー

ステロイド性抗炎症成分(ランク:ウィーク)　✓

出題範囲	外用痔疾用薬、外皮用薬
商品例	ボラギノールA軟膏
効能効果	炎症、痒み、発赤を抑える
作用機序	抗炎症作用、免疫抑制作用
副作用	皮膚感染、持続的な刺激感
×	患部が化膿している人、水痘（水疱瘡）、みずむし・たむしなど、または化膿している患部への使用、長期連用

ー　168　ヒドロコルチゾン酪酸エステル　ー

ステロイド性抗炎症成分(ランク:ミディアム)　✓

出題範囲	外皮用薬
商品例	セロナ軟膏

効能効果	炎症、痒み、発赤を抑える
作用機序	抗炎症作用、免疫抑制作用
副作用	皮膚感染、持続的な刺激感
×	患部が化膿している人、水痘（水疱瘡）、みずむし・たむしなど、または化膿している患部への使用、長期連用

ー　169　ヒドロコルチゾン　ー

ステロイド性抗炎症成分(ランク:ウィーク)

出題範囲	外皮用薬
商品例	テラ・コートリル軟膏a
効能効果	炎症、痒み、発赤を抑える
作用機序	抗炎症作用、免疫抑制作用
副作用	皮膚感染、持続的な刺激感
×	患部が化膿している人、水痘（水疱瘡）、みずむし・たむしなど、または化膿している患部への使用、長期連用

ー　170　ヒドロコルチゾン酢酸エステル　ー

ステロイド性抗炎症成分(ランク:ウィーク)

出題範囲	外用痔疾用薬、外皮用薬
商品例	オシリア
効能効果	炎症、痒み、発赤を抑える
作用機序	抗炎症作用、免疫抑制作用
副作用	皮膚感染、持続的な刺激感
×	患部が化膿している人、水痘（水疱瘡）、みずむし・たむしなど、または化膿している患部、長期連用

(b) 非ステロイド性抗炎症成分

分子内にステロイド骨格を持たず、プロスタグランジンの産生を抑えます。

〈皮膚の炎症によるほてりや痒みなどの緩和を目的として用いられる成分〉

−	171　ウフェナマート	−
非ステロイド性抗炎症成分		✓

出題範囲	外皮用薬
商品例	キュアレアa
効能効果	湿疹、皮膚炎、かぶれ、あせもなどによる皮膚症状の緩和
作用機序	細胞膜の安定化、活性酸素の生成抑制作用
副作用	刺激感（ヒリヒリ感）、熱感、乾燥感
ポイント	●末梢組織（患部局所）におけるプロスタグランジンの産生を抑える作用については必ずしも明らかにされていない ●炎症組織に働いて、細胞膜の安定化、活性酸素の生成抑制などの作用により、抗炎症作用を示すと考えられている
現場から一言	顔や首など薄い皮膚に使用する場合や、ステロイド以外の抗炎症成分を希望されている場合の選択肢になります。

削除成分！

ブフェキサマク（非ステロイド性抗炎症成分）

- 令和４年３月の手引き改訂で削除された成分である
- 重篤な接触皮膚炎の発現リスクが高く、販売中止となった

〈筋肉痛、関節痛、打撲、捻挫（ねんざ）などによる鎮痛などを目的として用いられる成分〉

皮膚の下層にある骨格筋や関節部まで浸透してプロスタグランジンの産生を抑える作用を示します。過度に使用しても鎮痛効果が増すことはありません。一般的に「外用鎮痛消炎薬」と呼ばれ、テープ剤やパップ剤（湿布）、液剤やクリームなど、様々な剤形の商品があります。

外用鎮痛消炎成分の効能・効果

筋肉痛、関節痛、肩こりに伴う肩の痛み、腰痛、腱鞘炎、肘の痛み（テニス肘など）、打撲、捻挫（ねんざ）

外用鎮痛消炎成分の注意点

内服で用いられる解熱鎮痛成分と同様、喘息（ぜんそく）の副作用を引き起こす可能性があるため、喘息（ぜんそく）を起こしたことがある人では、使用を避ける必要があります。また、吸収された成分の一部が循環血液中に入る可能性があり、妊婦または妊娠していると思われる女性では、使用を避けるべきです。

小児への使用については有効性・安全性が確認されておらず、インドメタシンを主薬とする外皮用薬では、11歳未満の小児（インドメタシン含量1%の貼付剤では15歳未満の小児）、その他の成分を主薬とする外用鎮痛薬では、15歳未満の小児向けの製品はありません。

★	172　インドメタシン	★
非ステロイド性抗炎症成分		✓

出題範囲	外皮用薬
商品例	バンテリンコーワパップS
効能効果	鎮痛、抗炎症
作用機序	プロスタグランジン産生抑制
重篤な副作用	接触皮膚炎
副作用	喘息（ぜんそく）、腫れ、ヒリヒリ感、熱感、乾燥感
×	喘息（ぜんそく）を起こしたことがある人、患部が化膿している人、水

痘（水疱瘡）、みずむし・たむしなど、または化膿している患部への使用、長期連用

相談　妊婦

★★	173　ケトプロフェン	★
非ステロイド性抗炎症成分		✓

出題範囲　外皮用薬

商品例　オムニードケトプロフェンパップ

効能効果　鎮痛、抗炎症

作用機序　プロスタグランジン産生抑制

重篤な副作用　アナフィラキシー、接触皮膚炎、光線過敏症

副作用　喘息、腫れ、刺激感、水疱・ただれ、色素沈着、皮膚乾燥

×　喘息を起こしたことがある人、患部が化膿している人、水痘（水疱瘡）、みずむし・たむしなど、または化膿している患部への使用、長期連用、妊婦、15歳未満の小児、チアプロフェン酸・スプロフェン・フェノフィブラート・オキシベンゾン・オクトクリレンによるアレルギー症状を起こしたことがある人

ポイント

- チアプロフェン酸、スプロフェン、フェノフィブラート（いずれも医療用医薬品の有効成分）またはオキシベンゾン、オクトクリレン（化粧品や医薬部外品に紫外線吸収剤として配合される化合物）のような物質でアレルギー感作された人は、それらと分子の化学構造が類似しているケトプロフェンでもアレルギーを起こすおそれが大きいことから、これらの成分でアレルギー症状（発疹・発赤、痒み、かぶれなど）を起こしたことがある人については、使用を避けることとされている
- 紫外線により、使用中または使用後しばらくしてから重篤な光線過敏症が現れることがある

現場から一言　医療用医薬品では「モーラステープ」で有名な成分ですが、一般用医薬品ではほとんど見かけません。なお、光線過敏症に特に注意が必要な成分としては、ケトプロフェンやピロキシカムなどがあります。いずれも「P」の音が入る成分名なので、覚えておきましょう。

★	174　フェルビナク	−
非ステロイド性抗炎症成分		✓

出題範囲　外皮用薬

商品例　フェイタス5.0

効能効果　鎮痛、抗炎症

作用機序　プロスタグランジン産生抑制

副作用　喘(ぜん)息

×　喘(ぜん)息を起こしたことがある人、患部が化膿している人、水痘(とう)(水疱瘡(ぼうそう))、みずむし・たむしなど、または化膿している患部への使用、長期連用、妊婦、15歳未満の小児

−	175　ピロキシカム	−
非ステロイド性抗炎症成分		✓

出題範囲　外皮用薬

商品例　不明

効能効果　鎮痛、抗炎症

作用機序　プロスタグランジン産生抑制

副作用　喘(ぜん)息、光線過敏症、腫れ、かぶれ、水疱、落屑(らくせつ)(皮膚片の細かい脱落)

×　喘(ぜん)息を起こしたことがある人、患部が化膿している人、水痘(とう)(水疱瘡(ぼうそう))、みずむし・たむしなど、または化膿している患部への使用、長期連用、妊婦、15歳未満の小児

ー	176　ジクロフェナクナトリウム	ー
非ステロイド性抗炎症成分		✓

出題範囲	外皮用薬
商品例	ボルタレンAC αテープ
効能効果	鎮痛、抗炎症
作用機序	プロスタグランジン産生抑制
副作用	喘息（ぜんそく）
×	喘息（ぜんそく）を起こしたことがある人、患部が化膿している人、水痘（とう）（水疱瘡（ぼうそう））、みずむし・たむしなど、または化膿している患部への使用、長期連用、妊婦、15歳未満の小児
現場から一言	ロキソプロフェン（商品例：ロキソニンSテープ）と共に、外用鎮痛消炎薬の主流の成分となっています。

〈その他の成分〉

ー	177　サリチル酸メチル、サリチル酸グリコール	ー
非ステロイド性抗炎症成分		✓

出題範囲	外皮用薬
商品例	サロンパス、ニューアンメルツヨコヨコA
効能効果	鎮痛、抗炎症
作用機序	プロスタグランジン産生抑制、局所刺激による患部の血行促進、末梢の知覚神経への軽い麻痺作用
ポイント	皮膚から吸収された後、サリチル酸に分解されて、末梢組織（患部局所）におけるプロスタグランジンの産生を抑える作用も期待されるが、主として局所刺激により患部の血行を促し、また、末梢の知覚神経に軽い麻痺を起こすことにより、鎮痛作用をもたらすと考えられている
現場から一言	どちらも古くから使われている成分ですが、サリチル酸メチルは、いわゆる「湿布薬」のにおいがします。においが

気になる場合は、サリチル酸グリコールを選びます。

—	178　イブプロフェンピコノール	—
非ステロイド性抗炎症成分		✓

出題範囲	外皮用薬
商品例	ペアアクネクリームW
効能効果	にきび・吹き出物（面皰）に伴う皮膚の発赤や腫れの抑制、にきび・吹き出物の拡張抑制
作用機序	プロスタグランジン産生抑制
ポイント	イブプロフェンの誘導体であるが、外用での鎮痛作用はほとんど期待されない
現場から一言	炎症性のにきび（赤にきび）がある時に検討する成分です。「ピコッ」と出現したにきびに使用すると覚えましょう。

(c) 局所麻酔成分

局所麻酔成分は、皮膚や粘膜などの局所に適用されると、その周辺の知覚神経に作用して刺激の神経伝導を可逆的に遮断する作用を示します。

★★	179　リドカイン、リドカイン塩酸塩	—
局所麻酔成分		✓

出題範囲	外用痔疾用薬、点鼻薬、外皮用薬
商品例	キズカイン
効能効果	痛み、痒みの緩和、過敏性の抑制
作用機序	知覚神経の遮断
重篤な副作用	ショック（アナフィラキシー）
現場から一言	市販の局所麻酔成分の中で、最もよく使われています。

★	180　ジブカイン塩酸塩	－
局所麻酔成分		✓

出題範囲　外用痔疾用薬、外皮用薬、歯痛薬

商品例　プリザＳ軟膏、新今治水

効能効果　痛み、痒みの緩和

作用機序　知覚神経の遮断

重篤な副作用　ショック（アナフィラキシー）

－	181　プロカイン塩酸塩	－
局所麻酔成分		✓

出題範囲　外用痔疾用薬

商品例　レーバンＧローション

効能効果　痛み、痒みの緩和

作用機序　知覚神経の遮断

現場から一言　「トノス」という商品にも配合されています。「トノス」は軟膏を男性の局部にすり込むことで感覚を鈍化させ、射精の遅延化に効果が期待できます。

－	182　テーカイン	－
局所麻酔成分		✓

出題範囲　歯痛薬

商品例　不明

効能効果　痛みの緩和

作用機序　知覚神経の遮断

ー	183　テシットデシチン	ー
局所麻酔成分		

出題範囲	外皮用薬
商品例	タクトローション
効能効果	痛み・痒みの緩和
作用機序	知覚神経の遮断
現場から一言	かなり古い成分で、配合された商品はほぼありません。

ー	184　アンモニア	ー
局所麻酔成分		

出題範囲	外皮用薬
商品例	キンカン
効能効果	虫刺されによる痒み
作用機序	知覚神経の麻痺
ポイント	皮膚刺激性が強いため、粘膜（口唇など）や目の周りへの使用は避ける必要がある

(d) 局所刺激成分

〈冷感刺激成分〉

皮膚表面に冷感刺激を与え、軽い炎症を起こして反射的な血管の拡張による患部の血行を促す効果を期待して、また、知覚神経を麻痺させることによる鎮痛・鎮痒の効果を期待して配合されている場合があります。なお、打撲や捻挫（ねんざ）などの急性の腫れや熱感を伴う症状に対しては、冷感刺激成分が配合された外用鎮痛薬が適すとされます。

ー	185　メントール	ー
冷感刺激成分		✓

出題範囲	外用痔疾用薬、外皮用薬、歯痛薬
商品例	ハリックス55 EX 冷感 A
効能効果	鎮痛、鎮痒
作用機序	冷感刺激による血行促進、知覚神経の麻痺
現場から一言	冷感・温感タイプの湿布薬は、貼ると患部が冷える・温まるというものではなく、スースー・ジンジンするような刺激が感じられるものです。

★	186　カンフル	ー
冷感刺激成分		✓

出題範囲	外用痔疾用薬、外皮用薬、歯痛薬
商品例	ロイヒつぼ膏
効能効果	鎮痛、鎮痒
作用機序	冷感刺激による血行促進、知覚神経の麻痺

〈温感刺激成分〉

皮膚に温感刺激を与え、末梢血管を拡張させて患部の血行を促す効果を期待して用いられます。

ー	187　カプサイシン	ー
温感刺激成分		✓

出題範囲	外皮用薬
商品例	サロメチール
効能効果	血行促進
作用機序	温感刺激による血管拡張

副作用	痛み
ポイント	トウガラシ（ナス科のトウガラシの果実を基原とする生薬）も同様に用いられる

−	188 ノニル酸ワニリルアミド	−
温感刺激成分		✓

出題範囲	外皮用薬
商品例	フェイタス5.0温感
効能効果	血行促進
作用機序	温感刺激による血管拡張
副作用	痛み

−	189 ニコチン酸ベンジルエステル	−
温感刺激成分		✓

出題範囲	外皮用薬
商品例	アンメルツゴールドEX NEO
効能効果	血行促進
作用機序	温感刺激による血管拡張
副作用	痛み

〈温感刺激・鎮痒成分〉

★	190 クロタミトン	−
温感刺激・鎮痒成分		✓

出題範囲	外用痔疾用薬、外皮用薬
商品例	オイラックスA
効能効果	鎮痒
作用機序	熱感刺激や灼（しゃく）熱感による作用

(e) 収斂（れん）・皮膚保護成分

★	191　酸化亜鉛 （関連：硫酸亜鉛水和物→ 142 ページ）	―
収斂・皮膚保護・止血成分		✓

出題範囲	外用痔疾用薬、外皮用薬
商品例	ポリベビー
効能効果	皮膚・粘膜の保護・止血
作用機序	粘膜表面への不溶性の膜形成、患部のタンパク質との結合による皮膜形成
ポイント	患部が浸潤または化膿している場合、傷が深い時などには、表面だけを乾燥させてかえって症状を悪化させるおそれがあり、使用を避けることとされている
現場から一言	ポリベビーは、赤ちゃんのおむつかぶれなどに使われるお薬です。

―	192　ピロキシリン（ニトロセルロース）	―
収斂・皮膚保護成分		✓

出題範囲	外皮用薬
商品例	サカムケアa
効能効果	創傷面の保護
効能効果	創傷面への薄い皮膜形成
ポイント	患部が浸潤または化膿している場合、傷が深い時などには、表面だけを乾燥させてかえって症状を悪化させるおそれがあり、使用を避けることとされている
現場から一言	液体絆創膏に配合される成分です。液体絆創膏は、インバウンド需要で一気に人気が高まった商品の１つです。

(f) 血行促進成分

★	193　ヘパリン類似物質	ー
血行促進・保湿成分		✓

出題範囲	外皮用薬
商品例	アットノンEXクリーム
効能効果	皮膚の乾燥、傷あとの緩和
作用機序	血行促進、抗炎症、保湿（角質層の水分保持量を高める）
×	出血性血液疾患（血友病、血小板減少症、紫斑症など）の人
ポイント	血液凝固を抑える働きがある
現場から一言	医療用医薬品では「ヒルドイド」のシリーズで広く知られている成分です。

ー	194　ポリエチレンスルホン酸ナトリウム	ー
血行促進成分		✓

出題範囲	外皮用薬
商品例	不明
効能効果	青あざを伴う内出血・腫れの緩和
作用機序	血行促進
×	出血性血液疾患（血友病、血小板減少症、紫斑症など）の人
ポイント	血液凝固を抑える働きがある

3. 肌の角質化、かさつきなどを改善する配合成分

肌の角質化、かさつきなどを改善する成分は、「うおのめ・たこ・いぼ改善薬」や「角化症治療薬」などに配合されています。主体となる成分は、うおのめ・たこ・いぼ改善薬ではサリチル酸、角化症治療薬では尿素を始めとする保湿成分です。

〈うおのめ、たこ、いぼの違い〉

病名	特徴	
うおのめ(鶏眼:けいがん)	皮膚の一部に機械的刺激や圧迫が繰り返し加わったことにより、角質層が部分的に厚くなったもの	角質の芯が真皮にくい込んでいるため、圧迫されると痛みを感じる
たこ(胼胝:べんち)		角質層の一部が単純に肥厚したもので芯がなく、通常、痛みは伴わない
いぼ(疣贅:ゆうぜい)	表皮が隆起した小型の良性の腫瘍で、ウイルス性のいぼと老人性のいぼに大別される	

ここで学習する成分はコレ!

角質軟化成分と、一部の保湿成分について学習しましょう。

〈肌の角質化、かさつきなどを改善する配合成分一覧〉

角質軟化成分 サリチル酸、イオウ	うおのめ、たこに用いられる
保湿成分 尿素、白色ワセリン、グリセリン→95ページ、オリブ油→250ページ、ヘパリン類似物質→175ページ	角質層の水分保持量を高め、皮膚の乾燥を改善する

(a) 角質軟化成分

★	195　サリチル酸	－
角質軟化成分		✓

出題範囲　外皮用薬

商品例　イボコロリ、スピール膏ワンタッチEX

効能効果　うおのめ、たこ、いぼ、にきび治療、頭皮の落屑（らくせつ）（ふけ）の抑制

作用機序　角質成分の溶解による角質軟化作用、抗菌、抗真菌、抗炎症作用

ポイント　抗菌、抗真菌、抗炎症作用を期待してにきび用薬などに、頭皮の落屑（らくせつ）（ふけ）を抑える効果を期待して毛髪用薬に配合されている場合もある

現場から一言　昔は鎮痛薬として内服されていましたが、胃腸障害が強く、改良版としてアスピリン（アセチルサリチル酸）が誕生しました。角質溶解作用もあるので、現在は外用で使われています。

－	196　イオウ	－
角質軟化成分		✓

出題範囲　外皮用薬

商品例　アンナザルベ・エース

効能効果　にきび治療

作用機序　皮膚の角質層を構成するケラチンの変質による角質軟化作用、抗菌、抗真菌作用

(b) 保湿成分

皮膚の乾燥は、角質層の細胞間脂質や角質層中に、元来存在するアミノ酸、尿素、乳酸などの保湿因子が減少したり、また、皮脂の分泌が低下したりするなどにより、角質層の水分保持量が低下することによって生じます。

ー	197　尿素	ー
保湿成分		✓

出題範囲	外皮用薬
商品例	ケラチナミンコーワ20%尿素配合クリーム
効能効果	皮膚の乾燥の改善
作用機序	角質層の水分保持量を高める
現場から一言	冬が近づき空気が乾燥してくると、店舗の目立つ場所に尿素剤が陳列されるようになります。

ー	198　白色ワセリン	ー
保湿成分		✓

出題範囲	外皮用薬
商品例	プロペト ピュアベール
効能効果	皮膚の乾燥の改善
作用機序	角質層の水分保持量を高める
現場から一言	皮膚を保護します。赤ちゃんからお年寄りまで幅広く用いられます。

4. 抗菌作用を有する配合成分

抗菌作用を有する成分は、抗生物質と呼ばれることもあり、化膿性皮膚疾患用薬に配合されています。化膿性皮膚疾患とは、皮膚に細菌が感染して化膿する病気です。

〈化膿性皮膚疾患の種類〉

病名	原因菌	特徴
にきび、吹き出物	にきび桿菌（アクネ菌）	老廃物が詰まった毛穴の中で、皮膚常在菌であるにきび桿菌（かんきん）が繁殖し、にきび桿菌が皮脂を分解して生じる脂肪酸によって毛包周囲に炎症を生じる
毛嚢炎（疔）：もうのうえん（ちょう）	黄色ブドウ球菌等の化膿菌	化膿菌が毛穴から侵入し、皮脂腺、汗腺で増殖して生じた吹き出物で、にきびに比べて痛みや腫れが顕著となる。面疔は毛嚢炎が顔面に生じたものである
とびひ（伝染性膿痂疹：でんせんせいのうかしん）	黄色ブドウ球菌	毛穴を介さずに、虫さされやあせも、掻き傷などから化膿菌が侵入したもので、水疱やかさぶた（痂皮：かひ）、ただれ（糜爛：びらん）を生じる。小児に発症することが多い

ここで学習する成分はコレ！

すべての成分について取り上げます。

〈抗菌作用を有する配合成分一覧〉

サルファ剤 スルファジアジン、ホモスルファミン、スルフイソキサゾール	細菌のDNA合成を阻害する
バシトラシン	細菌の細胞壁合成を阻害する
フラジオマイシン硫酸塩、クロラムフェニコール	細菌のタンパク質合成を阻害する

抗菌成分

抗菌作用とは、細菌を壊したり、増えるのを抑えたりする作用のことを言います。抗菌成分の作用機序は様々で、「細菌の何を標的にするのか」がポイントになります。細菌は卵のような構造をしています。卵は外から、硬い殻、薄い皮、中身の３層構造を持っていますが、細菌も外から、細胞壁、細胞膜、細胞質という構造を持っています。

–	199 スルファジアジン、ホモスルファミン、スルフイソキサゾール（関連：目に用いるサルファ剤→144ページ）	–
抗菌成分、サルファ剤		✓

出題範囲	外皮用薬
商品例	オノフェF
効能効果	化膿性皮膚疾患
作用機序	細菌のDNA合成阻害
現場から一言	細菌の増殖には、遺伝情報を含むDNAの複製が必要です。サルファ剤はこれを阻害します。

★	200 バシトラシン	–
抗菌成分		✓

出題範囲	外皮用薬
商品例	ドルマイシン軟膏
効能効果	化膿性皮膚疾患
作用機序	細菌の細胞壁合成阻害
×	湿潤、ただれのひどい患部、深い傷、ひどいやけどの患部
現場から一言	人の細胞には細胞壁がないため、バシトラシンは細菌のみを攻撃することができます。

ー 201 フラジオマイシン硫酸塩 ー

抗菌成分 ✓

出題範囲	外皮用薬
商品例	クロマイN軟膏
効能効果	化膿性皮膚疾患
作用機序	細菌のタンパク質合成阻害

ー 202 クロラムフェニコール ー

抗菌成分 ✓

出題範囲	外皮用薬
商品例	クロマイN軟膏
効能効果	化膿性皮膚疾患
作用機序	細菌のタンパク質合成阻害
現場から一言	細菌の生命維持や増殖には、タンパク質合成が不可欠です。フラジオマイシン硫酸塩とクロラムフェニコールはこれを阻害します。

のアドバイス

抗菌成分では、作用機序が頻出です。語呂合わせを紹介します。

猿も サルファ剤　**スルーって** スルファジアジン　**どないやねん** DNA合成阻害

バシッと バシトラシン　**壁を壊す** 細胞壁合成阻害

富良野で フラジオマイシン硫酸塩　**食うラム** クロラムフェニコール　**肉** タンパク質合成阻害

5. 抗真菌作用を有する配合成分

みずむし、たむしなどは、皮膚糸状菌（白癬菌）という真菌類の一種が皮膚に寄生することによって起こる疾患（表在性真菌感染症）です。発生する部位によって呼び名が変わります。

病名	発生する部位
みずむし（足白癬）	手足
ぜにたむし（体部白癬）	胴、四肢
いんきんたむし（頑癬）	内股・尻・陰嚢付近
爪白癬	爪
しらくも	頭部

ここで学習する成分はコレ！

生薬成分を除くすべての成分について学習します。

〈抗真菌作用を有する配合成分一覧〉

イミダゾール系抗真菌成分 オキシコナゾール硝酸塩、ネチコナゾール塩酸塩、ビホナゾール、ミコナゾール硝酸塩等	皮膚糸状菌の細胞膜を構成する成分の産生を妨げる、細胞膜の透過性を変化させる
アモロルフィン塩酸塩、ブテナフィン塩酸塩、テルビナフィン塩酸塩	皮膚糸状菌の細胞膜を構成する成分の産生を妨げる
シクロピロクスオラミン	皮膚糸状菌の増殖・生存に必要な物質の輸送機能を妨げる
ウンデシレン酸、ウンデシレン酸亜鉛	患部を酸性にすることで、皮膚糸状菌の発育を抑える
ピロールニトリン	菌の呼吸や代謝を妨げる
トルナフタート、エキサラミド	上記以外の抗真菌成分である
生薬成分 木槿皮（モクキンピ）→251ページ	皮膚糸状菌の増殖を抑える

抗真菌成分

抗真菌薬の剤形は、じゅくじゅくと湿潤した患部には軟膏やクリーム、皮膚が厚く角質化した部分には液剤が適しています。液剤は浸透性が高いですが、患部に対する刺激が強いです。

ー	203　オキシコナゾール硝酸塩、ネチコナゾール塩酸塩、ビホナゾール、スルコナゾール硝酸塩、エコナゾール硝酸塩、クロトリマゾール、ミコナゾール硝酸塩、チオコナゾール	ー
イミダゾール系抗真菌成分		✓

出題範囲	外皮用薬
商品例	ダマリンL
効能効果	みずむし、たむしの治療
作用機序	皮膚糸状菌の細胞膜を構成する成分の産生抑制、細胞膜の透過性の変化
副作用	かぶれ、腫れ、刺激感
現場から一言	細胞膜の合成を阻害する成分です。

ー	204　アモロルフィン塩酸塩、ブテナフィン塩酸塩、テルビナフィン塩酸塩	ー
抗真菌成分		✓

出題範囲	外皮用薬
商品例	ブテナロックVaクリーム、ラミシールATクリーム
効能効果	みずむし、たむしの治療
作用機序	皮膚糸状菌の細胞膜を構成する成分の産生抑制
現場から一言	こちらも細胞膜の合成を阻害する成分ですが、イミダゾール系とは異なる段階（タイミング）で作用します。これらの成分は比較的新しく、特にブテナフィン塩酸塩やテルビ

ナフィン塩酸塩が配合された一般用医薬品は、現在のみずむし薬の主流となっています。

－	205　シクロピロクスオラミン	－
抗真菌成分		✓

出題範囲　外皮用薬

商品例　不明

効能効果　みずむし、たむしの治療

作用機序　皮膚糸状菌の細胞膜に作用して、その増殖・生存に必要な物質の輸送機能を妨げる

現場から一言　菌が生きるのに必要な栄養の輸送を邪魔する成分です。成分名に「クロ」が入るので、クロネコヤマトの「輸送」をイメージして覚えます。

－	206　ウンデシレン酸、ウンデシレン酸亜鉛	－
抗真菌成分		✓

出題範囲　外皮用薬

商品例　エフゲン

効能効果　みずむし、たむしの治療

作用機序　患部を酸性にすることによる皮膚糸状菌の発育抑制

現場から一言　成分名に「酸」と付くことからもわかる通り、患部を酸性にします。

★	207　ピロールニトリン	－
抗真菌成分		✓

出題範囲　外皮用薬

商品例　ピロエースＷクリーム

効能効果	みずむし、たむしの治療
作用機序	菌の呼吸や代謝の抑制
ポイント	単独での抗真菌作用は弱いため、他の抗真菌成分と組み合わせて配合される
現場から一言	作用機序は「ピロピロの呼吸」と覚えます（ピロピロはおもちゃの吹き戻し笛のこと）。ピロエースWクリームは、クロトリマゾールとの配合剤です。

ー	208　トルナフタート	ー
抗真菌成分		✓

出題範囲	外皮用薬
商品例	コザックコートW
効能効果	みずむし、たむしの治療

ー	209　エキサラミド	ー
抗真菌成分		✓

出題範囲	外皮用薬
商品例	不明
効能効果	みずむし、たむしの治療

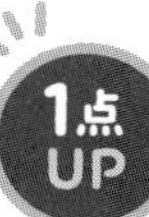

のアドバイス

みずむし・たむしの受診勧奨についても把握しておきましょう。

- 湿疹か皮膚糸状菌による皮膚感染かはっきりしない場合に、抗真菌成分が配合された医薬品を使用することは適当でない
- 爪白癬は、爪内部に薬剤が浸透しにくく難治性で、医療機関での全身的な治療（内服抗真菌薬の処方）を必要とする場合がある

6. 頭皮・毛根に作用する配合成分（毛髪用薬）

毛髪用薬は、脱毛の防止、育毛、ふけや痒みを抑えることなどを目的として、頭皮に適用する医薬品です。

毛髪用薬のうち、配合成分やその分量などに鑑みて、人体に対する作用が緩和なものについては、医薬部外品（育毛剤、養毛剤）として製造販売されていますが、「壮年性脱毛症」「円形脱毛症」「粃糠（ひこう）性脱毛症」「瀰漫（びまん）性脱毛症」（次ページの「脱毛症の種類」のイラスト参照）などの疾患名を掲げた効能・効果は、医薬品においてのみ認められています。

ここで学習する成分はコレ！

カルプロニウム塩化物について学習しましょう。女性ホルモン成分については婦人薬、生薬成分については第２章を参照してください。

〈頭皮・毛根に作用する配合成分〉

成分	作用
コリン作動成分 カルプロニウム塩化物	頭皮の血管を拡張し、毛根への血行を促す
女性ホルモン成分 エストラジオール安息香酸エステル→119ページ	女性ホルモンによる脱毛抑制効果を期待して配合される
生薬成分 何首烏（カシュウ）→251ページ 竹節人参（チクセツニンジン）→251ページ ヒノキチオール→251ページ	余分な皮脂の除去 血行促進、抗炎症 抗菌、抗炎症

〈 脱毛症の種類 〉

壮年性脱毛症	円形脱毛症	粃糠性脱毛症	瀰漫性脱毛症
男性型脱毛症（AGA）と呼ばれることもある。男性ホルモンが主な原因	コインのような円形の脱毛症。ストレスなどによる自己免疫反応が原因	頭皮の炎症やふけが原因。粃糠（ひこう）は「役に立たないもの」という意味で、「ふけ」のことを指す	女性に多い症状で、加齢やホルモンバランスなどが原因。瀰漫（びまん）は「広範囲に広がる」という意味である

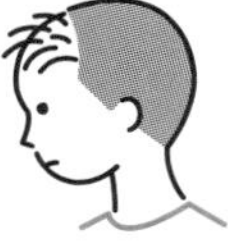
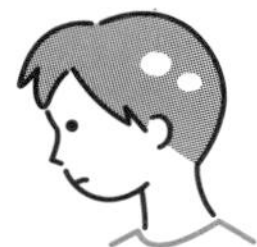
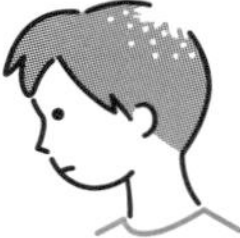
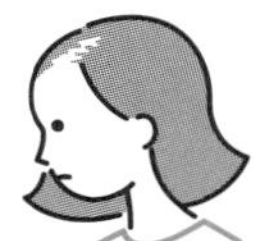

コリン作動成分

★	210　カルプロニウム塩化物	−
コリン作動成分		✓

出題範囲	外皮用薬
商品例	カロヤンプログレEX O
効能効果	脱毛の防止、育毛、ふけ、痒み
作用機序	アセチルコリンに類似した作用（コリン作用）による頭皮の血管拡張、毛根への血行促進
副作用	コリン作用による局所・全身性の発汗、寒気、震え、吐きけ
ポイント	アセチルコリンと異なり、コリンエステラーゼによる分解を受けにくく、作用が持続するとされる
現場から一言	副交感神経系の刺激による血管拡張作用で血流量を増やし、毛根に十分な栄養と酸素を届ける成分です。

外皮用薬の使用上の注意

次のページの表を参考にしてください。

<table>
<tr><th colspan="2"></th><th>①ヨウ素系殺菌消毒成分</th><th>②ステロイド性抗炎症成分</th><th>③外用鎮痛消炎薬</th><th>④リドカイン</th><th>※1 コルチゾン換算で1 g又は1 mLあたり0.025 mg以上を含有する場合。ただし、坐薬及び注入軟膏では、含量によらず記載
※2 インドメタシン、フェルビナク、ケトプロフェン、ピロキシカム
※3 ケトプロフェン</th></tr>
<tr><td rowspan="9">してはいけないこと</td><td>本剤又は本剤の成分によりアレルギー症状を起こしたことがある人</td><td>●</td><td></td><td rowspan="4">●
(※2)</td><td>●</td><td>アレルギー症状の既往歴のある人が再度使用した場合、ショック(アナフィラキシー)、皮膚粘膜眼症候群(スティーブンス・ジョンソン症候群)、中毒性表皮壊死融解症(ライエル症候群)等の重篤なアレルギー性の副作用を生じる危険性が高まるため</td></tr>
<tr><td>喘息を起こしたことがある人</td><td></td><td></td><td></td><td>喘息発作を誘発するおそれがあるため</td></tr>
<tr><td>患部が化膿している人、水痘(水疱瘡)、みずむし・たむし等又は化膿している患部</td><td></td><td>●</td><td></td><td>②細菌等の感染に対する抵抗力を弱めて、感染を増悪させる可能性があるため。③感染に対する効果はなく、逆に感染の悪化が自覚されにくくなるおそれがあるため</td></tr>
<tr><td>長期連用</td><td></td><td>●
(※1)</td><td></td><td>②副腎皮質の機能低下を生じるおそれがあるため。③一定期間又は一定回数使用しても症状の改善がみられない場合は、ほかに原因がある可能性があるため</td></tr>
<tr><td>チアプロフェン酸、スプロフェン、フェノフィブラートによるアレルギー症状を起こしたことがある人</td><td></td><td></td><td rowspan="3">●
(※3)</td><td></td><td>接触皮膚炎、光線過敏症を誘発するおそれがあるため</td></tr>
<tr><td>オキシベンゾン、オクトクリレンを含有する製品(日焼け止め、香水等)の添加物によるアレルギー症状を起こしたことがある人</td><td></td><td></td><td></td><td>接触皮膚炎を誘発するおそれがあるため</td></tr>
<tr><td>本剤の使用中は、天候にかかわらず、戸外活動を避けるとともに、日常の外出時も本剤の塗布部を衣服、サポーター等で覆い、紫外線に当てないこと</td><td></td><td></td><td></td><td>使用中又は使用後しばらくしてから重篤な光線過敏症が現れることがあるため</td></tr>
<tr><td>目の周囲、粘膜等への使用</td><td></td><td></td><td>●</td><td></td><td rowspan="2">皮膚刺激成分により、強い刺激や痛み、湿疹を生じるおそれがあるため</td></tr>
<tr><td>湿疹、かぶれ、傷口への使用</td><td></td><td></td><td>●</td><td></td></tr>
<tr><td rowspan="2">相談すること</td><td>妊婦</td><td></td><td>●</td><td></td><td></td><td>手引きへの理由の記載なし</td></tr>
<tr><td>甲状腺疾患の人</td><td>●</td><td></td><td></td><td></td><td>ヨウ素の体内摂取が増える可能性があり、甲状腺疾患の治療に影響を及ぼすおそれがあるため</td></tr>
</table>

11 歯や口中に用いる薬〔歯痛薬（外用）、歯槽膿漏薬、口内炎用薬〕

歯や口中に用いる薬には、歯痛薬（外用）や歯槽膿漏薬、口内炎用薬があります。歯痛薬は、歯の齲蝕（うしょく）（むし歯）による歯痛を応急的に鎮めることを目的とする一般用医薬品であり、歯の齲蝕（うしょく）が修復されることはなく、早めに医療機関（歯科）を受診して治療を受けることが基本となります。歯槽膿漏薬は、歯肉炎、歯槽膿漏の諸症状（歯肉からの出血や膿、歯肉の腫れなど）の緩和を目的とする医薬品です。口内炎用薬は、口内炎、舌炎の緩和を目的として口腔内局所に適用される外用薬です。

ここで学習する成分はコレ！

歯痛薬のオイゲノールと、歯槽膿漏薬の止血成分について学習しましょう。その他の成分については、他の薬効群ですべて補うことができます。

〈 歯痛薬（外用）の成分一覧 〉

成分	作用
局所麻酔成分 アミノ安息香酸エチル、ジブカイン塩酸塩、テーカイン→90、170ページ	知覚神経の伝達を遮断して痛みを鎮める
冷感刺激成分 メントール、カンフル→172ページ、ハッカ油、ユーカリ油→236ページ	冷感刺激を与えて知覚神経を麻痺させる
殺菌消毒成分 オイゲノール、フェノール、歯科用フェノールカンフル、セチルピリジニウム塩化物→151、156ページ	齲蝕を生じた部分における細菌の繁殖を抑える
生薬成分 山梔子（サンシシ）→250ページ	抗炎症作用

〈 歯槽膿漏薬の成分一覧 〉

外用薬	
殺菌消毒成分 セチルピリジニウム塩化物、クロルヘキシジングルコン酸塩、イソプロピルメチルフェノール、チモール→151、156ページ、ヒノキチオール→251ページ、チョウジ油→239ページ	歯肉溝での細菌の繁殖を抑える
抗炎症成分 グリチルリチン酸二カリウム、グリチルレチン酸→9ページ	歯周組織の炎症を和らげる
止血成分 カルバゾクロム	炎症を起こした歯周組織からの出血を抑える
組織修復成分 アラントイン→114ページ	炎症を起こした歯周組織の修復を促す
生薬成分 カミツレ→249ページ ラタニア、ミルラ→236ページ	抗炎症、抗菌作用 咽頭粘膜をひきしめる（収斂）作用
内服薬	
抗炎症成分 グリチルリチン酸二カリウム→9ページ	歯周組織の炎症を和らげる
止血成分 カルバゾクロム、フィトナジオン（ビタミンK1）	炎症を起こした歯周組織からの出血を抑える
組織修復成分 銅クロロフィリンナトリウム→61ページ	炎症を起こした歯周組織の修復を促す
ビタミン成分 ビタミンC→201ページ ビタミンE→198ページ	コラーゲン代謝を改善して歯周組織の修復を助ける 歯周組織の血行を促す

〈 口内炎用薬の成分一覧 〉

成分	作用
抗炎症成分 グリチルリチン酸二カリウム、グリチルレチン酸→9ページ アズレンスルホン酸ナトリウム（水溶性アズレン）→50ページ	炎症を和らげる 組織修復を促す
殺菌消毒成分 セチルピリジニウム塩化物、クロルヘキシジン塩酸塩、アクリノール、ポビドンヨード→149ページ	患部からの細菌感染を防止する
生薬成分 紫根（シコン）→245ページ	組織修復促進、抗菌、抗炎症

●漢方処方製剤→324ページ

茵蔯蒿湯（いんちんこうとう）

(a) 殺菌消毒成分

★	211　オイゲノール	—
殺菌消毒成分		✓

出題範囲	歯痛薬
商品例	コンジスイQ
効能効果	齲蝕（うしょく）部分における細菌の繁殖の抑制
作用機序	殺菌消毒作用
ポイント	粘膜刺激を生じることがある
現場から一言	歯医者の独特な香りの原因とされている成分です。

(b) 止血成分

★★	212　カルバゾクロム	—
止血成分		✓

出題範囲	内用痔疾用薬、歯槽膿漏薬
商品例	内服用ジーフォー（内用痔疾用薬。歯槽膿漏薬は不明）
効能効果	止血
作用機序	毛細血管の補強、強化

—	213　フィトナジオン（ビタミンK 1）	—
止血成分		✓

出題範囲	歯槽膿漏薬
商品例	不明
効能効果	止血
作用機序	血液凝固機能の正常な維持

禁煙補助剤

禁煙補助剤は、ニコチン置換療法に使用される、ニコチンを有効成分とする医薬品で、咀嚼（そしゃく）剤とパッチ製剤の２種類の剤形があります。

咀嚼剤（ガム） （指定第二類医薬品）	噛むことにより口腔内でニコチンが放出され、口腔粘膜から吸収されて循環血液中に移行する	
パッチ製剤 （第一類医薬品）	１日１回皮膚に貼付することにより、ニコチンが皮膚を透過して血中に移行する	

ここで学習する成分はコレ！

成分は、ニコチンの１つのみです。

〈使用上の注意で「してはいけないこと」になっている人〉

使用を避ける人	理由
急性期脳血管障害（脳梗塞、脳出血等）、重い心臓病病等の基礎疾患がある人（３ヶ月以内の心筋梗塞発作がある人、重い狭心症や不整脈と診断された人）	循環器系に重大な悪影響を及ぼすおそれがあるため
うつ病と診断されたことのある人	禁煙時の離脱症状により、うつ症状を悪化させることがあるため
妊婦、授乳中の人	摂取されたニコチンにより、胎児または乳児に影響が生じるおそれがあるため
非喫煙者	一般にニコチンに対する耐性がなく、吐きけ、めまい、腹痛などの症状が現れやすいため

〈使用上の注意で「相談すること」になっている人〉

次の診断を受けた人 ・心臓疾患（心筋梗塞、狭心症、不整脈） ・バージャー病（末梢血管障害） ・甲状腺機能障害 ・糖尿病（インスリン製剤を使用している人※） ・食道炎 ・肝臓病	・脳血管障害（脳梗塞、脳出血時等） ・高血圧 ・褐色細胞腫 ・咽頭炎 ・胃・十二指腸潰瘍 ・腎臓病

※ニコチンがインスリンの血糖降下作用に拮抗して、効果を妨げるおそれがあるため

〈咀嚼（そしゃく）剤の注意点〉

咀嚼（そしゃく）剤は、菓子のガムのように噛むと唾液が多く分泌され、ニコチンが唾液とともに飲み込まれてしまい、口腔粘膜からの吸収が十分なされません。また、吐きけや腹痛などの副作用が現れやすくなるため、ゆっくりと断続的に噛むこととされています。

大量に使用しても禁煙達成が早まるものではなく、かえってニコチン過剰摂取による副作用のおそれがあるため、一度に2個以上の使用は避ける必要があります。

顎の関節に障害がある人では、使用を避ける必要があります。また、口内炎や喉の痛み・腫れの症状がある場合には、口内・喉の刺激感などの症状が現れやすくなります。

〈相互作用〉

口腔内が酸性になるとニコチンの吸収が低下するため、コーヒーや炭酸飲料など口腔内を酸性にする食品を摂取した後、しばらくは使用を避けることとされています。

ニコチンは交感神経系を興奮させる作用を示し、アドレナリン作動成分が配合された医薬品（鎮咳去痰薬、鼻炎用薬、痔疾用薬など）との併用により、その作用を増強させるおそれがあります。

血中のニコチン濃度が急激に高まるおそれがあるため、使用中・使用直後の喫煙や、他のニコチン含有製剤との併用は避ける必要があります。

禁煙補助剤の成分

★★★	214　ニコチン	−
禁煙補助成分		✓

出題範囲	禁煙補助剤
商品例	ニコレット、ニコチネル パッチ20
効能効果	ニコチン離脱症状（イライラ感、集中困難、落ち着かない）の緩和
作用機序	ニコチンの体内補給
副作用	口内炎、喉の痛み、消化器症状（悪心・嘔吐、食欲不振、下痢）、皮膚症状（発疹・発赤、掻痒感）、精神神経症状（頭痛、めまい、思考減退、眠気）、循環器症状（動悸）、胸部不快感、胸部刺激感、顔面紅潮、顔面浮腫、気分不良
現場から一言	ニコチンガムの成分は消化管からではなく、口腔粘膜から吸収されますので、お客様に正しい使い方をお伝えするようにしましょう。

1点UPのアドバイス

禁煙補助剤については、どこのブロックの試験でも必ず1問は出題されます。出題パターンは決まっているので、得点源にしてください。

13

滋養強壮保健薬

滋養強壮保健薬は、体調不良を生じやすい状態や体質の改善、特定の栄養素の不足による症状の改善または予防などを目的として、ビタミン成分、カルシウム、アミノ酸、生薬成分などが配合された医薬品です。

ここで学習する成分はコレ！

滋養強壮保健薬の主役は、何と言ってもビタミン成分です。ビタミン成分は全薬効群を通して頻出ですので、先にここから学習しましょう。

〈滋養強壮保健薬の成分一覧〉

●メインの成分

ビタミン成分	
脂溶性ビタミン	ビタミンA、ビタミンD 、ビタミンE
水溶性ビタミン	ビタミンB1、ビタミンB2、ビタミンB6、ビタミンB12、ビタミンC
その他	ナイアシン、パントテン酸カルシウム、ビオチン
カルシウム成分	クエン酸カルシウム、グルコン酸カルシウム、乳酸カルシウム、沈降炭酸カルシウム→72ページ

●サブの成分

アミノ酸成分	システイン、アミノエチルスルホン酸(タウリン)、アスパラギン酸ナトリウム
その他の成分	ヘスペリジン、コンドロイチン硫酸ナトリウム、グルクロノラクトン、ガンマ-オリザノール、カルニチン塩化物→57ページ
生薬成分	人参(ニンジン)、地黄(ジオウ)、当帰(トウキ)、川芎(センキュウ)、五黄(ゴオウ)、鹿茸(ロクジョウ)、淫羊霍(インヨウカク)、反鼻(ハンピ)、薏苡仁(ヨクイニン)、大棗(タイソウ)、五味子(ゴミシ)、山茱萸(サンシュユ)、山薬(サンヤク)、黄耆(オウギ)、何首烏(カシュウ)→252ページ

●漢方処方製剤→331ページ

十全大補湯(じゅうぜんたいほとう)、補中益気湯(ほちゅうえっきとう)

(a) ビタミン成分

滋養強壮保健薬のうち、１種類以上のビタミンを主薬とし、そのビタミンの有効性が期待される症状及びその補給に用いられることを目的とする内服薬を、ビタミン主薬製剤（いわゆる「ビタミン剤」）と言います。

〈ビタミン成分一覧表〉

滋養強壮保健薬以外の薬効分類の効能効果については、カッコ内に薬効分類を記載しています。

	ビタミン	別名	働き	主な効能効果
脂溶性ビタミン	ビタミンA	レチノール	夜間視力の維持、皮膚や粘膜の健康維持	夜盲症、目の乾燥感、皮膚・粘膜の傷（外皮用薬）
	ビタミンD	カルシフェロール	腸管でのカルシウム吸収や尿細管でのカルシウム再吸収の促進による骨形成	骨歯の発育不良、くる病
	ビタミンE	トコフェロール	体内の脂質を酸化から守ることによる細胞の健康維持（抗酸化作用）、血流改善	肩・首すじのこり、手足のしびれ・冷え
水溶性ビタミン	ビタミンB1	チアミン	炭水化物からのエネルギー産生、神経の健康維持、腸管運動促進	神経痛、筋肉痛・関節痛、脚気
	ビタミンB2	リボフラビン	脂質代謝への関与、皮膚や粘膜の健康維持	口角炎、口唇炎、口内炎、血中コレステロール異常（高コレステロール改善薬）、角膜炎（点眼薬）
	ビタミンB6	ピリドキシン	タンパク質代謝への関与、皮膚や粘膜の健康維持、神経機能の維持	口角炎、口唇炎、口内炎、貧血（貧血用薬）、疲れ目（点眼薬）
	ビタミンB12	コバラミン	赤血球の形成、神経機能の健康維持	神経痛、貧血（貧血用薬）
	葉酸	ー	赤血球の形成、胎児の正常な発育	貧血（貧血用薬）
	ビタミンC	アスコルビン酸	体内の脂質を酸化から守る（抗酸化作用）、皮膚や粘膜の健康維持、メラニン産生抑制	しみ、そばかす、歯槽膿漏
その他	ナイアシン、パントテン酸カルシウム、ビオチン		皮膚や粘膜などの機能維持	ビタミンの補給

★★	215 ビタミンA：レチノール酢酸エステル、レチノールパルミチン酸エステル、ビタミンA油、肝油	－
脂溶性ビタミン		✓

出題範囲	①外用痔疾用薬、②点眼薬、③外皮用薬、④滋養強壮保健薬
商品例	八ッ目鰻キモの油
効能効果	①③損傷組織の修復、②視力調整などの反応の改善、④目の乾燥感、夜盲症（とり目、暗所での見えにくさ）の症状の緩和、ビタミンAの補給
働き	視細胞の光を甘受する反応への関与、夜間視力の維持、皮膚や粘膜の健康維持
相談	妊娠3ヶ月以内の妊婦、妊娠していると思われる人、妊娠を希望する人
過剰摂取	妊娠前後の過剰摂取による新生児の先天異常
ポイント	一般用医薬品におけるビタミンAの1日分量は4,000国際単位が上限となっているが、妊娠3ヶ月前から妊娠3ヶ月までの間にビタミンAを1日10,000国際単位以上摂取した妊婦から生まれた新生児において、先天異常の割合が上昇したとの報告がある

★★	216 ビタミンD：エルゴカルシフェロール、コレカルシフェロール	－
脂溶性ビタミン		✓

出題範囲	滋養強壮保健薬
商品例	チョコラAD、新カルシチュウD3
効能効果	骨歯の発育不良、くる病の予防、ビタミンDの補給
働き	カルシウム吸収促進による骨形成
過剰摂取	高カルシウム血症、異常石灰化

ポイント　高カルシウム血症の初期症状としては、便秘、吐きけ、嘔吐、腹痛、食欲減退、多尿などが現れる

★★★	217　ビタミンE：トコフェロール、トコフェロールコハク酸エステル、トコフェロール酢酸エステル	―
脂溶性ビタミン		✓

出題範囲　①高コレステロール改善薬、②痔疾用薬、③婦人薬、④点眼薬、⑤外皮用薬、⑥歯槽膿漏薬、⑦滋養強壮保健薬

商品例　ユベラックス

効能効果　①コレステロールから過酸化脂質への生成抑制・血行促進作用による末梢血行障害（手足の冷え、痺れ）の緩和、②③⑤⑥血流改善、④末梢の微小循環促進による結膜充血、疲れ目の改善、⑦末梢血管障害による肩・首すじのこり、手足のしびれ・冷え、しもやけの症状の緩和、更年期における諸症状、月経不順、ビタミンEの補給

働き　体内の脂質を酸化から守る（抗酸化作用）、血流改善

★★★	218　ビタミンB1：チアミン塩化物塩酸塩、チアミン硝化物、ビスチアミン硝酸塩、チアミンジスルフィド、フルスルチアミン塩酸塩、ビスイブチアミン	―
水溶性ビタミン		✓

出題範囲　①かぜ薬、②解熱鎮痛薬、③眠気防止薬、④婦人薬、⑤滋養強壮保健薬

商品例　アリナミンA

効能効果　①②④ビタミンの補給、③眠気による倦怠感（けん）の緩和、⑤神経痛、筋肉痛・関節痛、手足のしびれ、便秘、眼精疲労、脚気の症状の緩和、ビタミンB1の補給

働き　炭水化物からのエネルギー産生、神経の健康維持、腸管運

動促進

★★★	219　ビタミンB2：リボフラビン酪酸エステル、フラビンアデニンジヌクレオチドナトリウム、リボフラビンリン酸エステルナトリウム	ー
水溶性ビタミン		✓

出題範囲 ①かぜ薬、②解熱鎮痛薬、③眠気防止薬、④乗物酔い防止薬、⑤高コレステロール改善薬、⑥婦人薬、⑦内服アレルギー用薬・鼻炎用内服薬、⑧点眼薬、⑨滋養強壮保健薬

商品例 チョコラBBプラス、アイリス40

効能効果 ①②⑥⑦ビタミンの補給、③眠気による倦(けん)怠感の緩和、④吐きけの防止、⑤コレステロールの生合成抑制と排泄・異化促進作用、中性脂肪抑制作用、過酸化脂質分解作用による血中コレステロール異常の改善、⑧角膜の酸素消費能の増加や組織呼吸の亢進による角膜炎の改善、⑨口角炎、口唇炎、口内炎、舌炎、湿疹、皮膚炎、かぶれ、ただれ、にきび・吹き出物、肌荒れ、赤ら顔に伴う顔のほてり、目の充血、目の痒みの症状の緩和、ビタミンＢ２の補給

働き 脂質代謝への関与、皮膚や粘膜の健康維持

ポイント リボフラビンの摂取によって尿が黄色くなることがあるが、これは使用の中止を要する副作用などの異常ではない

★★★	220　ビタミンB6：ピリドキシン塩酸塩、ピリドキサールリン酸エステル	ー
水溶性ビタミン		✓

出題範囲 ①眠気防止薬、②乗物酔い防止薬、③貧血用薬、④婦人薬、⑤内服アレルギー用薬・鼻炎用内服薬、⑥点眼薬、⑦滋養強壮保健薬

商品例 トラフルBBチャージａ

効能効果	①眠気による倦怠感の緩和、②吐きけの防止、③ヘモグロビン産生への関与による貧血の改善、④⑤ビタミンの補給、⑥アミノ酸の代謝や神経伝達物質の合成への関与による目の疲れの改善、⑦口角炎、口唇炎、口内炎、舌炎、湿疹、皮膚炎、かぶれ、ただれ、にきび・吹き出物、肌荒れ、手足のしびれの症状の緩和、ビタミンB6の補給
働き	タンパク質代謝への関与、皮膚や粘膜の健康維持、神経機能の維持

★★★	221　ビタミンB12：シアノコバラミン、ヒドロキソコバラミン塩酸塩	―
水溶性ビタミン		✓

出題範囲	①眠気防止薬、②貧血用薬、③婦人薬、④点眼薬、⑤滋養強壮保健薬
商品例	アリナミンEXプラスα、ソフトサンティア ひとみストレッチ
効能効果	①倦怠感の緩和、②貧血の改善、③ビタミンの補給、④目の調節機能を助けることによる目の疲れの改善、⑤末梢神経の修復（神経痛、腰痛、手足のしびれの緩和）
働き	赤血球の形成、神経機能の健康維持

―	222　葉酸	―
水溶性ビタミン		✓

出題範囲	貧血用薬
商品例	エミネトン、ナボリンS
効能効果	貧血の改善
働き	赤血球の形成、胎児の正常な発育への寄与

★★★	223　ビタミンC：アスコルビン酸、アスコルビン酸ナトリウム、アスコルビン酸カルシウム	−
水溶性ビタミン		✓

出題範囲　①かぜ薬、②解熱鎮痛薬、③貧血用薬、④婦人薬、⑤内服アレルギー用薬・鼻炎用内服薬、⑥歯槽膿漏薬、⑦滋養強壮保健薬

商品例　ハイシーL、ビタミンC「2000」

効能効果　①②④⑤ビタミンの補給、③消化管内で鉄が吸収されやすい状態に保つ、⑥コラーゲン代謝の改善による歯周組織の修復、毛細血管の強化による抗炎症、止血、⑦しみ、そばかす、日焼け・かぶれによる色素沈着の症状の緩和、歯ぐきからの出血・鼻出血の予防、ビタミンCの補給

働き　体内の脂質を酸化から守る（抗酸化作用）、皮膚や粘膜の健康維持、メラニン産生抑制

★	224　ナイアシン（ニコチン酸アミド、ニコチン酸）	−
その他のビタミン成分		✓

出題範囲　①眠気防止薬、②乗物酔い防止薬、③内服アレルギー用薬・鼻炎用内服薬、④滋養強壮保健薬

商品例　トランシーノ ホワイトCクリア

効能効果　①倦怠感の緩和、②吐きけの防止、③④ビタミンの補給

働き　皮膚や粘膜などの機能維持

★	225　パントテン酸カルシウム、パンテノール	−
その他のビタミン成分		✓

出題範囲 ①眠気防止薬、②内服アレルギー用薬・鼻炎用内服薬、③点眼薬、④滋養強壮保健薬

商品例 シナールEX pro 顆粒

効能効果 ①倦怠感の緩和、②④ビタミンの補給、③目の調節機能の回復を促す

働き 皮膚や粘膜などの機能維持、自律神経系の伝達物質の産生への関与

−	226　ビオチン	−
その他のビタミン成分		✓

出題範囲 滋養強壮保健薬

商品例 新エバユースB26a

働き 皮膚や粘膜などの機能維持

(b) カルシウム成分

−	227　クエン酸カルシウム、グルコン酸カルシウム	−
カルシウム成分		✓

出題範囲 滋養強壮保健薬

商品例 ワダカルシューム錠

効能効果 虚弱体質、腺病質における骨歯の発育促進、妊娠・授乳期の骨歯の脆弱予防

働き 骨や歯の形成、筋肉の収縮、血液凝固、神経機能への関与

過剰摂取 高カルシウム血症

(c) アミノ酸成分

★	228　システイン、システイン塩酸塩	−
アミノ酸成分		✓

出題範囲　滋養強壮保健薬

商品例　ハイチオールCプラス2

効能効果　しみ・そばかす・日焼けなどの色素沈着症、全身倦怠、二日酔い、にきび、湿疹、蕁麻疹、かぶれなどの症状の緩和

働き　皮膚におけるメラニン生成抑制、皮膚の新陳代謝促進によるメラニン排出、肝臓におけるアルコール分解酵素の活性化、アセトアルデヒドの代謝促進

ポイント　髪や爪、肌などに存在するアミノ酸の一種である

現場から一言　システインは、しみ・そばかす対策の医薬品によく含まれている成分です。ハイチオールCプラス2は、しみ・そばかすだけでなく、二日酔いへの効能効果もあります。

★★	229　アミノエチルスルホン酸（タウリン）	−
アミノ酸成分		✓

出題範囲　①かぜ薬、②眠気防止薬、③婦人薬、④滋養強壮保健薬

商品例　リポビタンDハイパー

効能効果　①アミノ酸成分の補給、②倦怠感の緩和、③滋養強壮作用、④肝機能改善

働き　細胞の機能の健康維持

ポイント　筋肉や脳、心臓、目、神経など、あらゆる部分に存在する物質である

現場から一言　「タウリン」は牛の胆汁から発見された物質で、ギリシャ語の牛（タウロス）が語源の言葉です。胆汁は肝臓で産生されるため、肝機能改善作用と結び付けて覚えましょう。

★	230　アスパラギン酸ナトリウム （関連：アスパラギン酸カリウム→ 145 ページ）	−
アミノ酸成分		✓

出題範囲	滋養強壮保健薬
商品例	アリナミン7
効能効果	骨格筋に溜まった乳酸の分解促進
働き	アスパラギン酸が生体におけるエネルギーの産生効率を高めるとされる
現場から一言	その名の通り、アスパラガスから発見されたアミノ酸の一種です。なお、アスパラガスは代謝を上げるため、ダイエット向きの食品であると言われています。

(d) その他の成分

★	231　ヘスペリジン	−
ビタミン様物質		✓

出題範囲	①かぜ薬、②滋養強壮保健薬
商品例	エスタック総合感冒
効能効果	ビタミン様物質の補給
働き	ビタミンCの吸収を助けるなどの作用があるとされる
現場から一言	ヘスペリジンは「へぇ！すっぺぇ（「酸っぱい」の意）！」でビタミンCとの関係性を覚えましょう。

★★	232　コンドロイチン硫酸ナトリウム	−
保湿成分		✓

出題範囲	①解熱鎮痛薬、②点眼薬、③滋養強壮保健薬
商品例	ロート養潤水α、コンドロイチンZS錠

効能効果	①③関節痛、肩こり、筋肉痛の改善、②結膜や角膜の乾燥防止
働き	コンドロイチン硫酸は軟骨組織の主成分で、軟骨成分を形成及び修復する働きがあるとされる

★	233 グルクロノラクトン	ー
肝機能改善成分		

出題範囲	婦人薬、滋養強壮保健薬
商品例	グロンサン内服液
効能効果	全身倦(けん)怠感や疲労時の栄養補給
働き	肝臓の働きを助ける、肝血流の促進
現場から一言	肝血流の促進作用は、グルクロノラクトンの「グル」を取って「血流グルグル」と覚えましょう。

ー	234 ガンマ - オリザノール	ー
抗酸化成分		

出題範囲	滋養強壮保健薬、高コレステロール改善薬
商品例	アリナミンメディカルゴールド
効能効果	コレステロールからの過酸化脂質の生成抑制・血行促進作用による末梢血行障害（手足の冷え、痺れ）の緩和
働き	体内の脂質を酸化から守る（抗酸化作用)、血流改善
ポイント	米油及び米胚芽油から見出された抗酸化作用を示す成分で、ビタミンEなどと組み合わせて配合されている場合がある
現場から一言	「ガンマン弾込めたが降参か」で覚えましょう。ガンマン＝ガンマ-オリザノール、込め＝米、降参か＝抗酸化です。

1点UPのアドバイス

語呂合わせを紹介します。

［脂溶性ビタミンの覚え方］

あれ　　**でも**　**彼氏**　**いい**　**オトコ**

ビタミンA　レチノール　ビタミンD　カルシフェロール　ビタミンE　トコフェロール

［水溶性ビタミンの覚え方］

No.1　**チアガールは**　**糖分補給**

ビタミンB1　チアミン　炭水化物の代謝

2つの　**フライで**　**脂肪過多**

ビタミンB2　リボフラビン　脂質代謝

ムキムキマッチョ　**ちょっぴり良質な**　**タンパク質補給**

ビタミンB6　ピリドキシン　タンパク質代謝

いつ　**小腹満たそう？**

ビタミンB12　コバラミン

シーユー　**トゥモロー**

ビタミンC　アスコルビン酸

YouTubeで
「ビタミン覚えうた」を
チェックしよう！

14

公衆衛生用薬

1．消毒薬

殺菌・消毒は生存する微生物の数を減らすために行われる処置であり、滅菌は物質中のすべての微生物を殺滅または除去することです。

ここで学習する成分はコレ！

器具を中心に用いられる殺菌消毒成分について学習しましょう。

〈消毒薬の成分一覧〉

手指・皮膚、器具等の殺菌・消毒に用いられる成分	・クレゾール石ケン液（及びポリアルキルポリアミノエチルグリシン塩酸塩、ポリオキシエチレンアルキルフェニルエーテル） ・エタノール→155ページ、イソプロパノール ・クロルヘキシジングルコン酸塩→152ページ
専ら器具、設備等の殺菌・消毒に用いられる成分	・塩素系成分　次亜塩素酸ナトリウム、サラシ粉 ・有機塩素系成分　ジクロロイソシアヌル酸ナトリウム、トリクロロイソシアヌル酸

〈殺菌消毒作用の範囲〉

成分名	一般細菌	結核菌	真菌	ウイルス
クレゾール石ケン液	○	○	○	大部分×
エタノール、イソプロパノール	○	○	○	○
クロルヘキシジングルコン酸塩	○	×	○	×
次亜塩素酸ナトリウム、サラシ粉	○	○	○	○
ジクロロイソシアヌル酸ナトリウム、トリクロロイソシアヌル酸	○	○	○	○

(a) 手指・皮膚の消毒の他、器具などの殺菌・消毒にも用いられる成分

★★★	235　クレゾール石ケン液	−
殺菌消毒成分		✓

出題範囲　公衆衛生用薬

商品例　クレゾール石ケン液

効能効果　結核菌を含む一般細菌類、真菌類に対する比較的広い殺菌消毒作用

作用機序　微生物のタンパク質変性

ポイント
- 大部分のウイルスに対する殺菌消毒作用はない
- 同様な殺菌消毒作用を有する成分として、ポリアルキルポリアミノエチルグリシン塩酸塩、ポリオキシエチレンアルキルフェニルエーテルなどが用いられることもある

現場から一言　以前は水害時の消毒に汎用されていましたが、毒性が高く、現在はあまり使われていません。

★	236　イソプロパノール（関連：エタノール→ 155 ページ）	−
アルコール系殺菌消毒成分		✓

出題範囲　公衆衛生用薬

商品例　イソプロピルアルコール50%P

効能効果　結核菌を含む一般細菌類、真菌類、ウイルスに対する殺菌消毒作用

作用機序　アルコール分による微生物のタンパク質変性

ポイント
- ウイルスに対する不活性効果はエタノールよりも低い
- その他の注意点は155ページのエタノールを参照

現場から一言　「消毒用エタノールIP」のように「IP」と付く商品は、添加物としてイソプロパノールが含まれます。すると酒税がかからず、純粋な消エタよりも低価格になります。

(b) 専ら器具、設備などの殺菌・消毒に用いられる成分

〈塩素系殺菌消毒成分の注意点〉

皮膚刺激性が強いため、通常人体の消毒には用いられません。また、金属腐食性があるとともに、プラスチックやゴム製品を劣化させます。漂白作用があるため、毛、絹、ナイロン、アセテート、ポリウレタン、色・柄物などには使用を避ける必要があります。さらに、酸性の洗剤・洗浄剤と反応して有毒な塩素ガスが発生するため、混ざらないように注意する必要があります。

吐瀉(としゃ)物や血液などが床などにこぼれた時の殺菌消毒にも適していますが、有機物の影響を受けやすいので、殺菌消毒の対象物を洗浄した後に使用したほうが効果的です。

★★★	237　次亜塩素酸ナトリウム	−
塩素系殺菌消毒成分		✓

出題範囲　公衆衛生用薬

商品例　ピューラックス、キッチンハイター

効能効果　一般細菌類、真菌類、ウイルス全般に対する殺菌消毒作用

作用機序　強い酸化力による作用

現場から一言　塩素系漂白剤で有名な「ハイター」の成分です。その作用は強力で、ノロウイルスなどの消毒にも用いられます。

238　サラシ粉

塩素系殺菌消毒成分

出題範囲	公衆衛生用薬
商品例	スタークロンPT
効能効果	一般細菌類、真菌類、ウイルス全般に対する殺菌消毒作用
作用機序	強い酸化力による作用
現場から一言	別名「次亜塩素酸カルシウム」です。前ページの「次亜塩素酸ナトリウム」が液体であるのに対し、こちらは固形です。サラシ粉は、以前、プールの消毒によく使われていたため、プールの底に白い丸い玉があるのを見たことがある人もいるかもしれません。

239　ジクロロイソシアヌル酸ナトリウム、トリクロロイソシアヌル酸

有機塩素系殺菌消毒成分

出題範囲	公衆衛生用薬
商品例	ジクロシア
効能効果	一般細菌類、真菌類、ウイルス全般に対する殺菌消毒作用
作用機序	強い酸化力による作用
ポイント	塩素臭や刺激性、金属腐食性が比較的抑えられており、プールなどの大型設備の殺菌・消毒に用いられることが多い

2. 殺虫剤・忌避剤

ハエ、ダニ、蚊などの衛生害虫の防除を目的とする殺虫剤・忌避剤には、医薬品と医薬部外品があります。人体に対する作用が緩和な製品については医薬部外品として製造販売されています。

忌避剤は人体に直接使用されますが、蚊、ツツガムシ、トコジラミ、ノミなどによる吸血や、病原細菌などの媒介を防止するものであり、虫さされによる痒みや腫れなどの症状を和らげる効果はありません。

ここで学習する成分はコレ！

すべての成分を学習します。ただし、本項目は覚えることが多い割に、1問程度の出題です。場合によっては、捨てる戦略もよいでしょう。

〈殺虫剤・忌避剤の成分一覧〉

●メインの成分

成分	作用
有機リン系殺虫成分 ジクロルボス、ダイアジノン、フェニトロチオン、フェンチオン、トリクロルホン、クロルピリホスメチル、プロペタンホス	アセチルコリンエステラーゼと不可逆的に結合してその働きを阻害する
ピレスロイド系殺虫成分 ペルメトリン、フェノトリン、フタルスリン	神経細胞に直接作用して神経伝達を阻害する
カーバメイト系殺虫成分 プロポクスル **オキサジアゾール殺虫成分** メトキサジアゾン	アセチルコリンエステラーゼと可逆的に結合してその働きを阻害する
有機塩素系殺虫成分 DDT、オルトジクロロベンゼン	ピレスロイド系殺虫成分と同様、神経細胞に対する作用に基づく
昆虫成長阻害成分 メトプレン、ピリプロキシフェン ジフルベンズロン	幼虫が蛹(さなぎ)になるのを妨げる 幼虫の正常な脱皮をできなくする

●サブの成分

成分	作用
その他の成分 **・殺虫補助成分**：ピペニルブトキシド(PBO)、チオシアノ酢酸イソボルニル(IBTA) **・忌避成分**：ディート、イカリジン	殺虫効果を高める 衛生害虫を忌避する

〈衛生害虫の種類と防除〉

衛生害虫	保健衛生上の害	防除
ハエ (幼虫:ウジ)	赤痢菌、チフス菌、コレラ菌、O-157大腸菌の媒介、ハエ蛆症	ハエの防除の基本はウジの防除であり、通常、有機リン系殺虫成分が配合された殺虫剤が用いられる
蚊 (幼虫:ボウフラ)	吸血による皮膚の発疹・痒み、日本脳炎、マラリア、黄熱、デング熱の媒介	ボウフラの防除においては水系に殺虫剤を投入することになるため、生態系に与える影響を考慮する
ゴキブリ	食品にサルモネラ菌、ブドウ球菌、腸炎ビブリオ菌、ボツリヌス菌、O-157大腸菌の媒介、アメーバ赤痢の中間宿主	燻蒸(くんじょう)処理において、ゴキブリの卵は医薬品の成分が浸透しない殻で覆われているため、殺虫効果を示さない。3週間位後に、もう一度燻蒸処理を行い、孵化(ふか)した幼虫を駆除する必要がある
シラミ (コロモジラミ、アタマジラミ、ケジラミ等)	吸血箇所の激しい痒み、リケッチアの媒介	散髪や洗髪、入浴による除去、衣服の熱湯処理などの物理的な防除、フェノトリン配合のシャンプーやてんか粉
トコジラミ (別名:ナンキンムシ)	刺されると激しい痒痛、アレルギー反応による全身の発熱、睡眠不足、神経性の消化不良、ペスト、再帰熱、発疹チフスの媒介	ハエなどと同様な殺虫剤の使用、電気掃除機による駆除 ※補足:トコジラミは、シラミの一種でなくカメムシ目に属する
ノミ	吸血時の痒み、ペストの媒介	イヌ・ネコ用のノミ取りシャンプー、忌避剤
イエダニ	吸血による刺咬で激しい痒み、リケッチア、ペストの媒介	宿主動物であるネズミの駆除、殺虫剤による燻蒸処理
ツツガムシ	ツツガムシ病リケッチアの媒介	野外における忌避剤の使用、肌の露出を避ける ※補足:ツツガムシは、ダニの一種である
屋内塵(じん)性ダニ	ツメダニ類:刺された部分の腫れ、痒み ヒョウヒダニ類、ケナガコナダニ:糞や死骸がアレルゲンとなって気管支喘息やアトピー性皮膚炎を引き起こす	畳・カーペットを直射日光下に干すなどの生活環境の掃除、室内の換気、湿度を下げる、エアゾール・粉剤の殺虫剤(水で希釈する薬剤は湿度を上げるため避ける)

(a) 有機リン系殺虫成分

★★★	240 ジクロルボス、ダイアジノン、フェニトロチオン、フェンチオン、トリクロルホン、クロルピリホスメチル、プロペタンホス	−
有機リン系殺虫成分		✓

出題範囲　殺虫剤・忌避剤

商品例　バポナ 殺虫プレート

効能効果　衛生害虫の防除

作用機序　不可逆的なアセチルコリンエステラーゼ阻害

ポイント
- 殺虫作用は、アセチルコリンを分解する酵素（アセチルコリンエステラーゼ）と不可逆的に結合してその働きを阻害することによる
- ほ乳類や鳥類では速やかに分解されて排泄されるため毒性は比較的低いが、高濃度または多量に曝露した場合（特に、誤って飲み込んでしまった場合）には、神経の異常な興奮が起こり、縮瞳、呼吸困難、筋肉麻痺などの症状が現れるおそれがある

(b) ピレスロイド系殺虫成分

★★	241 ペルメトリン、フェノトリン、フタルスリン	−
ピレスロイド系殺虫成分		✓

出題範囲　殺虫剤・忌避剤

商品例　スミスリンパウダー

効能効果　衛生害虫の防除

作用機序　神経細胞への直接作用による神経伝達の阻害

ポイント	●除虫菊の成分から開発された成分で、比較的速やかに自然分解して残効性が低いため、家庭用殺虫剤に広く用いられている ●フェノトリンは殺虫成分で唯一人体に直接適用されるものである（シラミの駆除を目的とする製品の場合）
現場から一言	家庭用防虫剤のブランドである「ミセスロイド」にも、「ピレスロイド系」の成分が使われています。

(c) カーバメイト系殺虫成分、オキサジアゾール系殺虫成分

有機リン系殺虫成分と同様に、アセチルコリンエステラーゼの阻害によって殺虫作用を示しますが、有機リン系殺虫成分と異なり、アセチルコリンエステラーゼとの結合は可逆的です。一般に有機リン系殺虫成分に比べて毒性は低いとされています。

★	242　プロポクスル	−
カーバメイト系殺虫成分		✓

出題範囲	殺虫剤・忌避剤
商品例	バルサン まちぶせくん PRO スプレー
効能効果	衛生害虫の防除
作用機序	可逆的なアセチルコリンエステラーゼ阻害

−	243　メトキサジアゾン	−
オキサジアゾール系殺虫成分		✓

出題範囲	殺虫剤・忌避剤
商品例	アースレッドW
効能効果	衛生害虫の防除
作用機序	可逆的なアセチルコリンエステラーゼ阻害

(d) 有機塩素系殺虫成分

★	244　DDT、オルトジクロロベンゼン	―
有機塩素系殺虫成分		✓

出題範囲 殺虫剤・忌避剤

商品例 バポナ うじ殺し（液剤）

効能効果 ウジ、ボウフラの防除

作用機序 神経細胞への直接作用による神経伝達の阻害

ポイント
- 有機塩素系殺虫成分（DDTなど）は、日本ではかつて広く使用され、感染症の撲滅に大きな効果を上げたが、残留性や体内蓄積性の問題から、現在ではオルトジクロロベンゼンが、ウジやボウフラの防除の目的で使用されているのみとなっている
- 殺虫作用は、ピレスロイド系殺虫成分と同様、神経細胞に対する作用に基づくものである

(e) 昆虫成長阻害成分

直接の殺虫作用ではなく、昆虫の脱皮や変態を阻害する作用を有する成分で、有機リン系殺虫成分やピレスロイド系殺虫成分に対して抵抗性を示す場合にも効果があります。

★ (★はメトプレンについて)	245　メトプレン、ピリプロキシフェン	―
昆虫成長阻害成分		✓

出題範囲 殺虫剤・忌避剤

商品例 フロントラインプラス

効能効果 蛹（さなぎ）を経て成虫になる、完全変態の害虫の防除

作用機序	幼若（じゃく）ホルモンに類似の作用
ポイント	幼虫が十分成長して蛹（さなぎ）になるのを抑えているホルモン（幼若（じゃく）ホルモン）に類似した作用を有し、幼虫が蛹（さなぎ）になるのを妨げる。蛹（さなぎ）にならずに成虫になる不完全変態の昆虫やダニには無効である
現場から一言	「フロントラインプラス」は動物用薬の有名な商品で、ノミの成長を阻害する作用のあるメトプレンが含まれています。

−	246　ジフルベンズロン	−
昆虫成長阻害成分		✓

出題範囲	殺虫剤・忌避剤
商品例	ミディ発泡錠
効能効果	衛生害虫の防除
作用機序	脱皮時の新しい外殻の形成阻害による、幼虫の正常な脱皮の阻止

(f) その他の成分

−	247　ピペニルブトキシド (PBO)、チオシアノ酢酸イソボルニル (IBTA)	−
殺虫補助成分		✓

出題範囲	殺虫剤・忌避剤
商品例	ダニ駆除剤「ES」
効能効果	衛生害虫の防除
作用機序	殺虫成分の効果を高める
ポイント	それ自体の殺虫作用は弱いか、またはほとんどない

★	248　ディート	−
忌避成分		✓

出題範囲 殺虫剤・忌避剤

商品例 サラテクト リッチリッチ30

効能効果 衛生害虫の忌避

作用機序 不明

ポイント
- 医薬品または医薬部外品の忌避剤の有効成分として用いられ、最も効果的で、効果の持続性も高いとされている
- 外国において動物実験（ラット皮膚塗布試験）で神経毒性が示唆されているため、ディートを含有する忌避剤（医薬品及び医薬部外品）は、生後６ヶ月未満の乳児への使用を避けることとされている。生後６ヶ月から12歳未満までの小児については、顔面への使用を避け、１日の使用限度（６ヶ月以上２歳未満：１日１回、２歳以上12歳未満：１日１～３回）を守って使用する必要がある

現場から一言 ディートが持つのは殺虫効果ではなく、忌避効果であることに注意してください。

−	249　イカリジン　新	−
忌避成分		✓

出題範囲 殺虫剤・忌避剤

商品例 天使のスキンベープミスト プレミアム

効能効果 衛生害虫の忌避

作用機序 不明

出題範囲 年齢による使用制限がなく、蚊やマダニなどに対して効果を発揮する

現場から一言 ディートと共に忌避剤の主流になっている成分です。年齢制限がないことが特徴です。

15
一般用検査薬

専ら疾病の診断に使用されることが目的とされる医薬品のうち、人体に直接使用されることのないものを「体外診断用医薬品」と言います。体外診断用医薬品の多くは医療用検査薬ですが、一般用検査薬については薬局または医薬品の販売業（店舗販売業、配置販売業）において取り扱うことが認められています。

一般用検査薬は、一般の生活者が正しく用いて健康状態を把握し、速やかな受診につなげることで疾病を早期発見するためのものです。検査に用いる検体は、尿、糞便、鼻汁、唾液、涙液など採取に際して侵襲（しんしゅう）（採血や穿刺（せんし）など）のないものです。悪性腫瘍や心筋梗塞、遺伝性疾患など、重大な疾患の診断に関係するものは一般用検査薬の対象外です。

〈 用語の解説 〉

検出感度	検出反応が起こるための最低限の濃度のこと。検査薬は、対象とする生体物質を特異的に検出するように設計されているが、検体中の対象物質の濃度が極めて低い場合には検出反応が起こらずに陰性の結果が出る
偽陰性(ぎいんせい)	検体中に存在しているにもかかわらず、その濃度が検出感度以下であったり、検出反応を妨害する他の物質の影響があったりすることにより、検査結果が陰性となること
偽陽性(ぎようせい)	検体中に存在していないにもかかわらず、検査対象外の物質と非特異的な反応が起こって検査結果が陽性となること

〈 尿糖・尿タンパク検査薬 〉

出始めの尿では、尿道や外陰部などに付着した細菌や分泌物が混入することがあるため、中間尿を採取して検査することが望ましいとされています。また通常、尿は弱酸性ですが、食事やその他の影響で中性～弱アルカリ性に傾くと、正確な検査結果が得られなくなることがあります。

検査の種類	異常を生じる要因	採尿のタイミング
尿糖検査	高血糖 ※腎性糖尿等のように高血糖を伴わない場合もある	食後1～2時間等
尿タンパク検査	腎臓機能障害によるもの（腎炎やネフローゼ）、尿路に異常が生じたことによるもの（尿路感染症、尿路結石、膀胱炎）	早朝尿（起床直後の尿） ※激しい運動の直後は避ける

〈妊娠検査薬〉

妊娠の初期（妊娠12週まで）は、胎児の脳や内臓などの諸器官が形づくられる重要な時期であり、母体が摂取した物質などの影響を受けやすい時期でもあります。そのため、妊娠しているかどうかを早い段階で知り、食事の内容や医薬品の使用に適切な配慮がなされるとともに、飲酒や喫煙、風疹や水痘（水疱瘡）などの感染症、放射線照射などを避けることが、母子の健康にとって重要となります。

使用目的	検出感度	検査の時期	採尿のタイミング
尿中のヒト絨毛性性腺刺激ホルモン（hCG）の検出	実際に妊娠が成立してから4週目前後の尿中hCG濃度	月経予定日が過ぎて概ね1週目以降の検査を推奨	早朝尿を推奨

検査結果に影響を与える主な要因としては、以下のものがあります。

- 検査時期（時期が早すぎた場合）
- 採尿のタイミングや、採尿後に放置された尿の使用
- 温度による影響
- ホルモン分泌の変動（絨毛細胞の腫瘍化、胃癌、膵癌、卵巣癌など、本来はhCGを産生しない組織の細胞の腫瘍化によるhCGの産生、経口避妊薬や更年期障害治療薬などのホルモン剤の使用）

第 2 章

生薬·漢方薬

プロローグ

生薬・漢方薬の学習を始める前に

「西洋薬だけでも手いっぱいなのに、まだこんなに覚えるの？」

今、私の耳には受験生の悲鳴が聞こえてくるようです。でも、大丈夫です。中身を知って戦略を立てれば、どうってことはありません。ではなぜ、生薬・漢方薬に苦手意識のある人が多いのでしょうか？　これには理由があります。手引きにおける生薬・漢方薬の記述は、効能効果のみです。つまり、その薬の実態がわからないまま結論のみを覚えることになります。「なぜそうなるのか？」という理由がないまま行う暗記は、なかなか大変ですよね。

生薬・漢方薬を学ぶ上で大事なことは、想像力です。例えば、生薬名は試験ではカタカナで出題されますが、本書ではその働きを漢字でイメージすることを推奨しています。なぜなら漢字が示す色や形、部位などが、そのまま基原や薬効のヒントになることがあるからです。例えば麝香（ジャコウ）は「鹿を射る香り」と書き、メスを射止めるためのものと言われています。この２文字だけで、雄鹿が基原であり、香りで意識をはっきりさせたり、鎮静させたりする生薬であることがわかります。

また、漢方薬においては、どのような人に使うのかをイメージできるとグッと身近になります。漢方薬は、使う人の体力や体質を考慮して薬を選びます。例えば、ドラえもんに出てくるのび太君とジャイアンに同じかぜの症状があったとして、西洋薬では同じ成分を選ぶ可能性が高いですが、漢方薬では全く違う薬を選ぶ可能性があります。このように、皆さんの身近な人を想像しながら勉強すると楽しいですよ。

それでは、少しずつ学習を進めていきましょう。幸運を祈ります！

生薬・漢方薬の学習の進め方

やみくもに暗記しようとすると、途中で挫折してしまう可能性があります。次の方法を参考にしてくださいね。

①頻出度の高いものから学習しよう！

各成分には頻出度が示されているため、重要なものから先に覚えていきましょう。生薬では強心薬と苦味健胃薬が最も多く出題されるので、何をしたらよいかわからない人はそこから学習をスタートしてください。それ以外の生薬については強い傾向がなく、ポツポツと出題されるため、次の②の学習方法が向きます。また、344ページの頻出成分ランキングも参照してください。

②過去問を解いて出てきたものから学習しよう！

過去問に出てきた成分は同じ形式で再度出題される可能性があるので、出てきたものを確実に覚えていきます。実際には、①と②を組み合わせる方法がベストです。

③キーワードを押さえよう！

漢方薬の効能効果はとても長いですが、一言一句を覚える必要はありません。まずは効能効果のキーワードを覚えるのがお勧めです。例えば葛根湯の効能効果では「感冒の初期」と「肩こり」が赤字になっていますが、問題文にこれらのキーワードが含まれる場合、葛根湯であると推測できます。これだけで正答できる問題もありますので、ぜひ足掛かりにしてください。339ページの暗記用　漢方薬一覧表もご活用ください。

生薬と漢方薬

生薬は、動植物の薬用部位、細胞内容物、分泌物、抽出物、鉱物などであり、生薬成分を組み合わせて配合された医薬品が、生薬製剤です。

一方、古来に中国から伝わり、日本において発展してきた日本の伝統医学が漢方医学であり、後ほど西洋から日本に入ってきた蘭方（西洋医学）と区別されています。漢方薬は、漢方医学で用いる薬剤全体を概念的に広く表現する時に用いる言葉で、漢方医学の考え方に沿うように、基本的に生薬を組み合わせて構成された漢方処方に基づく漢方処方製剤（漢方方剤）として存在します。なお、現代中国で利用されている中医学に基づく薬剤は、中薬と呼ばれ、漢方薬とは明らかに別物です。

〈生薬製剤と漢方処方製剤の違い〉

両者は一見、同じものに見えますが、次のような違いがあります。

生薬製剤

- ✓ 西洋医学的な考え方で、生薬成分を組み合わせたもの
- ✓ 足し算的に配合された、個々の有効成分（生薬成分）の薬理作用を考えて選択する

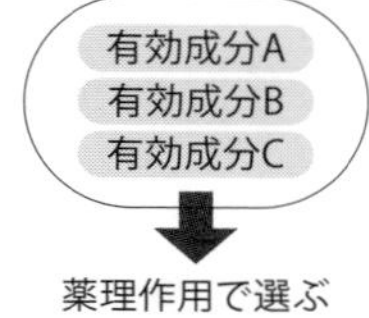

薬理作用で選ぶ

漢方処方製剤

- ✓ 漢方医学の考え方で、生薬を組み合わせたもの
- ✓ 処方自体が一つの有効成分であり、証（体質や症状など）に適した処方を選択する

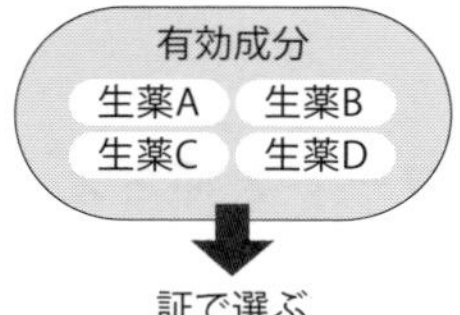

証で選ぶ

最重要生薬

漢方薬の問題では、構成生薬について問う問題も出題されます。しかし問われるものは、副作用などのリスクについて特に配慮する必要のあるマオウ・カンゾウ・ダイオウの３種類のみです。まずはこの３つの生薬について、薬効や副作用について確認しましょう。

①マオウ（麻黄）

マオウは、アドレナリン作動成分と同様の作用を示します。マオウの主成分は交感神経刺激作用を持つエフェドリンであり、気管支拡張の他、発汗促進、利尿などの作用も期待されます。また、中枢神経系に対する作用が他の成分に比べ強いとされ、依存性がある成分であることに留意する必要があります。

※アドレナリン作動成分の注意点→43ページ参照

〈マオウが含まれる漢方薬〉

マオウは主に、風邪に使われる漢方薬と咳に使われる漢方薬に含まれています。

カテゴリー	漢方薬
風邪の症状	葛根湯（かっこんとう）、麻黄湯（まおうとう）、小青竜湯（しょうせいりゅうとう）
痛みの症状	薏苡仁湯（よくいにんとう）、麻杏薏甘湯（まきょうよくかんとう）
咳の症状	麻杏甘石湯（まきょうかんせきとう）、五虎湯（ごことう）、神秘湯（しんぴとう）
婦人の症状	五積散（ごしゃくさん）
アレルギーの症状	葛根湯加川芎辛夷（かっこんとうかせんきゅうしんい）
肥満の症状	防風通聖散（ぼうふうつうしょうさん）

②カンゾウ（甘草）

カンゾウは、グリチルリチン酸による抗炎症作用の他、気道粘膜からの分泌を促す作用も期待されます。カンゾウを大量に摂取するとグリチルリチン酸の大量摂取につながり、偽アルドステロン症を起こすおそれがあります。むくみ、心臓病、腎臓病または高血圧のある人や高齢者では偽アルドステロン症を生じるリスクが高いため、それらの人に１日最大服用量がカンゾウ（原生薬換算）として１ｇ以上の製品を使用する場合は、事前にその適否を十分考慮する必要があります。また、どのような人が対象であっても、１日最大服用量がカンゾウ（原生薬換算）として１g以上となる製品は、長期連用を避けます。

※グリチルリチン酸の注意点→９ページ参照

〈カンゾウに関する問題で頻出の漢方薬〉

カンゾウは漢方薬の７割に配合されているため、カンゾウが含まれる漢方薬を全部覚えるのは困難です。しかし、風邪や咳・痛みなどの炎症症状に用いられる漢方薬にはカンゾウが含まれる傾向があり、循環器症状や泌尿器症状、耳鳴りなど体内の水分代謝が関わる症状に用いられる漢方薬にはカンゾウが含まれない傾向があります。そのため、これらの傾向に沿わない漢方薬が頻出となっています。

カテゴリー	漢方薬	カンゾウ	考えられる出題意図
痛みの症状	呉茱萸湯（ごしゅゆとう）	含まない	痛みに用いられる薬は、カンゾウを含むものが多いため
咳の症状	半夏厚朴湯（はんげこうぼくとう）	含まない	柴朴湯は小柴胡湯と半夏厚朴湯を合わせた処方であり、半夏厚朴湯と混同しやすいため
	柴朴湯（さいぼくとう）	含む	
泌尿器の症状	竜胆瀉肝湯（りゅうたんしゃかんとう）	含む	泌尿器の症状に用いられる薬は、カンゾウを含まないものが多いため
婦人の症状	温経湯（うんけいとう）	含む	名前が似ているため
	温清飲（うんせいいん）	含まない	
	加味逍遙散（かみしょうようさん）	含む	汎用される漢方薬であるため
肥満の症状	防風通聖散（ぼうふうつうしょうさん）	含む	カンゾウ・マオウ・ダイオウをすべて含むため
風邪の症状	小柴胡湯（しょうさいことう）	含む	名前が似ているため。なお、ダイオウについては小柴胡湯には含まれず、大柴胡湯には含まれる
肥満の症状	大柴胡湯（だいさいことう）	含まない	

③ダイオウ（大黄）

ダイオウは、大腸を刺激して排便を促すことを目的として用いられます。センナと同様、センノシドを含みます。構成生薬にダイオウを含む漢方処方製剤では、瀉下(しゃげ)作用の増強を生じて、腹痛、激しい腹痛を伴う下痢などの副作用が現れやすくなるため、瀉下(しゃげ)薬の併用に注意する必要があります。

※大腸刺激性瀉下(しゃげ)成分の注意点→78ページ

〈ダイオウが含まれる漢方薬〉

ダイオウは主に、便秘に効能を持つ漢方薬に含まれています。ただし、下痢と便秘の両方に効能を持つ桂枝加芍薬湯には、ダイオウが含まれないことに注意しましょう。

カテゴリー	漢方薬
喉の症状	響声破笛丸（きょうせいはてきがん）
便秘の症状	大黄甘草湯（だいおうかんぞうとう）、大黄牡丹皮湯（だいおうぼたんぴとう）、麻子仁丸（ましにんがん）
痔の症状	乙字湯（おつじとう）
循環器の症状	三黄瀉心湯（さんおうしゃしんとう）
精神・神経の症状	柴胡加竜骨牡蛎湯（さいこかりゅうこつぼれいとう）
婦人の症状	桃核承気湯（とうかくじょうきとう）
アレルギーの症状	茵陳蒿湯（いんちんこうとう）
肥満の症状	防風通聖散（ぼうふうつうしょうさん）、大柴胡湯（だいさいことう）

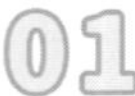

生薬製剤

生薬製剤は、生薬成分を組み合わせて配合された医薬品で、成分・分量から一見、漢方薬的に見えます。しかし、漢方処方製剤のように、使用する人の体質や症状、その他の状態に適した配合を選択するという考え方に基づくものでなく、個々の有効成分（生薬成分）の薬理作用を主に考えて、それらが相加的に配合された、西洋医学的な基調の上に立つものです。

生薬の覚え方のコツ

①生薬の基原や効能効果の覚え方

生薬の基原や効能効果は、生薬名を漢字にすると覚えやすいものがあります。例えば、地竜（ジリュウ）は「地の竜」よりミミズが基原とわかりますし、熊胆（ユウタン）は熊の胆汁を乾燥したものです。また、釣藤鈎（チョウトウコウ）は釣り針やカギのような形のトゲを用いる生薬で、イライラ・トゲトゲした気持ちを鎮めます。このように、生薬を覚える時は連想ゲームがお勧めです。生薬名をヒントにしてその特徴を紐づけていくと楽しく学習できますよ。

②基原植物の使用部位の覚え方

生薬名の語尾で、基原植物の使用部位を判別できることがあります。

語尾	使用部位	例
根(～コン)	根	葛根(カッコン)
子(～シ)	果実、種子、塊根	山梔子(サンシシ)、附子(ブシ)
仁(～ニン)	種子	杏仁(キョウニン)
花(～カ)	花	紅花(コウカ)
皮(～ヒ／ピ)	根皮、樹皮、果皮	桂皮(ケイヒ)、陳皮(チンピ)

③鎮静作用のある生薬の考え方

〈重鎮安神薬〉

漢方では、精神を安定させる効能を持つものを「安神薬」と呼び、さらに鉱物や貝殻などの重い生薬を「重鎮安神薬」と呼びます。重いもので気を鎮めるイメージをしてください。重鎮安神薬には、真珠（シンジュ）や牡蛎（ボレイ）、竜骨（リュウコツ）（竜骨は手引きへの記載なし）などがあります。

〈香りのある生薬〉

良い香りを嗅ぐと、気分が良くなりますよね。香りのある生薬には、滞った気を巡らせる作用によりリラックスさせるものがあります。例えば、沈香（ジンコウ）や麝香（ジャコウ）などには鎮静作用があります。

④生薬と漢方薬との対比

漢方薬の名前には、構成生薬名の入ったものがあります。この場合、効能効果が連動していることが多いため、少し慣れてきたらこの観点でも見てみましょう。情報がつながっていきますよ。下記はその一例です。

生薬	漢方薬
防已（ボウイ）：利尿・鎮痛 黄耆（オウギ）：強壮	防已黄耆湯：体力のない人の水太り、関節痛
芍薬（シャクヤク）：鎮痛鎮痙 甘草（カンゾウ）：抗炎症	芍薬甘草湯：こむらがえり
大黄（ダイオウ）：便秘 牡丹皮（ボタンピ）：鎮痛鎮痙	大黄牡丹皮湯：便秘、月経痛
酸棗仁（サンソウニン）：神経の興奮・緊張緩和	酸棗仁湯：心身の疲れ、不眠
半夏（ハンゲ）：鎮咳 厚朴（コウボク）：芳香性健胃	半夏厚朴湯：ストレスによる咳、喉のつかえ、嘔気
葛根（カッコン）：解熱・鎮痙	葛根湯：感冒の初期、肩こり

生薬一覧表

手引きに掲載されている生薬を、カテゴリーごとにまとめました。頻出度の高いものから覚えていきましょう。

解熱鎮痛薬

No.	1	2	3	4
生薬名	ボウイ/防已	ジリュウ/地竜	シャクヤク/芍薬	ボタンピ/牡丹皮
イラスト				
頻出度	−	−	!!	−
出題範囲	解熱鎮痛薬	解熱鎮痛薬、かぜ薬	解熱鎮痛薬、胃腸鎮痛鎮痙薬、婦人薬	解熱鎮痛薬、内用痔疾用薬、婦人薬
科名	ツヅラフジ科	フトミミズ科	ボタン科	ボタン科
基原植物等	オオツヅラフジ	Pheretima aspergillum Perrier	シャクヤク	ボタン
部位	蔓性の茎及び根茎を、通例、横切したもの	内部を除いたもの	根	根皮
効能効果	鎮痛作用、尿量増加(利尿)作用、煎薬は筋肉痛、神経痛、関節痛に用いられる	熱さまし、感冒時の解熱	鎮痛鎮痙作用、鎮静作用、内臓の痛みにも用いられる	鎮痛鎮痙作用、鎮静作用、内臓の痛みにも用いられる
覚え方・補足	肥満に伴う関節痛や水太りに用いられる防已黄耆湯の構成生薬である。	「地面の竜」よりミミズと覚える。	こむらがえりに用いられる芍薬甘草湯の構成生薬である。	下腹部痛のある人の月経不順に用いられる大黄牡丹皮湯の構成生薬である。
	解熱・鎮痛をもたらす仕組みは、アスピリン等(プロスタグランジン産生抑制作用)と異なるものと考えられている。			
商品例	山本漢方ぼうい	ゼリア「地竜エキス」顆粒	ハッキリエースa	恵快ACE

催眠鎮静薬

No.	5	6	7	8	9
生薬名	チョウトウコウ/釣藤鈎	サンソウニン/酸棗仁	カノコソウ/鹿子草(別名:キッソウコン)	チャボトケイソウ(別名:パッシフローラ)	ホップ
イラスト					
頻出度	―	―	―	―	―
出題範囲	催眠鎮静薬	催眠鎮静薬、婦人薬	催眠鎮静薬、解熱鎮痛薬、婦人薬	催眠鎮静薬	催眠鎮静薬
科名	アカネ科	クロウメモドキ科	オミナエシ科	トケイソウ科	アサ科
基原植物等	カギカズラ、Uncaria sinensis Haviland またはUncaria macrophylla Wallich	サネブトナツメ	カノコソウ	チャボトケイソウ	ホップ Humulus lupulus L.
部位	とげ	種子	根茎及び根	開花期における茎及び葉	成熟した球果状の果穂
効能効果	神経の興奮・緊張緩和作用	神経の興奮・緊張緩和作用、鎮静作用	神経の興奮・緊張緩和作用、鎮静作用	神経の興奮・緊張緩和作用	神経の興奮・緊張緩和作用
覚え方・補足	肝の失調によるイライラに用いられる。イライラの「イラ(刺)」は「とげ」が語源。	心身が疲れてしまった人の不眠に用いられる酸棗仁湯の構成生薬である。	生薬名は、花の蕾を上から見ると、染め物の「鹿の子絞り」に似ていることから。	時計のような形の花。時計と眠りのイメージを結びつけると良い。	ビールの苦味・香り付けに使われる植物で、鎮静作用があるとされる。
	生薬成分のみからなる鎮静薬であっても、複数の鎮静薬の併用や、長期連用は避けるべきである。				
商品例	イララックa	奥田脳神経薬	イララックa	イララックa	イララックa

小児鎮静薬

No.	10	11
生薬名	レイヨウカク/羚羊角	ジンコウ/沈香
イラスト		
頻出度	ー	ー
出題範囲	小児鎮静薬、強心薬	小児鎮静薬、強心薬
科名	ウシ科	ジンチョウゲ科
基原植物等	サイカレイヨウ(高鼻レイヨウ)	ジンコウ
部位	角	辺材の材質中に黒色の樹脂が沈着した部分
効能効果	緊張や興奮を鎮める作用	鎮静作用、健胃作用、強壮作用
覚え方・補足	サイカレイヨウはカモシカの仲間である。羚羊角はカルシウムを多く含むが、カルシウムには鎮静作用がある。No.92 淫羊藿(インヨウカク)とのひっかけ問題に注意する。	「沈む」という字から、鎮静作用をイメージするとよい。
商品例	宇津救命丸	特撰金粒樋屋奇応丸

1点UPのアドバイス

鎮咳去痰薬に含まれる生薬のうち、去痰作用のある生薬の語呂合わせを紹介します。

爆発の　**危機で**　**SOS**

バクモンドウ　キキョウ　SとOで始まる生薬：シャゼンソウ、セネガ、セキサン、オウヒ、オンジ

鎮咳去痰薬

No.	12	13	14	15	16
生薬名	ハンゲ/半夏	マオウ/麻黄	カンゾウ/甘草	キョウニン/杏仁	ナンテンジツ/南天実
イラスト					
頻出度	ー	!!!	!!!	ー	ー
出題範囲	鎮咳去痰薬	鎮咳去痰薬、かぜ薬	鎮咳去痰薬、かぜ薬、解熱鎮痛薬、ほか多数	鎮咳去痰薬	鎮咳去痰薬、かぜ薬
科名	サトイモ科	マオウ科	マメ科	バラ科	メギ科
基原植物等	カラスビシャク	Ephedra sinica Stapf、Ephedra intermedia Schrenk et C. A. Meyer または Ephedra equisetina Bunge	Glycyrrhiza uralensis Fischer または Glycyrrhiza glabra Linné	ホンアンズ、アンズ	シロミナンテン(シロナンテン)またはナンテン
部位	コルク層を除いた塊茎	地上茎	根及びストロンで、時には周皮を除いたもの(皮去りカンゾウ)	種子	果実
効能効果	中枢性の鎮咳作用	交感神経系の刺激による気管支拡張作用、発汗促進作用、利尿作用	抗炎症作用、気道粘膜からの粘液分泌促進作用	代謝物の一部による延髄の呼吸中枢、咳嗽中枢の鎮静作用	知覚神経・末梢運動神経への作用による鎮咳作用
覚え方・補足	ストレスによるのどのつかえ感や咳に用いられる、半夏厚朴湯の構成生薬である。	麻黄(マオウ)は第5章の「使用上の注意」の問題でも頻出である(注意点については225ページ参照)。	グリチルリチン酸を含むため、偽アルドステロン症に注意。噛むと甘く、甘味料としても用いられる(注意点については225ページ参照)。	肺を潤す生薬である。食材として使われる時はアンニンと呼ばれ、薬効の低いものが用いられる。	南天のど飴で有名な生薬で、鎮咳作用がある。
商品例	喘妙錠A	固形浅田飴クールS	龍角散	龍角散	トキワ南天のど飴

No.	17	18	19	20
生薬名	ゴミシ/五味子	シャゼンソウ/車前草	オウヒ/桜皮	キキョウ/桔梗
イラスト				
頻出度	ー	ー	ー	ー
出題範囲	鎮咳去痰薬、滋養強壮保健薬	鎮咳去痰薬、かぜ薬	鎮咳去痰薬、かぜ薬	鎮咳去痰薬、かぜ薬
科名	マツブサ科	オオバコ科	バラ科	キキョウ科
基原植物等	チョウセンゴミシ	オオバコ	ヤマザクラまたはカスミザクラ	キキョウ
部位	果実	花期の全草	周皮を除いた樹皮	根
効能効果	鎮咳作用、強壮作用	去痰作用 煎薬として咳に対して用いられる	去痰作用	去痰作用、痰を伴う咳の緩和
覚え方・補足	水様の痰を伴う咳に用いられる小青竜湯の構成生薬である。	子供の遊びの「草相撲」で使う植物である。種子のみを用いたものは車前子(シャゼンシ)と呼ばれる。	古くから日本の民間療法として用いられてきた生薬で、排膿作用(膿や痰を外に出す作用)がある。	咳がでるものの扁桃炎に用いられる桔梗湯の構成生薬である。
商品例	シロップAアスゲンa	ジキニン液Da	トニン咳どめ液D	龍角散ダイレクトスティックピーチ

No.	21	22	23	24
生薬名	セネガ/美遠志	オンジ/遠志	セキサン/石蒜	バクモンドウ/麦門冬
イラスト				
頻出度	―	―	―	―
出題範囲	鎮咳去痰薬、かぜ薬	鎮咳去痰薬	鎮咳去痰薬、かぜ薬	鎮咳去痰薬
科名	ヒメハギ科	ヒメハギ科	ヒガンバナ科	ユリ科
基原植物等	セネガまたはヒロハセネガ	イトヒメハギ	ヒガンバナ	ジャノヒゲ
部位	根	根及び根皮	鱗茎(りんけい) ※球根のこと	根の膨大部
効能効果	去痰作用	去痰作用	去痰作用	鎮咳作用、去痰作用、滋養強壮作用
覚え方・補足	美遠志は「アメリカの遠志」という意味である。	生薬名は「志が強くなる」ことから。心の機能を調整し、去痰作用よりも物忘れの改善を目的とした商品が多い。	生薬名が「セキ」なのに「去痰」と覚える。セキサンのエキスは、別名を白色濃厚セキサノールとも呼ばれる。	体力のない人の乾いた咳や、切れにくい痰を伴う咳に用いられる、麦門冬湯の構成生薬である。
	服用により糖尿病の検査値に影響を生じ、糖尿病が改善したと誤認されるおそれがある。			
商品例	新コルゲンコーワトローチA	キオグッド顆粒	ベリコデエース錠	せき止め液OR10

口腔咽喉薬

No.	25	26	27	28	29
生薬名	ラタニア	ミルラ/没薬	ハッカ/薄荷	ウイキョウ/茴香	ユーカリ
イラスト					
頻出度	ー	ー	ー	ー	ー
出題範囲	口腔咽喉薬、歯槽膿漏薬	口腔咽喉薬、歯槽膿漏薬	口腔咽喉薬、外用痔疾用薬、外皮用薬、歯痛薬	口腔咽喉薬、健胃薬	口腔咽喉薬、外皮用薬、歯痛薬(外用)
科名	クラメリア科	カンラン科	シソ科	セリ科	フトモモ科
基原植物等	クラメリア・トリアンドラ	ミルラノキ	ハッカ	ウイキョウ	ユーカリノキ
部位	根	皮部の傷口から流出して凝固した樹脂	地上部	果実	葉
効能効果	咽頭粘膜をひきしめる(収斂)作用、炎症の寛解を促す効果	咽頭粘膜をひきしめる(収斂)作用、抗菌作用	芳香による清涼感、冷感刺激での血管拡張による血行促進作用、知覚神経を麻痺させることによる鎮痛・鎮痒作用	芳香による清涼感、芳香性健胃作用	芳香による清涼感、冷感刺激での血管拡張による血行促進作用、知覚神経を麻痺させることによる鎮痛・鎮痒作用
覚え方・補足	根にタンニンを含み、収斂作用がある。語感が似ているので、「ラタニア」と「タンニン」をセットで覚えると良い。	「ミイラ」の語源であるという説がある。収斂・抗菌作用があるため、ミイラ作りに使用されていた。	精油はハッカ油として用いられる。メントールはハッカの成分である。	「茴香」には魚肉の香りを回復させるという意味がある。フェンネルとも呼ばれる。	精油はユーカリ油として用いられる。スースーとした冷涼感のある成分である。
商品例	アセス	ラリンゴール	新コルゲンコーワうがいぐすり「ワンプッシュ」	ブルーガーグルCP	ブルーガーグルCP、ヴイックスヴェポラップ

胃の薬

No.	30	31	32	33	34
生薬名	ボレイ／牡蛎	オウバク／黄柏	オウレン／黄連	センブリ／千振	ゲンチアナ
イラスト					
頻出度	―	!!	!!!	―	―
出題範囲	制酸薬	健胃薬、止瀉薬、外皮用薬	健胃薬、止瀉薬、婦人薬	健胃薬、止瀉薬	健胃薬
科名	イタボガキ科	ミカン科	キンポウゲ科	リンドウ科	リンドウ科
基原植物等	カキ	キハダまたはPhellodendron chinense Schneider	オウレン、Coptis chinensis Franchet、Coptis deltoidea C.Y. Cheng et Hsiao 又はCoptis teeta Wallich	センブリ	Gentiana lutea Linné
部位	貝殻	周皮を除いた樹皮	根をほとんど除いた根茎	開花期の全草	根及び根茎
効能効果	炭酸カルシウムによる制酸作用	苦味健胃作用 味覚を刺激して反射的な唾液や胃液の分泌を促す。オブラートの使用は適当ではない			
		収斂作用、ベルベリンによる止瀉作用、抗菌作用、抗炎症作用、血行促進作用、外用では打ち身、捻挫に用いる	収斂作用、ベルベリンによる止瀉作用、抗菌作用、抗炎症作用	止瀉作用	―
覚え方・補足	重鎮安神薬の一種（229ページ参照）。制酸作用（胃を落ち着かせる作用）がある。	黄柏も黄連も「黄」の文字が入るが、これはベルベリンの色に由来する。		「千回振ってもまだ苦い」ことが、名前の由来とされる。	ヨーロッパで古くから使われているリンドウ科の薬草である。
商品例	パンシロンアクティブ55	フジイ陀羅尼助丸	奥田胃腸薬（錠剤）	御岳百草丸	ソルマックプラス

No.	35	36	37	38	39
生薬名	リュウタン/竜胆	ユウタン/熊胆	ケイヒ/桂皮	コウボク/厚朴	ショウキョウ/生姜
イラスト					
頻出度	ー	!	ー	ー	ー
出題範囲	健胃薬	健胃薬、小児鎮静薬、強心薬	健胃薬、かぜ薬、解熱鎮痛薬	健胃薬	健胃薬、かぜ薬、解熱鎮痛薬
科名	リンドウ科	クマ科	クスノキ科	モクレン科	ショウガ科
基原植物等	トウリンドウ	Ursus arctos Linné または、その他近縁動物	Cinnamomum cassia J. Presl	ホオノキ、Magnolia officinalis Rehder et Wilson又はMagnolia officinalis Rehder et Wilson var. biloba Rehder et Wilson	ショウガ
部位	根及び根茎	胆汁を乾燥したもの	樹皮または周皮の一部を除いたもの	樹皮	根茎
効能効果	苦味**健胃作用** 味覚を刺激して反射的な唾液や胃液の分泌を促す。オブラートの使用は適当ではない		芳香性**健胃作用** 嗅覚を刺激して反射的な唾液や胃液の分泌を促す。オブラートの使用は適当ではない		
	ー	消化補助作用、利胆作用	発汗を促して解熱を助ける作用	ー	発汗を促して解熱を助ける作用
覚え方・補足	竜胆はリンドウの根で、熊胆よりも苦いためこの名がついた。動物が基原の生薬ではないので注意。	熊の胆汁を乾燥したもので、苦味が強い。ウシ等に由来する動物胆が用いられることもある。胆汁末も同様の動きがある。	桂皮はシナモンのことで、よい香りがある。体を温めて発汗させる。	厚朴は香りのある生薬で、気うつを晴らす。半夏厚朴湯の構成生薬である。	いわゆる「ショウガ」のことで、体を温める作用がある。
商品例	奥田胃腸薬(錠剤)	特撰金粒樋屋奇応丸	太田胃散	新セルベール整胃プレミアム〈錠〉	第一三共胃腸薬細粒s

No.	40	41	42	43	44
生薬名	チョウジ/丁子	チンピ/陳皮	ソウジュツ/蒼朮	ビャクジュツ/白朮	アカメガシワ/赤芽柏
イラスト					
頻出度	ー	ー	ー	ー	ー
出題範囲	健胃薬、口腔咽喉薬、小児鎮静薬、歯槽膿漏薬	健胃薬	健胃薬、婦人薬	健胃薬、婦人薬	胃粘膜保護・修復薬
科名	フトモモ科	ミカン科	キク科	キク科	トウダイグサ科
基原植物等	チョウジ	ウンシュウミカン	ホソバオケラ、シナオケラまたはそれらの種間雑種	オケラ(和ビャクジュツ)またはオオバナオケラ(唐ビャクジュツ)	アカメガシワ
部位	蕾	成熟した果皮	根茎	根茎	樹皮
効能効果	芳香性**健胃作用** 嗅覚を刺激して反射的な唾液や胃液の分泌を促す。オブラートの使用は適当ではない				胃粘膜の保護作用
	芳香による清涼感、殺菌消毒作用、抗炎症作用	ー	ー	ー	
覚え方・補足	精油はチョウジ油として用いられる。チョウジはクローブのことで、料理の香辛料としても用いられる。	陳皮はミカンの皮を干したもので、良い香りがある。	「朮」はオケラのこと。水毒に用いられ、胃の中の過剰な水分(胃液)を取り除く。	蒼朮と似たような作用があるが、体力虚弱な人に用いられる。	赤芽柏の葉の表面には、葉を保護する赤い毛が生えている。胃粘膜「保護」と結び付けて覚えよう。
商品例	第一三共胃腸薬細粒s	大正胃腸薬バランサー	新セルベール整胃プレミアム〈錠〉	御岳百草丸	第一三共胃腸薬錠剤s

腸の薬

No.	45	46	47	48
生薬名	ケツメイシ/決明子	ゲンノショウコ/現の証拠	アセンヤク/阿仙薬	ゴバイシ/五倍子
イラスト				
頻出度	ー	ー	ー	ー
出題範囲	整腸薬	整腸薬	整腸薬	止瀉薬
科名	マメ科	フウロソウ科	アカネ科	ウルシ科
基原植物等	エビスグサまたは Cassia tora Linné	ゲンノショウコ	Uncaria gambir Roxburgh	ヌルデ
部位	種子	地上部	葉及び若枝から得た水製乾燥エキス	若芽や葉上にアブラムシ科のヌルデシロアブラムシが寄生し、その刺激によって葉上に生成したのう状虫こぶ
効能効果	**整腸作用** 煎薬として整腸(便通を整える)、腹部膨満感等に用いられる		整腸作用	収斂作用による腸粘膜保護
覚え方・補足	音楽グループのケツメイシの名前の由来は、「すべてを出し尽くす」の意味であるという説がある。	生薬名の由来は、「すぐに薬効が現れる」ことから。	タンニンまたはカテキン類の成分を含む。	タンニン酸を含む生薬である。生薬名は、虫こぶが5倍に膨らむことから。
商品例	ビオフェルミンぽっこり整腸チュアブルa	山本漢方げんのしょうこ「分包」	正露丸	不明

No.	49	50	51	52
生薬名	センナ	ダイオウ/大黄	アロエ	ジュウヤク/十薬
イラスト				
頻出度	―	!!	―	―
出題範囲	瀉下薬、内用痔疾用薬	瀉下薬、内用痔疾用薬	瀉下薬	瀉下薬
科名	マメ科	タデ科	ユリ科	ドクダミ科
基原植物等	Cassia angustifolia Vahlまたは Cassia acutifolia Delile	Rheum palmatum Linné、Rheum tanguticum Maximowicz、Rheum officinale Baillon、Rheum coreanum Nakaiまたはそれらの種間雑種	Aloe ferox Millerまたはこれと Aloe africana Millerまたは Aloe spicata Bakerとの種間雑種	ドクダミ
部位	小葉	根茎	葉から得た液汁を乾燥したもの	花期の地上部
効能効果	大腸刺激により排便を促す	大腸刺激により排便を促す	大腸刺激により排便を促す	大腸刺激により排便を促す
覚え方・補足	センノシドを含む生薬である。妊婦・授乳婦は使用を避ける(大腸刺激性瀉下成分に共通の注意点については78ページ参照)		センノシド類似の物質を含む。観葉植物のキダチアロエや食用に用いられるアロエ・ベラは、生薬であるアロエの基原植物とは別種である。	生薬名は10種の薬能があることから。ドクダミは「毒を下す」ことからその名がついたと言われる。
商品例	エバシェリーン	大地の漢方便秘薬	アロエ便秘薬	山本漢方どくだみ「分包」

No.	53	54	55
生薬名	ケンゴシ/牽牛子	プランタゴ・オバタ	エンゴサク/延胡索
イラスト			
頻出度	―	―	―
出題範囲	瀉下薬	瀉下薬	胃腸鎮痛鎮痙薬
科名	ヒルガオ科	オオバコ科	ケシ科
基原植物等	アサガオ	プランタゴ・オバタ	Corydalis turtschaninovii Besser forma yanhusuo Y. H. Chou et C. C. Hsu
部位	種子	種子または種皮	塊茎を、通例、湯通ししたもの
効能効果	大腸刺激により排便を促す	腸管内で水分を吸収して腸内容物に浸透し、糞便のかさを増やすとともに糞便を柔らかくする	胃腸の鎮痛鎮痙作用
覚え方・補足	昔、アサガオの種子は牛と取引されるほど高価な薬だったことからこの名がついたとされる。	膨潤性瀉下成分である。食物繊維を多く含むため、使用と併せて十分な水分摂取がなされることが重要である。	腹痛を援護(エンゴ)すると覚えると良い。
商品例	ウエストンサラ	サトラックス	太田漢方胃腸薬Ⅱ

強心薬、その他の循環器用薬

No.	56	57	58	59
生薬名	センソ/蟾酥	ジャコウ/麝香	ゴオウ/牛黄	ロクジョウ/鹿茸
イラスト				
頻出度	!!!	!!!	!!!	!!!
出題範囲	強心薬	強心薬、小児鎮静薬	強心薬、かぜ薬、小児鎮静薬、滋養強壮保健薬	強心薬、滋養強壮保健薬
科名	ヒキガエル科	シカ科	ウシ科	シカ科
基原植物等	アジアヒキガエル等	ジャコウジカの雄	ウシ	Cervus nippon Temminck、Cervus elaphus Linné、Cervus canadensis Erxleben またはその他同属動物の雄鹿
部位	耳腺分泌物を集めたもの	麝香腺分泌物	胆嚢中に生じた結石	角化していない幼角
効能効果	微量で強い強心作用	強心作用、呼吸中枢を刺激して呼吸機能を高める、意識をはっきりさせる、緊張や興奮を鎮め、血液の循環を促す作用	強心作用、末梢血管の拡張による血圧降下、緊張や興奮を鎮め、血液の循環を促す作用、解熱作用	強心作用、強壮、血行促進
覚え方・補足	いわゆるガマの油。局所麻酔作用があるため、丸薬、錠剤等は噛まずに服用する。有効域が比較的狭い。1日用量センソ5mgを超えるものは劇薬指定、一般用医薬品は5mg以下。5mgという基準は、「カエルでGO！」と覚えると良い。	麝香は「鹿を射る香り」と書き、雌を射止めるための香りとされる。「ムスク」とも呼ばれ、アロマ効果により気の流れをよくしてリラックスさせる。	水戸黄門が、緊張や興奮を鎮めるために、印籠の中に入れて持ち歩いていたというエピソードがある。	腎を補う生薬で、名前は幼角の形や伸びる速さをキノコに例えたことから。漢方では、加齢による下半身の衰えは腎の機能低下が原因とされる。
商品例	救心	宇津救命丸〈金粒〉	救心	救心

No.	60	61	62
生薬名	リュウノウ/竜脳	シンジュ/真珠	コウカ/紅花
イラスト			
頻出度	!!	–	!
出題範囲	強心薬、小児鎮静薬	強心薬	その他の循環器用薬
科名	フタバガキ科	ウグイスガイ科	キク科
基原植物等	リュウノウジュ	アコヤガイ、シンジュガイまたはクロチョウガイ	ベニバナ
部位	樹幹の空隙に析出する精油の結晶	外套膜組成中に病的に形成された顆粒状物質	管状花をそのまままたは黄色色素の大部分を除いたもので、時に圧搾して板状としたもの
効能効果	中枢神経系の刺激作用による気つけの効果(※気つけ:心臓の働きの低下による一時的なめまい、立ちくらみ等の症状に対して、意識をはっきりさせたり、活力を回復させる効果)	鎮静作用	末梢の血行促進による鬱血除去作用、煎薬は冷え症及び血色不良に用いられる
覚え方・補足	「竜の脳」という名前から、中枢神経系の刺激作用があると覚える。リュウノウの主成分、ボルネオールが配合されている場合もある。	炭酸カルシウムが主成分の生薬で、鎮静作用がある。	名前の「紅」が示す通り、血行促進作用がある。
商品例	救心	救心	ルチン養命丸

痔の薬

No.	63	64	65	66
生薬名	シコン／紫根	セイヨウトチノミ／西洋栃の実	オウゴン／黄芩	カイカ／槐花、カイカク／槐角
イラスト				
頻出度	―	―	―	―
出題範囲	外用痔疾用薬、口内炎用薬	内用・外用痔疾用薬、外皮用薬	内用痔疾用薬、健胃薬	内用痔疾用薬
科名	ムラサキ科	トチノキ科	シソ科	マメ科
基原植物等	ムラサキ	セイヨウトチノキ（マロニエ）	コガネバナ	エンジュ
部位	根	種子	周皮を除いた根	蕾／成熟果実
効能効果	新陳代謝促進作用、組織修復促進作用、殺菌作用、抗菌作用、抗炎症作用	血行促進作用、抗炎症作用	抗炎症作用、芳香性健胃作用	止血効果
覚え方・補足	ひびやあかぎれなどの傷の修復に用いられる、紫雲膏の構成生薬である。	ヨーロッパで痔の治療に用いられている生薬である。	生薬名は、根が黄金色であることから。	毛細血管の補強・強化を期待して用いられる「ルチン」の製造原料としても使われる。槐（えんじゅ）は鬼の木と書くが、魔よけの木として知られている。
商品例	クラシエ紫雲膏	内服薬ジーフォー	摩耶字散（マヤジサン）	エフレチンG顆粒

泌尿器用薬

No.	67	68	69	70
生薬名	ウワウルシ	カゴソウ/夏枯草	キササゲ/木大角豆	サンキライ/山帰来
イラスト				
頻出度	ー	ー	ー	ー
出題範囲	泌尿器用薬	泌尿器用薬	泌尿器用薬	泌尿器用薬
科名	ツツジ科	シソ科	ノウゼンカズラ科	ユリ科
基原植物等	クマコケモモ	ウツボグサ	キササゲ	Smilax glabra Roxburgh
部位	葉	花穂	果実	塊茎
効能効果	利尿作用 経口的に摂取した後、尿中に排出される分解代謝物が抗菌作用を示し、尿路の殺菌消毒効果を期待して用いられる 煎薬として残尿感、排尿に際して不快感のあるものに用いられる	利尿作用 煎薬として残尿感、排尿に際して不快感のあるものに用いられる	利尿作用 煎薬として尿量減少に用いられる	
覚え方・補足	ウワ=ウルシは「熊のブドウ」という意味であり、ウルシ科の植物ではない。	「夏に枯れる草」の意味があり、夏に涼茶として使われる生薬で、利尿作用がある。	細長い果実の部分を使用する生薬で、古くから民間療法で利尿薬として用いられてきた。	生薬名は「山でこの植物を食べて治って帰って来た」ことが由来とされ、昔は梅毒の治療に用いられた。
商品例	ハルンケア　ベアベリー錠	コイクラセリド	腎仙散(ジンセンサン)	トチモトのサンキライP

No.	71	72	73
生薬名	ソウハクヒ/桑白皮	モクツウ/木通	ブクリョウ/茯苓
イラスト			
頻出度	―	―	!!
出題範囲	泌尿器用薬	泌尿器用薬	泌尿器用薬、その他の生薬
科名	クワ科	アケビ科	サルノコシカケ科
基原植物等	マグワ	アケビまたはミツバアケビ	マツホドの菌核
部位	根皮	蔓性の茎を、通例、横切りしたもの	外層をほとんど除いたもの
効能効果	利尿作用 煎薬として尿量減少に用いられる	利尿作用	利尿作用、健胃作用、鎮静作用
覚え方・補足	カイコが好んで食べる桑を基原とする生薬で、根の部分が使われる。	蔓の断面に穴が空いているため、この名になったとされる。このことから、「水の通りをよくする生薬」と覚えると良い。	キノコの菌核に由来する珍しい生薬である。猪苓湯の主薬の「チョレイ」もキノコの一種だが、手引きへの記載はない。
商品例	トチモトのソウハクヒP	ボーコレン	腎仙散(ジンセンサン)

婦人薬

No.	74	75	76	77	78
生薬名	サフラン/番紅花	コウブシ/香附子	センキュウ/川芎	トウキ/当帰	ジオウ/地黄
イラスト					
頻出度	ー	ー	ー	ー	ー
出題範囲	婦人薬、小児鎮静薬、強心薬	婦人薬、かぜ薬	婦人薬、かぜ薬、滋養強壮保健薬	婦人薬、内用痔疾用薬、滋養強壮保健薬	婦人薬、滋養強壮保健薬
科名	アヤメ科	カヤツリグサ科	セリ科	セリ科	ゴマノハグサ科
基原植物等	サフラン	ハマスゲ	センキュウ	トウキまたはホッカイトウキ	アカヤジオウ等
部位	柱頭	根茎	根茎を、通例、湯通ししたもの	根を、通例、湯通ししたもの	根またはそれを蒸したもの
効能効果	鎮静作用、鎮痛作用、女性の滞っている月経を促す作用煎薬は冷え症及び血色不良に用いられる	鎮静作用、鎮痛作用、女性の滞っている月経を促す作用	血行改善作用による血色不良、冷えの症状の緩和、強壮作用、鎮静作用、鎮痛作用、虚弱体質、胃腸虚弱、食欲不振における滋養強壮		
覚え方・補足	No.62 紅花(コウカ)と見た目も効能も似ているため、混同されてきた歴史があるが、別の植物である。	香りがあり、気の巡りをよくする。気うつ傾向を伴う人のかぜの初期に用いられる、香蘇散の構成生薬である。	これらの3生薬は代表的な理血薬(血行を促す薬)で、これに芍薬が加わると、「血虚」に対する基本処方である「四物湯」になる。トウキは、女性がこれを使ったら夫が帰ってきたことから、「当(まさ)に帰る」と呼ばれるようになったという説がある。		
商品例	日野実母散	女性保健薬命の母A	女性保健薬命の母A	女性保健薬命の母A	中将湯

鼻炎用内服薬

No.	79	80	81
生薬名	シンイ／辛夷	サイシン／細辛	ケイガイ／荊芥
イラスト			
頻出度	―	―	―
出題範囲	鼻炎用内服薬	鼻炎用内服薬	鼻炎用内服薬
科名	モクレン科	ウマノスズクサ科	シソ科
基原植物等	Magnolia biondii Pampanini、ハクモクレン、Magnolia sprengeri Pampanini、タムシバまたはコブシ	ケイリンサイシンまたはウスバサイシン	ケイガイ
部位	蕾	根及び根茎	花穂
効能効果	鎮静作用、鎮痛作用	鎮痛作用、鎮咳作用、利尿作用、鼻閉の緩和	発汗作用、解熱作用、鎮痛作用、鼻閉の緩和
覚え方・補足	辛味で肺を温め、鼻の通りを良くする生薬である。	馬のしっぽのような細かい根が基原の生薬である。辛味で肺を温めて発汗させ、痛みや鼻詰まりを和らげる。	体を温め、発汗により熱や鼻詰まりを和らげる。解毒証体質の人の蓄膿症に用いられる、荊芥連翹湯の構成生薬である。
商品例	アネトンアルメディ鼻炎錠	キッズバファリン鼻炎シロップS	小粒タウロミン

歯槽膿漏薬

No.	82
生薬名	カミツレ
イラスト	
頻出度	―
出題範囲	歯槽膿漏薬、かぜ薬
科名	キク科
基原植物等	カミツレ
部位	頭花
効能効果	発汗作用、抗炎症作用、抗菌作用
覚え方・補足	カミツレはカモミールのことで、カマズレン(カモミールのアズレン)を含む生薬である。
商品例	アセス

外皮用薬

No.	83	84	85	86
生薬名	トウガラシ/唐辛子	アルニカ	サンシシ/山梔子	オリブ油
イラスト				
頻出度	ー	ー	ー	ー
出題範囲	外皮用薬	外皮用薬	外皮用薬、歯痛薬（外用）	外皮用薬
科名	ナス科	キク科	アカネ科	モクセイ科
基原植物等	トウガラシ	アルニカ	クチナシ	Olea europaea Linné
部位	果実	頭花（※）	果実をときには湯通しまたは蒸したもの	果実を圧搾して得た脂肪油
効能効果	温感刺激での末梢血管拡張による血行促進作用	抗炎症作用、血行促進作用	抗炎症作用、血行促進作用	角質層の水分保持量を高めることによる皮膚の乾燥の改善
覚え方・補足	カプサイシンを含む。	ヨーロッパでは民間薬として、古くから打ち身などに使われてきたハーブである。	クチナシは、果実が熟しても裂けない（口がない）ことが由来とされる。抗炎症作用があり、口腔内に使用されることもある。	オリーブオイルを精製（＝純度を上げること）したものである。
商品例	サロンパス30ホット	ハリックス ほぐリラ	歯痛剤新今治水	オリブ油

※部位は手引きへの記載なし

No.	87	88	89	90
生薬名	モクキンピ/木槿皮	カシュウ/何首烏	チクセツニンジン /竹節人参	ヒノキチオール
イラスト				
頻出度	―	!	―	―
出題範囲	みずむし・たむし用薬	毛髪用薬、滋養強壮保健薬	毛髪用薬、かぜ薬	毛髪用薬、歯槽膿漏薬
科名	アオイ科	タデ科	ウコギ科	ヒノキ科
基原植物等	ムクゲ	ツルドクダミ	トチバニンジン	タイワンヒノキ、ヒバ
部位	幹皮	塊根	根茎を、通例、湯通ししたもの	精油成分
効能効果	皮膚糸状菌の増殖抑制	頭皮における脂質代謝を高めて、余分な皮脂を取り除く作用、強壮作用	血行促進作用、抗炎症作用	抗菌作用、抗炎症作用
覚え方・補足	ハイビスカスの仲間である木槿(ムクゲ)の樹皮を使った生薬で、抗真菌作用がある。	生薬名の由来は、何さんが服用したところ、頭(首から上)が烏のように黒くなったからという説がある。	根茎に竹のような節があることからこの名で呼ばれており、毛根の血行を促進する。	ヒノキには抗菌作用があるため、風呂場の木材に向くとされる。
商品例	不明	カロヤンプログレEX O	カロヤンプログレEX O	カロヤンプログレEX O

滋養強壮保健薬

No.	91	92	93	94
生薬名	ニンジン/人参(別名:高麗人参、朝鮮人参)	インヨウカク/淫羊藿	ハンピ/反鼻	ヨクイニン/薏苡仁
イラスト				
頻出度	!	−	−	−
出題範囲	滋養強壮保健薬、かぜ薬、小児鎮静薬、強心薬	滋養強壮保健薬、強心薬	滋養強壮保健薬	滋養強壮保健薬
科名	ウコギ科	メギ科	クサリヘビ科(※)	イネ科
基原植物等	オタネニンジン	キバナイカリソウ、イカリソウ、Epimedium brevicornu Maximowicz、Epimedium wushanense T. S. Ying、ホザキイカリソウまたはトキワイカリソウ	ニホンマムシ等	ハトムギ
部位	細根を除いた根またはこれを軽く湯通ししたもの	地上部	皮及び内臓を取り除いたもの	種皮を除いた種子
効能効果	神経系の興奮や副腎皮質の機能亢進等の作用により、外界からのストレス刺激に対する抵抗力や新陳代謝を高める	強壮作用、血行促進作用、強精作用(性機能の亢進)	強壮作用、血行促進作用、強精作用(性機能の亢進)	肌荒れ、いぼの改善 ビタミン剤や瀉下薬等の補助成分として配合される場合もある
覚え方・補足	オタネニンジンの根を蒸したものを基原とする生薬を紅参(コウジン)ということもある。	生薬名は「淫らな羊になる草」が由来とされる。イカリソウの名は、花が船のいかりに似ていることから付けられた。	生薬名は、マムシの鼻が反り返っていることが由来とされる。	小さな粒の形状からいぼに用いられると覚えるとよい。薏苡仁湯の主薬だが、効能効果が異なるため注意する。
商品例	正官庄高麗紅蔘錠	薬用養命酒	金蛇精(糖衣錠)	ペアA錠

※科名は手引きへの記載なし

No.	95	96	97	98
生薬名	タイソウ/大棗	サンシュユ/山茱萸	サンヤク/山薬	オウギ/黄耆
イラスト				
頻出度	―	―	―	―
出題範囲	滋養強壮保健薬	滋養強壮保健薬	滋養強壮保健薬	滋養強壮保健薬
科名	クロウメモドキ科	ミズキ科	ヤマノイモ科	マメ科
基原植物等	ナツメ	サンシュユ	ヤマノイモまたはナガイモ	キバナオウギまたはAstragalus mongholicus Bunge
部位	果実	偽果の果肉	周皮を除いた根茎(担根体)	根
効能効果	強壮作用	強壮作用	強壮作用	強壮作用
覚え方・補足	生薬名は「大きな棗(ナツメ)」から。消化吸収を助ける。多くの漢方薬に含まれ、各生薬の薬理作用や副作用を緩和する働きがある。	生薬名は「茱萸(グミ)のような実がなる」ことから。大棗と同じく、赤い実の部分を使用する生薬である。	自然薯のこと。食用として「とろろ」で親しまれている植物である。	「耆」は、長老や年長者という意味である。生薬名は「体力を補う薬の長」から。
商品例	ユンケル黄帝液プレミアム	ヘパリーゼキング	ゼナキング活精	キューピーコーワゴールドαプレミアム

その他の生薬

No.	99	100	101	102
生薬名	ブシ/附子	カッコン/葛根	サイコ/柴胡	ボウフウ/防風
イラスト				
頻出度	!!	!	!	–
出題範囲	その他の生薬	その他の生薬、かぜ薬	その他の生薬、かぜ薬、内用痔疾用薬	その他の生薬、かぜ薬
科名	キンポウゲ科	マメ科	セリ科	セリ科
基原植物等	ハナトリカブトまたはオクトリカブト	クズ	ミシマサイコ	Saposhnikovia divaricata Schischkin
部位	塊根を減毒加工して製したもの	周皮を除いた根	根	根及び根茎
効能効果	心筋の収縮力を高めることによる血液循環改善作用、利尿作用、鎮痛作用（プロスタグランジン産生抑制作用はなく、胃腸障害等の副作用は示さない）	解熱作用、鎮痙作用	解熱作用、鎮痛作用、抗炎症作用	発汗作用、解熱作用、鎮痛作用、鎮痙作用
覚え方・補足	有毒植物で有名なトリカブトを基原とする生薬。毒としては「毒（ブス）」、薬としては「附子（ブシ）」と呼ばれる。	感冒の初期や肩こりのある人に用いられる、葛根湯の構成生薬である。	抗炎症作用があり、小柴胡湯や大柴胡湯を始めとする多数の漢方薬に含まれる。	体力が充実している人の肥満に用いられる防風通聖散の構成生薬である。
商品例	アコニンサン糖衣錠	コフト顆粒	「クラシエ」漢方柴胡桂枝湯エキス	コッコアポEX錠

No.	103	104	105
生薬名	ショウマ/升麻	レンギョウ/連翹	サンザシ/山査子
イラスト			
頻出度	—	—	!
出題範囲	その他の生薬、かぜ薬	その他の生薬	その他の生薬
科名	キンポウゲ科	モクセイ科	バラ科
基原植物等	Cimicifuga dahurica Maximowicz、Cimicifuga heracleifolia Komarov、Cimicifuga foetida Linné またはサラシナショウマ	レンギョウ	サンザシまたはオオミサンザシ
部位	根茎	果実	偽果をそのまま、または縦切若しくは横切したもの
効能効果	発汗作用、解熱作用、解毒作用、消炎作用	鎮痛作用、抗菌作用	健胃作用、消化促進作用 同属植物であるセイヨウサンザシの葉：血行促進作用、強心作用
覚え方・補足	生薬名の「升麻」の由来はよくわかっていない。体を冷やしながら発汗、発散を促す生薬である。	花が連なって咲くことから名づけられたとされる。菌が連なる様子をイメージして「抗菌作用」と覚えると良い。	消化不良に用いる。甘酸っぱいため、山査子酒やドライフルーツにして食べることもある。
商品例	補中益気湯エキス錠クラシエ	荊芥連翹湯エキス錠Fクラシエ	新ワカ末プラスA錠

02

漢方処方製剤

漢方薬を理解するための予備知識

漢方薬の効能・効果を読み解くためのルールや副作用を確認しましょう。

①しばり（使用制限）

漢方では、「証」に合った漢方薬が用いられます。「証」とは、体質や体力、症状の現れ方など、その人の状態を表すものであり、虚実（きょじつ）や陰陽（いんよう）などの様々な“ものさし”で判断されます。

一般用漢方薬では、この「証」の概念に対応した「しばり」が導入されています。「しばり」とは、「この漢方薬は、こんな体力・体質の人に効果的ですよ」という前提条件の部分です。例えば麻黄湯の効能・効果は「体力充実して、かぜのひきはじめで、寒気がして発熱、頭痛があり、咳が出て身体のふしぶしが痛く汗が出ていないものの感冒、鼻かぜ、気管支炎、鼻詰まりに適すとされる」であり、「しばり」は下線を引いた部分です。

1点UPのアドバイス

ここでのポイントは次の通りです。

- 漢方薬は漢方独自の病態認識の「証」に基づいて用いることが、有効性及び安全性を確保するために重要である。
- 漢方の病態認識には、虚実（きょじつ）、陰陽（いんよう）、気血水（きけつすい）、五臓などがあり、一般用漢方薬の場合、「証」という専門用語を使用することを避け「しばり」として記載が行われている。

(a) 体力のしばり表現

体力の充実をみる証（虚実）には5段階の表現があります。このほか、「体力にかかわらず」は1から5、「体力中等度以上」は3以上、「体力中等度以下」は3以下となります。

段階	証	しばり	意味
5	実の病態	体力充実して	体ががっしりしている、胃腸が丈夫である
4	比較的実の病態	比較的体力がある	5と3の中間である
3	虚実の尺度で中間の病態	体力中等度	通常の生活をするのに差し障りのないくらいの体力である
2	やや虚の病態	やや虚弱で	3と1の中間である
1	虚の病態	体力虚弱で	病気への抵抗力が低い、胃腸が弱い、冷えやすい

実

虚

また、体力のしばりは、効能・効果の表現と連動しているものもあります。例えば「鼻出血」や「鼻血」に効能を持つ漢方薬のうち、三黄瀉心湯と黄連解毒湯はいずれも「体力中等度以上」です。例外もありますが、体力がある人とない人のそれぞれにありがちな症状の現れ方をイメージとして持っておくと、体力のしばりが覚えやすくなります。

体力がない傾向（虚）

【効能・効果の表現】
疲れやすい、元気がない、
貧血、冷え症、冷えやすい、
顔色が悪い、色つやが悪い

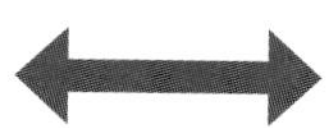

体力がある傾向（実）

【効能・効果の表現】
便秘、痛み、発熱、
熱感、赤ら顔、発赤、
鼻出血、○○（症状）が強い

なお、体力のしばりの中で特に覚えておいたほうが良いものは、かぜ、泌尿器、婦人、肥満の症状に用いられる漢方薬です。

①かぜ

葛根湯、麻黄湯、小青竜湯、小柴胡湯の体力は必ず覚えましょう。葛根湯、麻黄湯は実証向けの漢方薬です。「かぜ＝葛根湯」と思われがちですが、特に高齢者などの体力のない人では不向きな場合もあります。

②泌尿器

泌尿器症状に用いられる漢方薬は虚証向けのものが多いので、例外の猪苓湯と竜胆瀉肝湯の体力を覚えると良いでしょう。竜胆瀉肝湯は「瀉」の字から、実証向けの漢方薬であると判断できます（262ページ参照）。

③婦人

婦人の症状に用いられる漢方薬も虚証向けのものが多いので、例外となっている桂枝茯苓丸と桃核承気湯の体力を先に覚えましょう。

④肥満

防已黄耆湯と防風通聖散は名前が似ているためか、ひっかけ問題で頻出となっています。防已黄耆湯は虚証の人の水太りによる肥満に用いられ、防風通聖散は実証の人の皮下脂肪による肥満に用いられます。また、大柴胡湯には、小柴胡湯という似た名前の漢方薬があるので注意して下さい。この大小は、大はより実証に、小はより虚証に用いられるという意味があります。

<table>
<tr><th></th><th>虚弱</th><th>やや虚弱</th><th>中等度</th><th>比較的あり</th><th>充実</th></tr>
<tr><td rowspan="5">①かぜの症状</td><td>桂枝湯、香蘇散</td><td></td><td></td><td></td><td></td></tr>
<tr><td></td><td></td><td colspan="3">葛根湯</td></tr>
<tr><td></td><td colspan="2">小青竜湯、柴胡桂枝湯</td><td></td><td></td></tr>
<tr><td></td><td></td><td></td><td></td><td>麻黄湯</td></tr>
<tr><td></td><td></td><td>小柴胡湯</td><td></td><td></td></tr>
<tr><td rowspan="3">②泌尿器の症状</td><td colspan="3">六味丸、八味地黄丸、牛車腎気丸</td><td></td><td></td></tr>
<tr><td colspan="5">猪苓湯</td></tr>
<tr><td></td><td></td><td colspan="3">竜胆瀉肝湯</td></tr>
<tr><td rowspan="5">③婦人の症状</td><td>四物湯、当帰芍薬散</td><td colspan="2">五積散</td><td>桂枝茯苓丸</td><td></td></tr>
<tr><td colspan="3">温経湯、加味逍遙散、柴胡桂枝乾姜湯</td><td></td><td></td></tr>
<tr><td></td><td></td><td colspan="3">桃核承気湯</td></tr>
<tr><td></td><td></td><td>温清飲</td><td></td><td></td></tr>
<tr><td></td><td></td><td></td><td></td><td></td></tr>
<tr><td>④肥満の症状</td><td colspan="3">防已黄耆湯</td><td></td><td>大柴胡湯、防風通聖散</td></tr>
</table>

(b) 陰陽(いんよう)のしばり表現

漢方では、体が冷えている場合は体を温め、熱がこもっている場合は体を冷ます治療を行います。

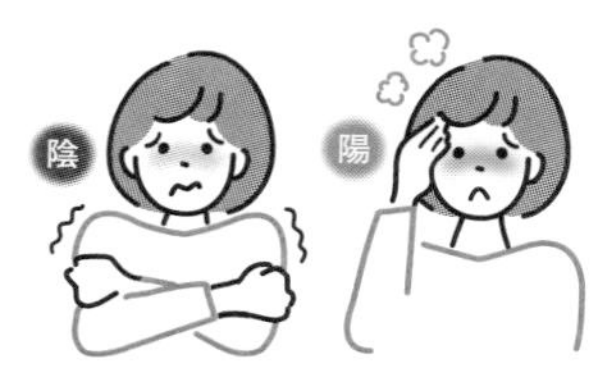

のアドバイス

「陰(いん)」の病態：「疲れやすく冷えやすいものの」などの寒性の症状として表現される。

「陽(よう)」の病態：「のぼせぎみで顔色が赤く」などの熱症状として表現される。

(c) 五臓のしばり表現

漢方では、体の働きを5つに分類し、これを五臓と呼びます。五臓は現代医学での解剖学的な臓器の認識とは考え方が異なるため、注意が必要です。次ページの図がその働きとの関係性を示したもので、例えば「肝」の働きが失調すると、精神や自律神経に不調が出るとされています。特に「脾」と「肝」に関する以下の表現は試験で問われることがありますので、頭に入れておきましょう。

のアドバイス

「脾胃虚弱(ひいきょじゃく)」の病態が適応となるもの：「胃腸虚弱で」と表現される。

「肝陽上亢(かんようじょうこう)」の病態が適応となるもの：「いらいらして落ち着きのないもの」と表現される。

〈 五臓の働きとの関係性 〉

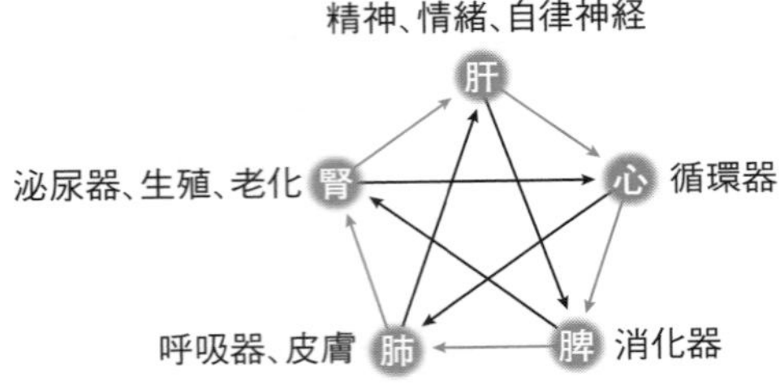

また、漢方薬の名前に五臓が含まれていることもあり、効能効果のヒントになります。

〈 名前に五臓を含む漢方薬の例 〉

漢方薬	概要
抑肝散(よくかんさん)	肝が高ぶることによる怒りやイライラ、子供の疳(かん)の虫に用いられる
三黄瀉心湯(さんおうしゃしんとう)	心の亢進によるイライラやのぼせ、高血圧に用いられる
加味帰脾湯(かみきひとう)	脾、つまり消化器の働きを助け、血を補って不眠を改善する
辛夷清肺湯(しんいせいはいとう)	肺の失調による鼻水や鼻詰まりに用いられる
牛車腎気丸(ごしゃじんきがん)	腎の働きを高めて、排尿障害などの老化に伴う症状を改善する

(d) 気(き)・血(けつ)・水(すい)のしばり表現

漢方では、「気(き)・血(けつ)・水(すい)」と呼ばれる3要素が体内をバランスよく巡ることで、健康が保たれていると考えます。気(き)は生命エネルギー、血(けつ)は血液と、血液で運ばれる栄養素、水(すい)は血液以外の体液を表し、気(き)・血(けつ)・水(すい)の量の不足（虚）や流れの滞りなどの異常がないかどうかを見極めることで、適切な漢方薬を選んでいきます。気(き)・血(けつ)・水(すい)に異常が出ると、次のような症状が現れることがあります。

気の不調	気虚（ききょ）	気の量の不足	無気力、疲労感、食欲不振、下痢
	気滞（きたい）・気うつ	気の停滞	抑うつ、頭重感、喉のつかえ感、腹部膨満感
	気逆（きぎゃく）	気の逆流	のぼせ、顔面紅潮、動悸、発汗
血の不調	血虚（けっきょ）	血の量の不足	皮膚につやがない、乾燥肌、貧血、血行不良、月経異常
	瘀血（おけつ）	血の停滞	肩こり、頭痛、手足の冷え、顔色が黒い、しみ、クマ、強い月経痛、皮下出血、痔
水の不調	水毒（すいどく）	水の停滞	口渇、排尿異常、頭痛、むくみ、めまい、水のような鼻水、水のような下痢

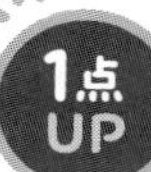

のアドバイス

このうち、試験で出題される気・血・水のしばりは次の通りです。
血虚：「皮膚の色つやが悪く」と表現される
水毒：「口渇があり、尿量が減少するもの」と表現される

また、「気とは何か？」と質問されることがありますので、解説します。

私たちは普段から「気」という言葉を何気なく使っており、その表現は、「元気」「気をつかう」「気が晴れる」など、様々です。気とは、心身を健康に保つのに必要なエネルギーのことで、気（元気）が足りないものを気虚と呼び、気はあってもその流れが滞っているものを気滞と呼んでいます。

六君子湯（→300ページ）や補中益気湯（→332ページ）のように、気虚に使われる薬はおなかの機能を補いますが、漢方では、脾胃（＝消化器）が気を産生すると考えます。つまり、脾胃の機能を整えて食欲が増えれば、気の補充ができるということです。なお、補充された気は全身を滞りなく巡る必要があります。気が滞ってしまうと、抑うつ、頭重感、喉や胸のつかえ感など、気滞の症状が現れることがあります。

②漢方薬の名前の由来

漢方薬の名前は、漢字ばかりで難しく感じますよね。しかし名前の付け方にはいくつか種類があります。漢方薬の紹介ページでも、漢方薬ごとに名前の由来を記載していますので、ぜひ参考にしてください。

(a)配合されている主な生薬の名前に由来するもの

例：桂枝湯(けいしとう)、葛根湯(かっこんとう)、麻黄湯(まおうとう)

この場合、生薬の作用から漢方薬の効能効果を推測することができます。たとえば葛根には鎮痙(けい)作用があり筋肉の痙攣(けいれん)を鎮めますが、葛根湯(かっこんとう)の効能効果には、肩こりや筋肉痛があります。

(b)配合生薬の数によるもの

例：三黄瀉心湯(さんおうしゃしんとう)、四物湯(しもつとう)、五虎湯(ごことう)、六味丸(ろくみがん)、七物降下湯(しちもつこうかとう)、八味地黄丸(はちみじおうがん)

(c)体の部位に由来するもの

例：安中散(あんちゅうさん)、補中益気湯(ほちゅうえっきとう)、小建中湯(しょうけんちゅうとう)、清上防風湯(せいじょうぼうふうとう)

中はおなかのこと、上は首から上、つまり顔のことを指します。

(d)五臓に由来するもの→260ページ参照

(e)補法と瀉(しゃ)法に由来するもの

例：十全大補湯(じゅうぜんたいほとう)、補中益気湯(ほちゅうえっきとう)、三黄瀉心湯(さんおうしゃしんとう)、竜胆瀉肝湯(りゅうたんしゃかんとう)

漢方の治療法には、足りないもの（虚）を補う方法と、いらないもの（実）を瀉(しゃ)する（取り去る）方法があります。漢方名に「補」が入るものは虚証の人、「瀉(しゃ)」が入るものは実証の人に用いられます。なお、補・瀉(しゃ)の字はありませんが、加味帰脾湯(かみきひとう)は補剤、防風通聖散(ぼうふうつうしょうさん)は瀉(しゃ)剤の代表例です。

③漢方薬の副作用

(a) 間質性肺炎と肝機能障害

原因としては、柴胡（サイコ）、黄芩（オウゴン）、半夏（ハンゲ）、甘草（カンゾウ）の関与が指摘されていますが、特定には至っていません。見分け方として、まずは漢方名に「柴胡」が入る薬に注意しましょう。

小柴胡湯（しょうさいことう）、柴朴湯（さいぼくとう）、柴胡桂枝湯（さいこけいしとう）、柴胡加竜骨牡蛎湯（さいこかりゅうこつぼれいとう）、大柴胡湯（だいさいことう）

また、それ以外では、以下の薬に注意が必要です。

小青竜湯（しょうせいりゅうとう）、麦門冬湯（ばくもんどうとう）、芍薬甘草湯（しゃくやくかんぞうとう）、補中益気湯（ほちゅうえっきとう）、乙字湯（おつじとう）、牛車腎気丸（ごしゃじんきがん）、荊芥連翹湯（けいがいれんぎょうとう）、辛夷清肺湯（しんいせいはいとう）、黄連解毒湯（おうれんげどくとう）、防已黄耆湯（ぼういおうぎとう）、防風通聖散（ぼうふうつうしょうさん）

(b) 膀胱炎様症状

漢方名に「柴胡（サイコ）」が入る薬に注意が必要です。

小柴胡湯（しょうさいことう）、柴胡桂枝湯（さいこけいしとう）、柴朴湯（さいぼくとう）

(c) 腸間膜静脈硬化症

山梔子（サンシシ）が原因と見られ、腸間膜静脈に石灰化が生じ、腸管の血流が阻害される副作用です。

加味逍遙散（かみしょうようさん）、辛夷清肺湯（しんいせいはいとう）、黄連解毒湯（おうれんげどくとう）、防風通聖散（ぼうふうつうしょうさん）、清上防風湯（せいじょうぼうふうとう）

④漢方薬の基本処方

漢方薬は、「基本処方」と呼ばれる漢方薬に生薬を足したり引いたりして、別の漢方薬（派生処方）となっていることがあります。「基本処方」の効能を頭に入れておくと、どのような意味を持つ漢方薬なのかがスムーズに理解できます。４つの重要な「基本処方」について確認しましょう。

基本処方	概要	派生処方
桂枝湯（けいしとう）	体を温めて軽く発汗させ、熱や痛みを発散させる作用があり、虚証のかぜの初期に用いられる。	●葛根湯 ●柴胡桂枝湯 ●桂枝加竜骨牡蛎湯 ●小建中湯
小柴胡湯（しょうさいことう）	炎症を鎮め、免疫機能を整える作用があり、体力中等度の人のかぜの後期に用いられる。	●柴胡桂枝湯 ●柴胡加竜骨牡蛎湯 ●柴朴湯
四物湯（しもつとう）	血が不足した血虚に対する基本的な方剤で、肌が乾燥して色つやの悪い人の冷えや貧血に用いられる。	●疎経活血湯 ●七物降下湯 ●芎帰膠艾湯 ●当帰芍薬散
四君子湯（しくんしとう）	気が不足した気虚に対する基本的な方剤で、疲れやすい人の胃腸虚弱に用いられる。 ※四君子湯は手引きへの記載なし	●六君子湯 ●補中益気湯 ●加味帰脾湯 ●十全大補湯（四物湯と四君子湯の両方を含む）

⑤その他の注意事項

漢方処方製剤は、用法用量において適用年齢の下限が設けられていない場合であっても、生後3ヶ月未満の乳児には使用しないこととされています。また、漢方処方製剤は、症状の原因となる体質の改善を主眼としているものが多く、比較的長期間（1ヶ月ぐらい）継続して服用されることがあります。

> ※構成生薬の円グラフについて
> 柴胡加竜骨牡蛎湯（さいこかりゅうこつぼれいとう）は小太郎漢方製薬㈱、駆風解毒湯（くふうげどくとう）と響声破笛丸（きょうせいはてきがん）は北日本製薬㈱、その他は株式会社ツムラの医療用漢方薬の添付文書を元に作成しました。
> メーカーにより配合比や生薬の種類が異なることがあります。

一	かぜ **1 桂枝湯** けいしとう	カンゾウ

体力虚弱な人のかぜの初期に用いられます。様々な漢方薬の基本処方です。

しばり 体力虚弱で、汗が出るもの

症状 かぜの初期

こんな薬

- 名前の由来：桂枝（ケイシ）が主薬であることから。
- 桂皮（ケイヒ）はシナモンのことで、発汗を促して解熱を助ける作用がある。
- 虚弱体質の人がかぜをひくと、体温が充分に上がりきる前にじわじわと汗が漏れ出てしまう。桂枝湯はそのような人に向く薬で、軽い発汗作用があり、体の熱や痛みを発散する。疲れやすくて胃腸が弱い人や高齢者のかぜの初期に用いられる。葛根湯や麻黄湯とともに辛温解表薬（辛味温性の薬を用い、発汗させることで熱や痛みをとる薬）の１つである。
- 商品例：カゼゴールドＫ顆粒（西洋薬との配合剤である）

〈かぜの初期症状の傾向〉

体力のない人とある人では、かぜの初期症状の傾向が異なります。漢方では、このような情報を聴き取りながら、適切な薬を選びます。

体力	生体防御反応	自然発汗	主な症状
体力のない人	弱い	あり	微熱、軽い頭痛・悪寒・うなじのこわばり
体力のある人	強い	なし	高熱、強い頭痛・悪寒、肩こり、筋肉痛、関節痛

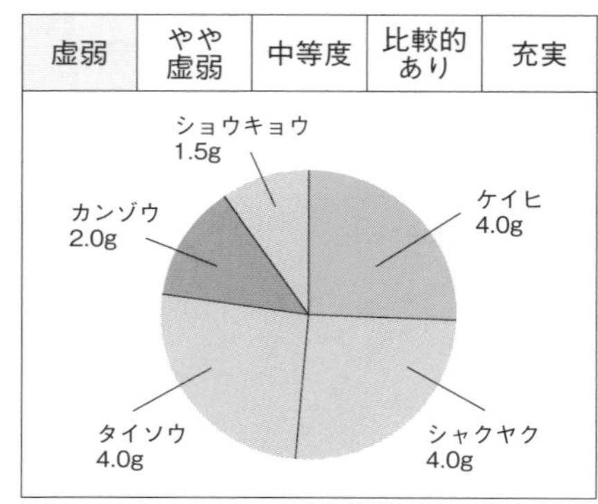

キーとなる生薬

桂皮（ケイヒ）：発汗、解熱

この漢方薬が向く人

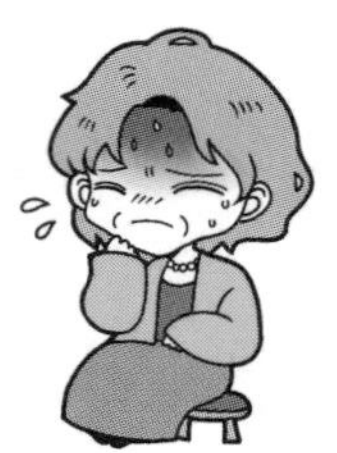

!!! かぜ **2 葛根湯** かっこんとう （カンゾウ、マオウ）

体力中等度以上の人のかぜの初期や、肩こりにも用いられます。

しばり	体力中等度以上のもの
症状	感冒の初期（汗をかいていないもの）、鼻かぜ、鼻炎、頭痛、肩こり、筋肉痛、手や肩の痛み
不向き	体の虚弱な人、胃腸の弱い人、発汗傾向の著しい人→悪心、胃部不快感などの副作用が現れやすいため
重篤な副作用	肝機能障害、偽アルドステロン症

こんな薬

- 名前の由来：葛根（カッコン）が主薬であることから。
- 葛根は解熱・鎮痙などの作用を期待して用いられる。また、筋肉の痙攣を鎮め肩の凝りをほぐす作用があるとされる。
- 葛根湯は桂枝湯に葛根と麻黄（マオウ）を加えた薬で、麻黄は桂皮（ケイヒ）と合わせることで発汗作用が増強する。体力中等度以上の人に向き、体を温めて発汗・解熱させる。発汗前の熱が出始めるタイミングから服用し、発汗後は中止する。
- 商品例：カコナール

〈かぜの初期に用いられる漢方薬の体力の違い〉

虚 ←→ 実

桂枝湯	葛根湯	麻黄湯
虚弱	中等度以上	充実

虚弱	やや虚弱	中等度	比較的あり	充実

カッコン 4.0g、タイソウ 3.0g、マオウ 3.0g、カンゾウ 2.0g、ケイヒ 2.0g、シャクヤク 2.0g、ショウキョウ 2.0g

キーとなる生薬

葛根（カッコン）：解熱、鎮痙

この漢方薬が向く人

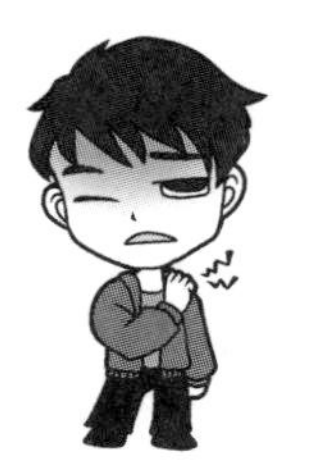

!!!	かぜ 3 **麻黄湯** まおうとう	カンゾウ、マオウ

体力が充実した人の、比較的重いかぜの初期に用いられます。

しばり	体力充実して、かぜのひきはじめで、寒気がして発熱、頭痛があり、咳が出て身体のふしぶしが痛く汗が出ていないもの
症状	感冒、鼻かぜ、気管支炎、鼻詰まり
使用を避ける	体の虚弱な人→麻黄（マオウ）の含有量が多くなるため
不向き	胃腸の弱い人、発汗傾向の著しい人→悪心、胃部不快感、発汗過多、全身脱力感などの副作用が現れやすいため

こんな薬

- 名前の由来：麻黄（マオウ）が主薬であることから。
- 麻黄は、アドレナリン作動成分と同様の作用を示し、気管支拡張の他、発汗促進、利尿などの作用も期待される。
- 麻黄湯は、葛根湯よりも麻黄や桂皮（ケイヒ）の量が多く、さらに強力に発汗を促す。体力が充実している人で、高熱や関節痛、激しい悪寒などの全身症状があり、比較的重いかぜ症状に用いられる。
- 商品例：コルゲンコーワ液体かぜ薬

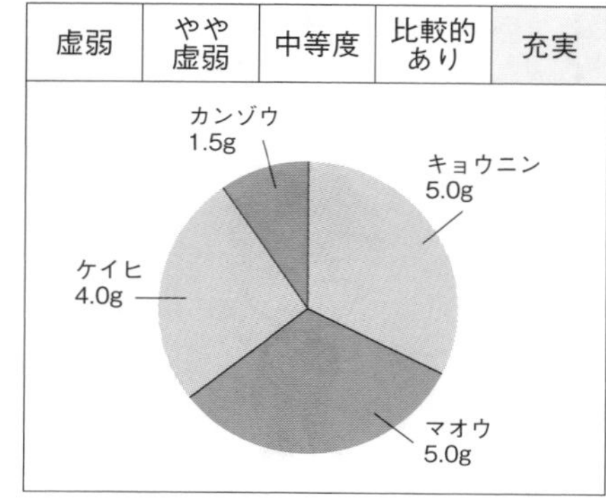

キーとなる生薬

麻黄（マオウ）：発汗

この漢方薬が向く人

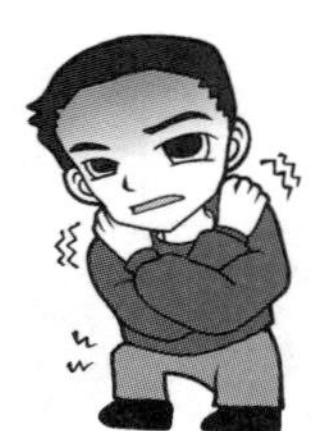

!!! かぜ 4 **小青竜湯** しょうせいりゅうとう （カンゾウ、マオウ）

冷えを改善して、体の水分代謝を促進します。

しばり	体力中等度またはやや虚弱で、うすい水様の痰を伴う咳や鼻水が出るもの
症状	気管支炎、気管支喘息、鼻炎、アレルギー性鼻炎、むくみ、感冒、花粉症
不向き	体の虚弱な人、胃腸の弱い人、発汗傾向の著しい人→悪心、胃部不快感などの副作用が現れやすいため
重篤な副作用	肝機能障害、間質性肺炎、偽アルドステロン症

こんな薬

- 名前の由来：春をもたらす四神の1つである青竜と、麻黄（マオウ）の色から。
- 麻黄は、アドレナリン作動成分と同様の作用を示し、気管支拡張、発汗促進、利尿などの作用が期待される。
- 青竜の青は主薬である青い麻黄の色が由来である。青龍は四神の1つで春をもたらすとされ（「青春」という言葉は「春」の異称である）、小青竜湯は、春先のかぜや花粉症を始め、水のような痰や鼻水、くしゃみ、鼻詰まり、咳がある時に用いられる。
- 小青竜湯は冷えにより体に水がたまる「水毒」を改善する薬で、体を温める生薬や水をとり除く生薬が配合されている。青色から水毒を連想すると良い。
- 商品例：ツムラ漢方小青竜湯エキス顆粒

虚弱	やや虚弱	中等度	比較的あり	充実

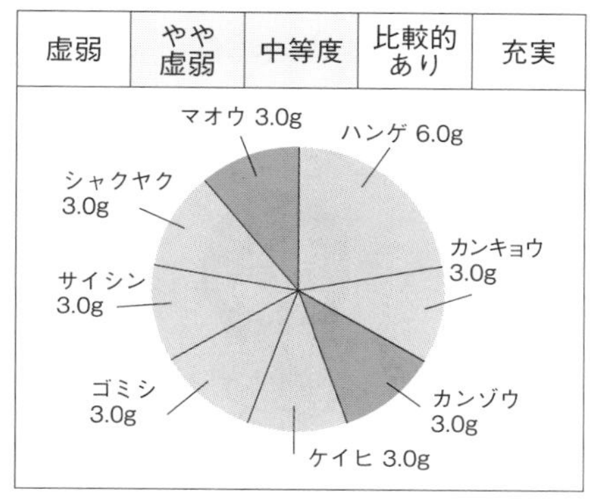

キーとなる生薬

麻黄（マオウ）：体を温める、気管支拡張

この漢方薬が向く人

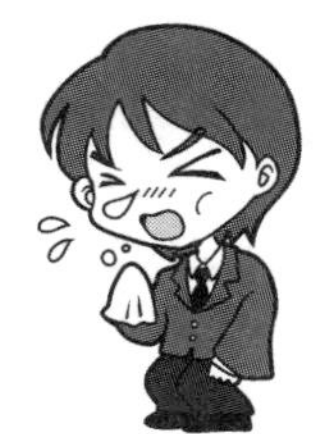

一	かぜ 5　小柴胡湯 しょうさいことう	カンゾウ

炎症を鎮め、免疫機能を整えます。様々な漢方薬の基本処方です。

しばり	体力中等度で、ときに脇腹（腹）からみぞおちあたりにかけて苦しく、食欲不振や口の苦味があり、舌に白苔がつくもの
症状	食欲不振、吐きけ、胃炎、胃痛、胃腸虚弱、疲労感、かぜの後期の諸症状
使用を避ける	インターフェロン製剤で治療を受けている人→間質性肺炎の副作用のリスクが高まるため
不向き	体の虚弱な人、肝臓病の診断を受けた人
重篤な副作用	間質性肺炎、肝機能障害
副作用	膀胱炎様症状（頻尿、排尿痛、血尿、残尿感）

こんな薬

- 名前の由来：柴胡（サイコ）が主薬で、より小（虚証）に適することから。
- 舌は通常、うっすら白いものがついているが、何かを食べる度にこすり落とされて分厚くなることはない。しかし胃腸が弱って内臓機能が下がると、舌が白くなることがある。これを「白苔」と呼ぶ。
- 小柴胡湯は、かぜをこじらせて（＝かぜの後期）、胃腸症状や白苔が出ている時に用いられる。「脇腹からみぞおちにかけて苦しく」は胸脇苦満（きょうきょうくまん）の症状で、柴胡剤使用の目安となる（→336ページ「大柴胡湯」参照）。
- 商品例：小柴胡湯エキス顆粒クラシエ

虚弱	やや虚弱	中等度	比較的あり	充実

サイコ 7.0g、ハンゲ 5.0g、オウゴン 3.0g、タイソウ 3.0g、ニンジン 3.0g、カンゾウ 2.0g、ショウキョウ 1.0g

キーとなる生薬

柴胡（サイコ）：抗炎症、鎮痛

この漢方薬が向く人

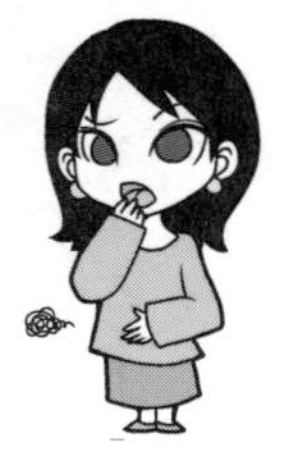

! かぜ 6 柴胡桂枝湯 さいこけいしとう （カンゾウ）

桂枝湯と小柴胡湯を組み合わせた薬で、かぜの中期に用いられます。

しばり	体力中等度またはやや虚弱で、多くは腹痛を伴い、時に微熱・寒気・頭痛・吐きけなどのあるもの
症状	胃腸炎、かぜの中期から後期の症状
重篤な副作用	間質性肺炎、肝機能障害
副作用	膀胱炎様症状（頻尿、排尿痛、血尿、残尿感）

こんな薬

- 名前の由来：小柴胡湯と桂枝湯を合わせた薬であることから。
- 柴胡桂枝湯は、小柴胡湯と桂枝湯を合わせた処方なので、この２剤を合わせたような「効能」や「体力」になっている。

柴胡桂枝湯	=	桂枝湯	＋	小柴胡湯
↓		↓		↓
かぜの中期 体力やや虚弱		かぜの初期 体力虚弱		かぜの後期 体力中等度

- 以上のことから、柴胡桂枝湯は、小柴胡湯が適した人で、かつ頭痛や腹痛などの痛み（桂枝湯が適した症状）がある人に用いられる。
- 商品例：ツムラ漢方柴胡桂枝湯エキス顆粒A

虚弱	やや虚弱	中等度	比較的あり	充実

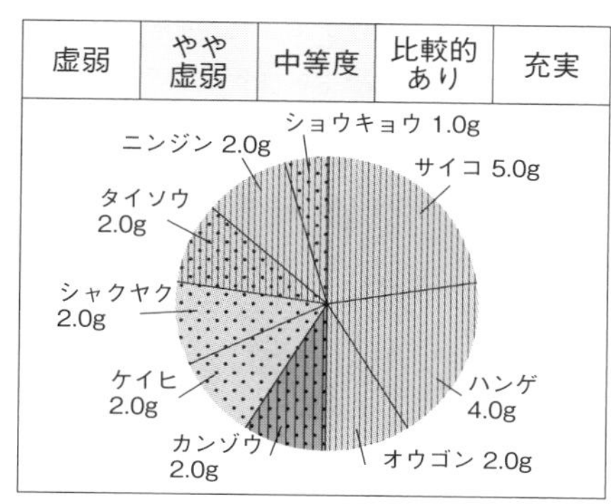

キーとなる生薬

桂枝湯：かぜの初期の症状の緩和、
小柴胡湯：かぜの後期の症状の緩和

この漢方薬が向く人

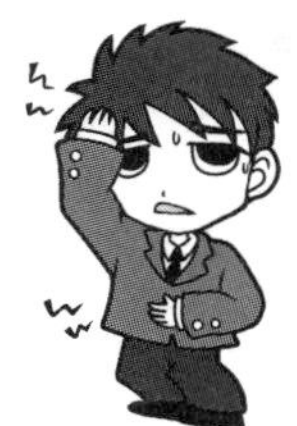

!	かぜ 7　**香蘇散** こうそさん	カンゾウ

良い香りの生薬の組み合わせで、気分を晴らします。

しばり　体力虚弱で、神経過敏で気分がすぐれず胃腸の弱いもの

症状　かぜの初期、血の道症

こんな薬

- 名前の由来：香附子（コウブシ）と蘇葉（ソヨウ）が主薬であることから。
- 香附子は、鎮静・鎮痛、女性の滞っている月経を促す作用がある。香附子の名は字のごとく、根茎が生薬の附子（ブシ）に似ており、香りがあることに由来する。また、蘇葉は紫蘇の葉のことで、これにも特有の香りがある。
- 香蘇散は、香附子、蘇葉、陳皮（チンピ：みかんの皮）などの香りの良い生薬が組み合わされ、気分を晴らす薬である。気うつ（抑うつ）傾向を伴うかぜの初期に使われる。
- 商品例：香蘇散料エキス顆粒「クラシエ」

虚弱	やや虚弱	中等度	比較的あり	充実

コウブシ 4.0g
ソヨウ 2.0g
チンピ 2.0g
カンゾウ 1.5g
ショウキョウ 1.0g

キーとなる生薬

香附子（コウブシ）：気分を晴らす

この漢方薬が向く人

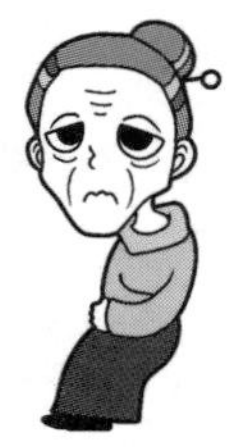

!	痛み 8 芍薬甘草湯 しゃくやくかんぞうとう	カンゾウ

こむらがえりの代表的な薬です。

しばり	体力にかかわらず使用でき、筋肉の急激な痙攣（けいれん）を伴う痛みのあるもの
症状	こむらがえり、筋肉の痙攣（けいれん）、腹痛、腰痛
使用を避ける	心臓病の人→徐脈または頻脈を引き起こし、心臓病の症状を悪化させるおそれがあるため
重篤な副作用	肝機能障害、間質性肺炎、鬱血性心不全、心室頻拍

こんな薬

- 名前の由来：芍薬（シャクヤク）と甘草（カンゾウ）の２味であることから。
- 芍薬は、鎮痛鎮痙作用、鎮静作用を示し、内臓の痛みにも用いられる。
- 芍薬甘草湯は、昔から即効性があることで知られており、こむらがえりなどの筋肉の痙攣を伴う痛みに対して、症状がある時のみ用いられる。甘草の含有量が多く、偽アルドステロン症を予防するために長期連用は避ける。「使用上の注意」において、心臓病の人の服用や連用は「してはいけないこと」になっている。このことは第５章でも超頻出のため、必ず押さえよう。
- 商品例：コムレケアａ、ツラレスａ

虚弱	やや虚弱	中等度	比較的あり	充実

シャクヤク 6.0g
カンゾウ 6.0g

キーとなる生薬

芍薬（シャクヤク）：鎮痛鎮痙

この漢方薬が向く人

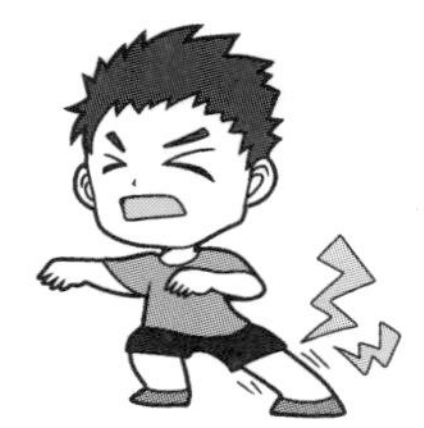

一	痛み 9 **桂枝加朮附湯** けいしかじゅつぶとう	カンゾウ

体力虚弱で冷えがある人の関節痛に。桂枝湯から派生した処方です。

しばり 体力虚弱で、汗が出、手足が冷えてこわばり、ときに尿量が少ないもの

症状 関節痛、神経痛

不向き のぼせが強く赤ら顔で体力が充実している人→動悸、のぼせ、ほてりなどの副作用が現れやすいため

こんな薬

- 名前の由来：桂枝湯に朮（ジュツ）と附子（ブシ）を加えたことから。
- 蒼朮（ソウジュツ）は、試験では芳香性健胃薬として出題されるが、利水作用（水分バランスを整える作用）がある。附子は、心筋の収縮力を高めて血液循環を改善する作用を持ち、これにより利尿作用や鎮痛作用を示す。
- 「汗が出」で桂枝湯を、「手足が冷えて」で附子を、「尿量が少ない」で蒼朮を思い浮かべると覚えやすい。
- さらに「桂枝加苓朮附湯」という薬もあり、「桂枝加朮附湯」に茯苓（ブクリョウ）を足すことで利水作用を高めたものである。
- 桂枝加苓朮附湯は、体力虚弱で、手足が冷えてこわばり、尿量が少なく、ときに動悸、めまい、筋肉のぴくつきがあるものの関節痛、神経痛に適すとされる。
- 商品例：ユービケア（桂枝加苓朮附湯）

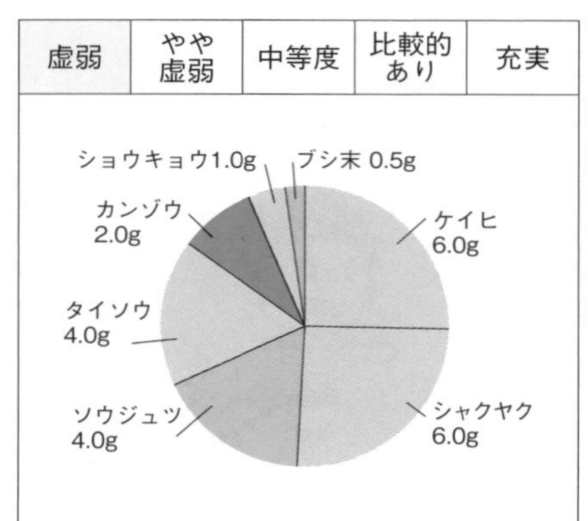

キーとなる生薬

蒼朮（ソウジュツ）：利水、
附子（ブシ）：鎮痛

この漢方薬が向く人

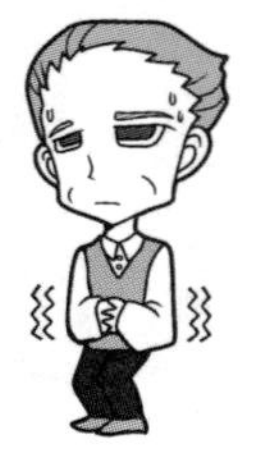

一	痛み 10 **薏苡仁湯** よくいにんとう	カンゾウ、マオウ

水分代謝を促進し、腫れを伴う関節痛に用いられます。

しばり 体力中等度で、関節や筋肉の腫れや痛みがあるもの

症状 関節痛、筋肉痛、神経痛

不向き 体の虚弱な人、胃腸の弱い人、発汗傾向の著しい人→悪心・嘔吐、胃部不快感などの副作用が現れやすいため

こんな薬

- 名前の由来：薏苡仁（ヨクイニン）が主薬であることから。
- 薏苡仁は体の利水作用（水分バランスを整える作用）があるとされ、肌の水分代謝を促進し、肌荒れやいぼに用いられる。
- 漢方では、関節の痛みは、水の停滞によって体や関節が冷えることで引き起こされると考える。薏苡仁湯は、関節などにたまっている水をとり去り、はれや痛みを鎮めるとされる。
- 関連処方の麻杏薏甘湯は、体力中等度なものの、関節痛、神経痛、筋肉痛、いぼ、手足の荒れ（手足の湿疹・皮膚炎）に適すとされる。
- 薏苡仁湯は慢性期の痛みに、麻杏薏甘湯は病気の初期の痛みに用いられる。いずれも関節リウマチに用いられることもある。
- 商品例：「クラシエ」漢方薏苡仁湯エキス顆粒、麻杏薏甘湯エキス錠クラシエ

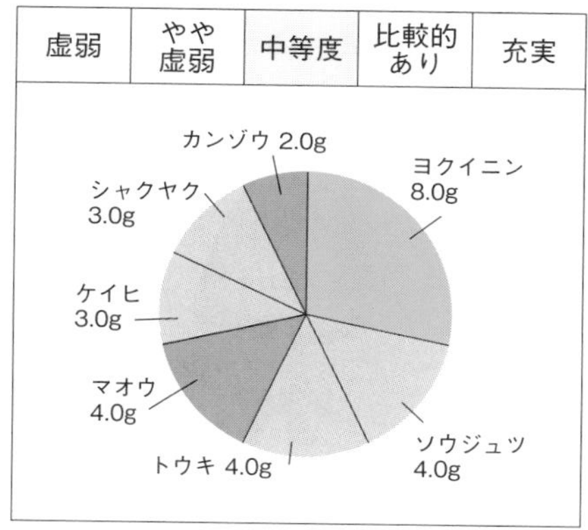

キーとなる生薬

薏苡仁（ヨクイニン）：利水

この漢方薬が向く人

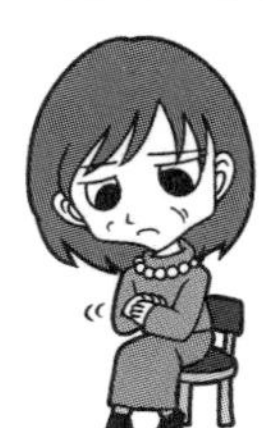

一　痛み　11　疎経活血湯　そけいかっけつとう　（カンゾウ）

血行を改善して、痛みやしびれをとります。

しばり	体力中等度で、痛みがあり、ときにしびれがあるもの
症状	関節痛、神経痛、腰痛、筋肉痛
不向き	胃腸が弱く下痢しやすい人→消化器系の副作用（食欲不振、胃部不快感など）が現れやすいため

こんな薬

- 名前の由来：経絡（気血の流れる通路）を疎通し、血流を活発にすることから。
- 防已（ボウイ）は、鎮痛、尿量増加（利尿）などの作用を期待して用いられる。防風（ボウフウ）は、発汗、解熱、鎮痛、鎮痙などの作用を期待して用いられる。疎経活血湯は、防已と防風を始めとする、痛みを散らす生薬を複数含む処方である。
- 疎経活血湯は、血行を良くする四物湯に、痛みを散らす生薬や、過剰な水をとり除く生薬などが配合された薬である。主に腰から下の、時にしびれを伴う人の痛みに用いられる。
- 商品例：疎経活血湯エキス錠クラシエ

虚弱	やや虚弱	中等度	比較的あり	充実

シャクヤク 2.5g
ジオウ 2.0g
センキュウ 2.0g
トウキ 2.0
ソウジュツ 2.0g
トウニン 2.0g
ブクリョウ 2.0g
イレイセン 1.5g
キョウカツ 1.5g
ゴシツ 1.5g
チンピ 1.5g
ボウイ 1.5g
ボウフウ 1.5g
リュウタン 1.5g
カンゾウ 1.0g
ビャクシ 1.0g
ショウキョウ 0.5g

キーとなる生薬

四物湯：血虚の改善、防已（ボウイ）、防風（ボウフウ）：鎮痛

この漢方薬が向く人

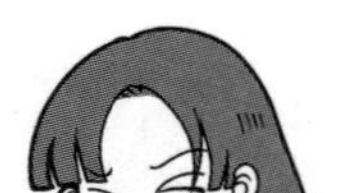
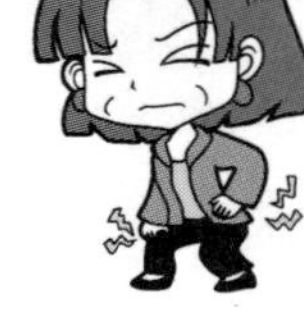

ー 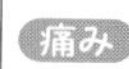 痛み 12 **当帰四逆加呉茱萸生姜湯**
とうきしぎゃくかごしゅゆしょうきょうとう カンゾウ

冷えが強い人の痛みに用いられます。

しばり 体力中等度以下で、手足の冷えを感じ、下肢の冷えが強く、下肢または下腹部が痛くなりやすいもの

症状 冷え症、しもやけ、頭痛、下腹部痛、腰痛、下痢、月経痛

不向き 胃腸の弱い人

こんな薬

- 名前の由来：当帰四逆湯に呉茱萸（ゴシュユ）と生姜（ショウキョウ）を加えたことから。四逆とは、四肢の末端から逆に肘や膝の上まで冷えることである。
- 生姜は、発汗を促して解熱を助ける作用や、香りによる健胃作用を期待して用いられる。
- 当帰四逆湯は手引きへの記載はないが、体を温める働きがあり、冷えに用いられる。当帰四逆加呉茱萸生姜湯は、当帰四逆湯に、さらに体を温める生姜や呉茱萸を加えたものである（呉茱萸は手引きへの記載なし）。特に手先・足先の冷えの強い人に向き、しもやけに用いられることもある。
- 商品例：当帰四逆加呉茱萸生姜湯エキス錠クラシエ

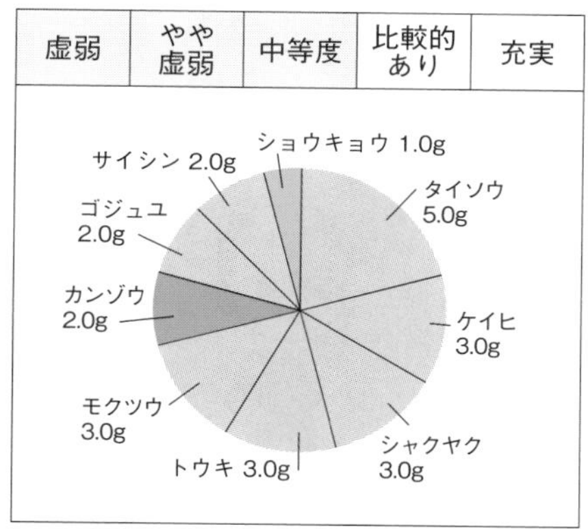

キーとなる生薬

生姜（ショウキョウ）：体を温める

この漢方薬が向く人

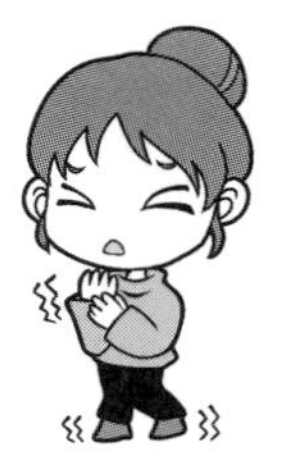

一	痛み 13 **釣藤散** ちょうとうさん	カンゾウ
中年以降の人の慢性頭痛に用いられます。		

しばり	体力中等度で、慢性に経過する頭痛、めまい、肩こりなどがあるもの
症状	慢性頭痛、神経症、高血圧の傾向
副作用	食欲不振、胃部不快感
不向きな人	胃腸虚弱で冷え症の人→消化器系の副作用（食欲不振、胃部不快感など）が現れやすいため

こんな薬

- 名前の由来：釣藤鈎（チョウトウコウ）が主薬であることから。
- 釣藤鈎は、神経の興奮・緊張緩和に用いられ、肝陽上亢（かんようじょうこう：肝の機能の失調によるいらいら感や頭痛などの症状）を鎮めるとされる。
- 釣藤散は肝陽上亢に用いられる代表的な処方である。いらいらの「イラ（刺）」は「とげ」が語源であると言われているので、釣藤鈎の基原と関連づけて覚えると良い。釣藤散は、主に中年以降の人で、起床時やいらいらした時の頭痛、高血圧に伴う頭痛などに用いられる。
- 商品例：ズッキノン

虚弱	やや虚弱	中等度	比較的あり	充実

セッコウ 5.0g
チョウトウコウ 3.0g
チンピ 3.0g
バクモンドウ 3.0g
ハンゲ 3.0g
ブクリョウ 3.0g
キクカ 2.0g
ニンジン 2.0g
ボウフウ 2.0g
カンゾウ 1.0g
ショウキョウ 1.0g

キーとなる生薬

釣藤鈎（チョウトウコウ）：神経の興奮・緊張緩和

この漢方薬が向く人

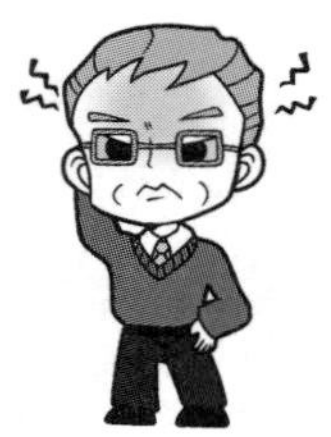

痛み 14 呉茱萸湯 ごしゅゆとう

冷えのある人の片頭痛に用いられます。

しばり 体力中等度以下で手足が冷えて肩がこり、ときにみぞおちが膨満するもの

症状 頭痛、頭痛に伴う吐きけ・嘔吐、しゃっくり

こんな薬

- 名前の由来：呉茱萸（ゴシュユ）が主薬であることから。
- 呉茱萸は手引への記載はないが、ミカン科の植物で、おなかを温め胃の働きを良くする作用がある。
- 呉茱萸湯は、体の中心であるおなかを温めて冷えをとり除くことで、頭痛を鎮める薬である。手足に冷えのある人に向いている。また、片頭痛の漢方治療では代表的な薬である。片頭痛はこめかみから目のあたりがズキズキと痛むのが特徴であり、頭痛の症状に吐きけや嘔吐を伴うことが多い。また、しゃっくりは、おなかの冷えが原因の1つとされている。
- 呉茱萸は大変苦いことで有名な生薬である。呉茱萸湯をおすすめする時は、きちんと服用していただくためにも、証の見極めと情報提供をしっかりと行う。
- 商品例：呉茱萸湯エキス顆粒（クラシエ）

虚弱	やや虚弱	中等度	比較的あり	充実

ショウキョウ 1.5g
タイソウ 4.0g
ニンジン 2.0g
ゴシュユ 3.0g

キーとなる生薬

呉茱萸（ゴシュユ）：おなかを温める

この漢方薬が向く人

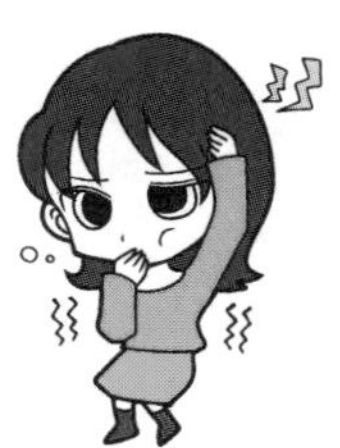

ー	精神 15 **酸棗仁湯** さんそうにんとう	カンゾウ

心身が疲れ果ててしまった人の不眠に用いられます。

しばり 体力中等度以下で、心身が疲れ、精神不安、不眠などがあるもの

症状 不眠症、神経症

不向き 胃腸が弱い人、下痢または下痢傾向のある人→消化器系の副作用（悪心、食欲不振、胃部不快感など）が現れやすいため

こんな薬

- 名前の由来：酸棗仁（サンソウニン）が主薬であることから。
- 酸棗仁は、神経の興奮・緊張緩和を期待して用いられる。
- 酸棗仁湯は、心身ともに疲労してしまって眠れないときに用いられる。
- 商品例：漢方ナイトミン

虚弱	やや虚弱	中等度	比較的あり	充実

サンソウニン 10.0g
ブクリョウ 5.0g
センキュウ 3.0g
チモ 3.0g
カンゾウ 1.0g

キーとなる生薬

酸棗仁（サンソウニン）：神経の興奮・緊張緩和

この漢方薬が向く人

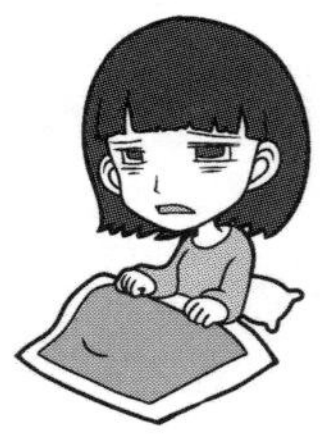

一	精神 16 加味帰脾湯 かみきひとう	カンゾウ
くよくよと思い悩み、熱感のある人の不眠に用いられます。		

しばり 体力中等度以下で、心身が疲れ、血色が悪く、ときに熱感を伴うもの

症状 貧血、不眠症、精神不安、神経症

こんな薬

- 名前の由来：帰脾湯に柴胡（サイコ）と山梔子（サンシシ）を加味したことから。帰脾とは、消化吸収を担う脾の失調を元に帰すことに由来する。
- 柴胡は抗炎症、鎮痛などの作用、山梔子は抗炎症作用を期待して用いられる。つまり、柴胡も山梔子も熱を冷まして炎症を鎮める生薬である。
- 帰脾湯は手引きへの記載はないが、気虚の基本処方である四君子湯や、血虚を補う生薬を基本とした薬で、くよくよと思い悩んで脾胃（消化器）が弱り、疲れや血色不良のある人の、精神不安や不眠に用いられる。
- 加味帰脾湯は、帰脾湯に、熱をとる柴胡と山梔子を加えた処方である。上記の帰脾湯の症状に、さらにのぼせなどの熱感があるときに用いられる。
- 商品例：ユクリズム

虚弱	やや虚弱	中等度	比較的あり	充実

ショウキョウ 1.0g
モッコウ 1.0g
オウギ 3.0g
サイコ 3.0g
サンソウニン 3.0g
ソウジュツ 3.0g
ニンジン 3.0g
ブクリョウ 3.0g
リュウガンニク 3.0g
オンジ 2.0g
サンシシ 2.0g
タイソウ 2.0g
トウキ 2.0g
カンゾウ 1.0g

キーとなる生薬

柴胡（サイコ）、
山梔子（サンシシ）：抗炎症

この漢方薬が向く人

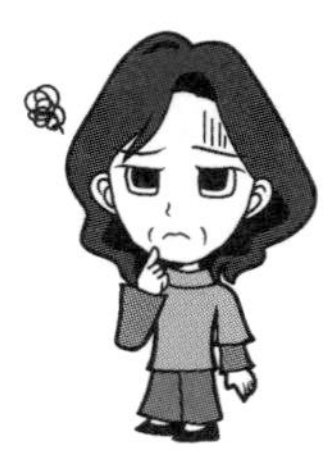

!	精神 17 **抑肝散** よくかんさん	カンゾウ

肝の失調によるいらいらや不眠に用いられます。

しばり 体力中等度を目安として、神経がたかぶり、怒りやすい、イライラなどがあるもの

症状 神経症、不眠症、小児夜泣き、小児疳症（神経過敏）、歯ぎしり、更年期障害、血の道症

こんな薬

- 名前の由来：「肝」のたかぶりを抑えることから。
- 釣藤鈎（チョウトウコウ）は、神経の興奮・緊張緩和を期待して用いられる。
- 漢方では「肝」の機能が失調すると、怒りやいらいらが現れるとされる（→259ページ参照）。抑肝散は肝のたかぶりを抑えることで、いらいらや不眠などの精神神経症状に用いられる。
- 抑肝散の適した人で、やや消化器が弱い場合には、抑肝散加陳皮半夏が用いられる。抑肝散加陳皮半夏は、その名の通り、抑肝散に陳皮（チンピ）と半夏（ハンゲ）を加えた処方である。
- 心不全を引き起こす可能性があるため、動くと息が苦しい、疲れやすい、足がむくむ、急に体重が増えた場合は直ちに医師の診療を受けるべきである。
- 商品例：アロパノールメディカル顆粒（抑肝散）

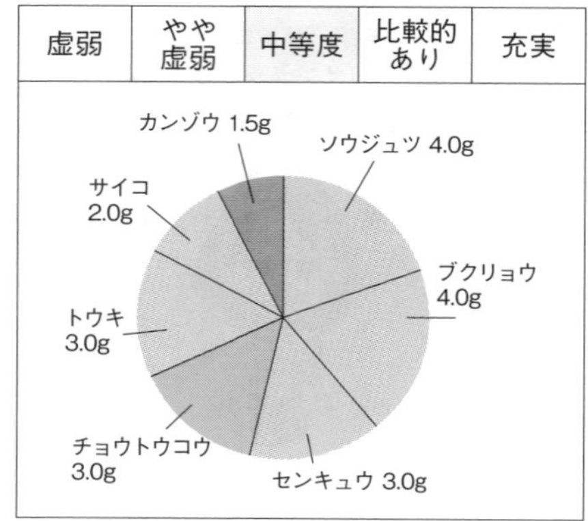

キーとなる生薬

釣藤鈎（チョウトウコウ）：神経の興奮・緊張緩和

この漢方薬が向く人

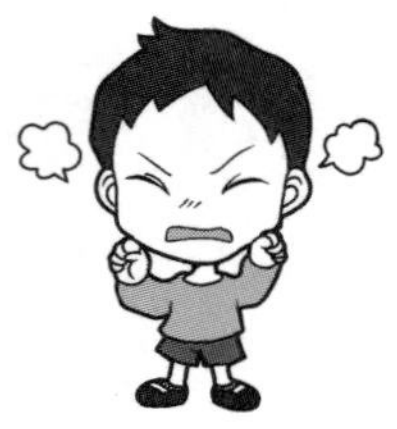

!!! 精神 18

柴胡加竜骨牡蛎湯
さいこかりゅうこつぼれいとう

ダイオウ

体力がある人の、不眠や不安、いらいらに用いられます。

しばり	体力中等度以上で、精神不安があって、動悸、不眠、便秘などを伴うもの
症状	高血圧の随伴症状（動悸、不安、不眠）、神経症、更年期神経症、小児夜なき、便秘
重篤な副作用	肝機能障害、間質性肺炎
不向き	体の虚弱な人、胃腸が弱く下痢しやすい人、瀉下薬（下剤）を服用している人

こんな薬

- 名前の由来：小柴胡湯を基本に竜骨（リュウコツ）や牡蛎（ボレイ）などを加えたことから。
- 牡蛎はカキの貝殻で、制酸成分である。竜骨はほ乳動物の化石化した骨である（竜骨は手引への記載なし）。このような金属・鉱物などの重たい生薬は「重鎮安神薬」と呼ばれ、気を巡らせて心を落ち着かせる鎮静作用がある。
- 柴胡加竜骨牡蛎湯は、胸脇苦満や食欲不振など、小柴胡湯（→270ページ参照）が適した症状のある人で、さらに不安やいらいら、脳の興奮から来る不眠がある場合に用いられる。このような気の異常がある人の便秘に用いられることもある。
- 商品例：柴胡加竜骨牡蛎湯エキス錠クラシエ

虚弱	やや虚弱	中等度	比較的あり	充実

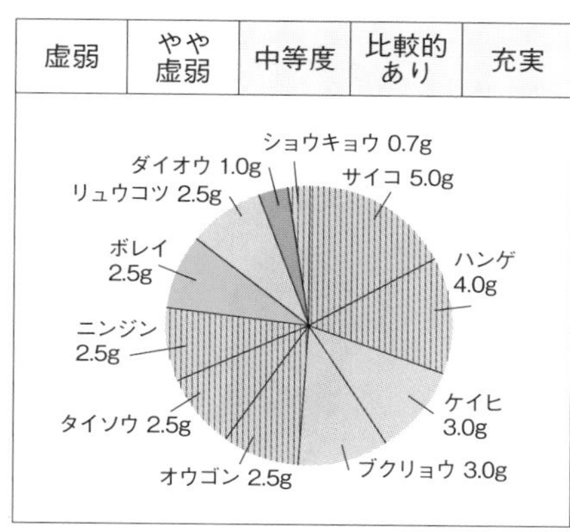

キーとなる生薬

小柴胡湯：免疫調整、牡蛎（ボレイ）：鎮静

この漢方薬が向く人

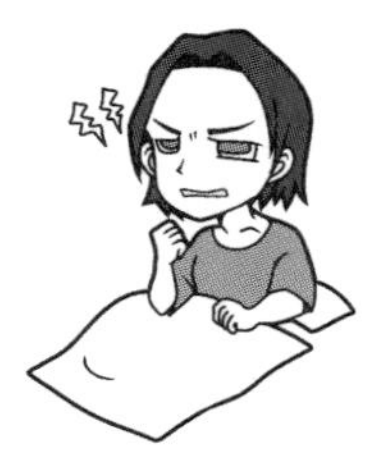

一	精神 19 桂枝加竜骨牡蛎湯 けいしかりゅうこつぼれいとう	カンゾウ

体力がない人の、神経質や不眠に用いられます。

しばり 体力中等度以下で、疲れやすく、神経過敏で、興奮しやすいもの

症状 神経質、不眠症、小児夜泣き、夜尿症、眼精疲労、神経症

こんな薬

- 名前の由来：桂枝湯に竜骨（リュウコツ）と牡蛎（ボレイ）を加えたことから。
- 桂枝加竜骨牡蛎湯は、桂枝湯に、鎮静作用のある竜骨・牡蛎を加えたものである。桂枝湯が適した人（体力がない、疲れやすい、汗ばんでいるなど）で、さらに神経症状が加わった場合に用いられることが多い。
- 気、血が不足していると、ささいなことが気になり、神経質、疲れやすい、目が疲れるなどの症状が現れることがある。桂枝加竜骨牡蛎湯は、体力のない人のこのような症状の他、不眠や悪夢に用いられることもある。
- 商品例：メンタフ

〈柴胡加竜骨牡蛎湯と桂枝加竜骨牡蛎湯の比較〉

柴胡加竜骨牡蛎湯	桂枝加竜骨牡蛎湯
小柴胡湯の派生処方	桂枝湯の派生処方
体力中等度以上	体力中等度以下
ダイオウを含む	カンゾウを含む

虚弱	やや虚弱	中等度	比較的あり	充実

シヨウキョウ 1.5g
ケイヒ 4.0g
シャクヤク 4.0g
タイソウ 4.0g
ボレイ 3.0g
リュウコツ 3.0g
カンゾウ 2.0g

キーとなる生薬

桂枝湯：体を温める、
牡蛎（ボレイ）：鎮静

この漢方薬が向く人

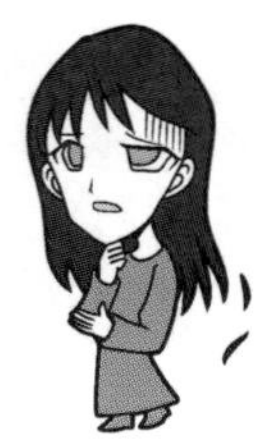

！ 小児 20 小建中湯 しょうけんちゅうとう （カンゾウ）

虚弱な人や子供の胃腸機能を高め、体質を改善します。

しばり 体力虚弱で、疲労しやすく腹痛があり、血色がすぐれず、ときに動悸、手足のほてり、冷え、寝汗、鼻血、頻尿及び多尿などを伴うもの

症状 小児虚弱体質、疲労倦怠、慢性胃腸炎、腹痛、神経質、小児夜尿症、夜泣き

こんな薬

- 名前の由来：小（虚証）の胃腸機能、つまりおなか（中）を立て直すことから。
- 小建中湯は、腹痛・下痢・便秘に用いられる桂枝加芍薬湯（→301ページ参照）に、膠飴（コウイ）を加えたものである。
- 膠飴とはお米でできた飴のことで、健胃作用や強壮作用があるとされる（膠飴は手引きへの記載なし）。
- 味は甘く、小児の虚弱体質を改善する目的で用いられることが多い。
- 甘草を含むが、比較的長期間（1ヶ月位）服用することがあるので注意する。
- 商品例：「クラシエ」漢方小建中湯エキス顆粒

〈桂枝湯、桂枝加芍薬湯、小建中湯の関係〉

桂枝湯 かぜ →（芍薬 増やす）→ 桂枝加芍薬湯 腹痛 →（膠飴 加える）→ 小建中湯 疲労

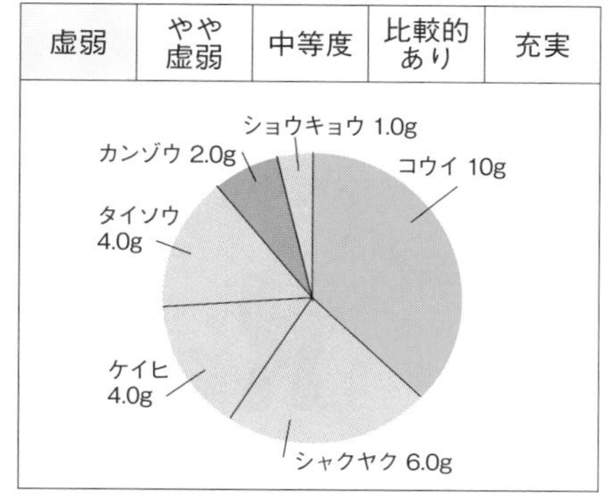

キーとなる生薬

膠飴（コウイ）：健胃、強壮

この漢方薬が向く人

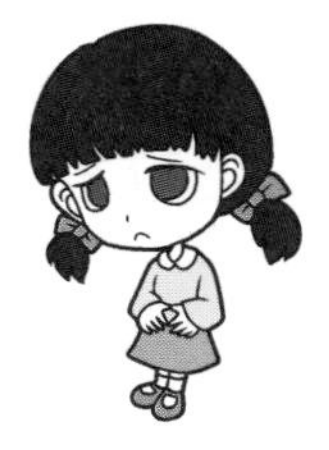

一	咳 21 **甘草湯** かんぞうとう	カンゾウ

カンゾウのみからなる処方で、激しい咳やのどの痛みに用いられます。

しばり	体力に関わらず使用できる
症状	激しい咳、咽喉痛、口内炎、しわがれ声、外用では痔・脱肛の痛み
重篤な副作用	偽アルドステロン症
相談	高齢者、むくみ、高血圧、心臓病、腎臓病のある人

こんな薬

- 名前の由来：甘草（カンゾウ）単味の方剤であることから。
- 甘草は、グリチルリチン酸による抗炎症作用の他、気道粘膜からの分泌を促すなどの作用も期待される。
- 甘草を大量に摂取すると、偽アルドステロン症を起こすおそれがあり、むくみ、心臓病、腎臓病または高血圧のある人や高齢者ではそのリスクが高い。
- 甘草湯は甘草のみからなり、抗炎症作用がある。短期間の服用に止め、連用しないこととされている。
- 商品例：「クラシエ」漢方甘草湯エキス顆粒S

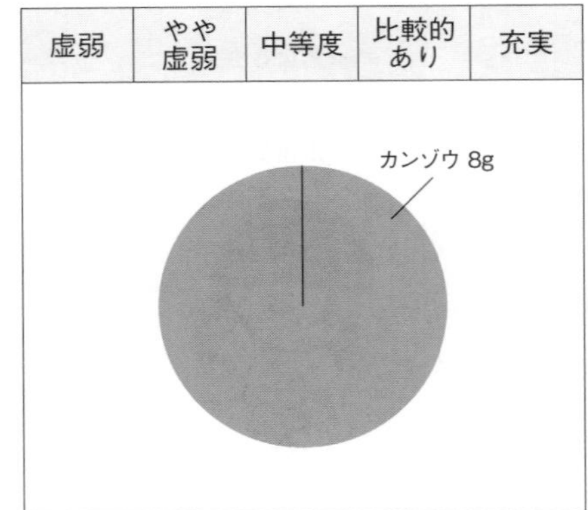

キーとなる生薬

甘草（カンゾウ）：抗炎症、鎮痛

この漢方薬が向く人

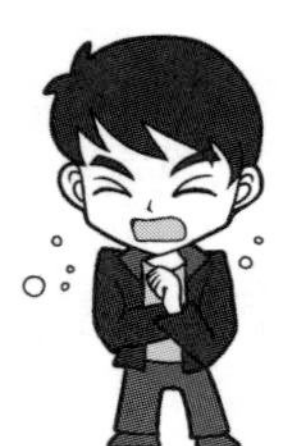

!! 咳 22 半夏厚朴湯 はんげこうぼくとう —

ストレスによる喉の異物感や嘔吐、咳に用いられます。

しばり 体力中等度を目安として、気分がふさいで、咽喉・食道部に異物感があり、ときに動悸、めまい、嘔気などを伴う

症状 不安神経症、神経性胃炎、つわり、咳、しわがれ声、のどのつかえ感

こんな薬

- 名前の由来：半夏（ハンゲ）と厚朴（コウボク）が主薬であることから。
- 半夏は中枢性の鎮咳作用を示す。厚朴は芳香性健胃生薬である。
- 厚朴は香りがあり、気を巡らせることで、胃腸症状を改善する。
- 漢方ではストレスによる喉のつかえ感（ヒステリー球のこと）を、梅の種がつかえている感じに例えて「梅核気（ばいかくき）」と表現する。この症状は気の巡りの悪い時に現れるとされる。また、気分がふさぐと胃の不調も現れやすい。半夏厚朴湯はふさがった気を開く薬であり、ストレスによる梅核気や胃腸症状、咳に用いられる。
- 柴朴湯と異なり、甘草（カンゾウ）が含まれないことは、試験で頻出である。
- 商品例：ストレージタイプH

虚弱	やや虚弱	中等度	比較的あり	充実

ハンゲ 6.0g
ブクリョウ 5.0g
コウボク 3.0g
ソヨウ 2.0g
ショウキョウ 1.0g

キーとなる生薬

半夏（ハンゲ）：鎮咳、
厚朴：香りで気を巡らす

この漢方薬が向く人

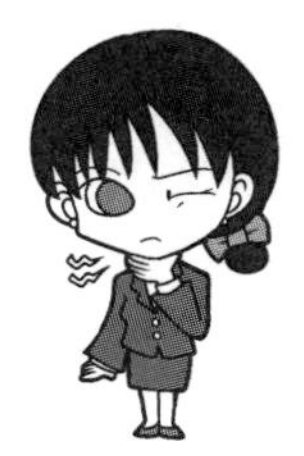

一	咳 23 柴朴湯 さいぼくとう	カンゾウ

小柴胡湯と半夏厚朴湯の合方で、気うつのある人の長引く咳に用いられます。

しばり	体力中等度で、気分がふさいで、咽喉、食道部に異物感があり、かぜをひきやすく、ときに動悸、めまい、嘔気などを伴うもの
症状	小児喘息、気管支喘息、気管支炎、咳、不安神経症、虚弱体質
不向き	むくみの症状のある人
重篤な副作用	間質性肺炎、肝機能障害
副作用	頻尿、排尿痛、血尿、残尿感などの膀胱炎様症状

こんな薬

- 名前の由来：小柴胡湯と半夏厚朴湯を合わせた薬であることから。
- 別名を小柴胡合半夏厚朴湯という。合は「＋」の意味である。
- 小柴胡湯はかぜの後期に用いられ、免疫機能を整える。半夏厚朴湯はストレスによる喉の異物感や咳に用いられる。よって、「かぜをひきやすく」から小柴胡湯を、「咽喉・食道部に異物感があり」から半夏厚朴湯を連想すると良い。
- 柴朴湯は、気うつのある人の長引く咳や喘息に用いられる。半夏厚朴湯と異なり「甘草（カンゾウ）」が含まれるため、むくみのある人には不向きである。
- 商品例：プロアスゲン「細粒」

虚弱	やや虚弱	中等度	比較的あり	充実

ソヨウ 2.0g
ショウキョウ 1.0g
サイコ 7.0g
ニンジン 3.0g
カンゾウ 2.0g
ハンゲ 5.0g
タイソウ 3.0g
オウゴン 3.0g
ブクリョウ 5.0g
コウボク 3.0g

キーとなる生薬

小柴胡湯：免疫調整、
半夏厚朴湯：喉の異物感・咳

この漢方薬が向く人

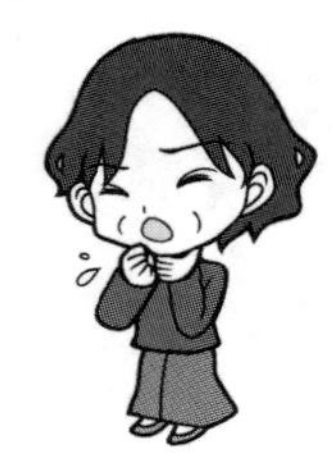

!!	咳 24 **麦門冬湯** ばくもんどうとう	カンゾウ

体力のない人の乾燥した咳に用いられます。

しばり	体力中等度以下で、痰が切れにくく、ときに強く咳こみ、または咽頭の乾燥感があるもの
症状	から咳、気管支炎、気管支喘(ぜん)息、咽頭炎、しわがれ声
不向き	水様痰の多い人
重篤な副作用	間質性肺炎、肝機能障害

こんな薬

- 名前の由来：麦門冬（バクモンドウ）が主薬であることから。
- 麦門冬は、鎮咳、去痰、滋養強壮などの作用を期待して用いられる。
- 麦門冬には肺を潤す作用があり、麦門冬湯は、肺の潤い不足による喉の乾燥感や咳を鎮め、弱った体に元気をつけていく薬である。体力のない人や高齢者の咳にも適している。麦門冬の「冬」という漢字から「乾燥する秋～冬の季節のから咳に適している」と覚えると良い。
- 商品例：パブロン50錠（西洋薬との配合剤である）

虚弱	やや虚弱	中等度	比較的あり	充実

バクモンドウ 10.0g
コウベイ 5.0g
ハンゲ 5.0g
タイソウ 3.0g
カンゾウ 2.0g
ニンジン 2.0g

キーとなる生薬

麦門冬（バクモンドウ）：
鎮咳・去痰、滋養強壮

この漢方薬が向く人

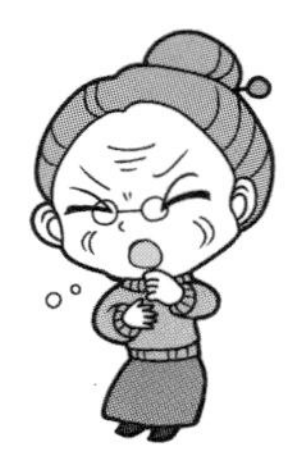

!	咳　**25　麻杏甘石湯**　まきょうかんせきとう	カンゾウ、マオウ

肺の熱を冷まし潤して、咳症状を改善します。

- **しばり**　体力中等度以上で、咳が出て、ときにのどが渇くもの
- **症状**　咳、小児喘（ぜん）息、気管支喘（ぜん）息、気管支炎、感冒、痔の痛み
- **不向き**　胃腸の弱い人、発汗傾向の著しい人

こんな薬

- 名前の由来：麻黄（マオウ）、杏仁（キョウニン）、甘草（カンゾウ）、石膏（セッコウ）の頭文字から。
- 杏仁は肺を潤して咳を鎮めるとされ、麻黄は気管支拡張作用がある。
- 石膏は手引きへの記載はないが、肺の熱（呼吸器の炎症のこと）を冷ます働きがある。ギプスや黒板用チョークでよく知られている素材である。
- 麻杏甘石湯は、肺の熱を冷まして潤すことにより、喉が渇く人の咳症状に用いられる。
- 商品例：JPS麻杏甘石湯エキス錠N

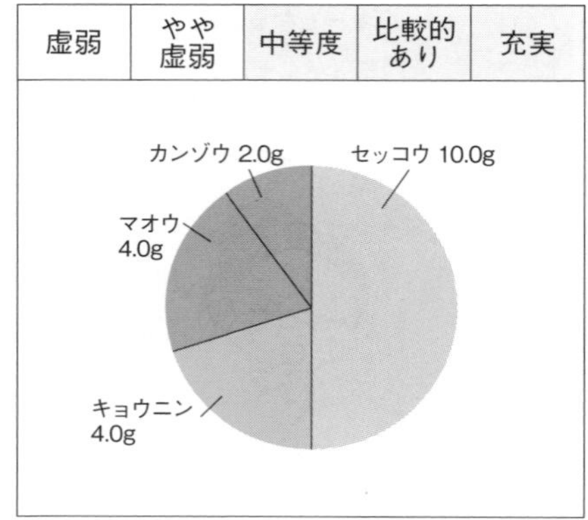

キーとなる生薬

杏仁（キョウニン）：鎮咳

この漢方薬が向く人

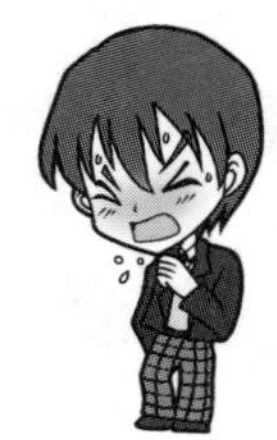

一	咳 26 五虎湯 ごことう	カンゾウ、マオウ

麻杏甘石湯に桑白皮を足して、鎮咳作用を高めた薬です。

しばり　体力中等度以上で、咳が強くでるもの

症状　咳、気管支喘(ぜん)息、気管支炎、小児喘(ぜん)息、感冒、痔の痛み

不向き　胃腸の弱い人、発汗傾向の著しい人

こんな薬

- 名前の由来：麻杏甘石湯に桑白皮（ソウハクヒ）を足した強力な５生薬を、五虎になぞらえたことから。
- 桑白皮は、利尿作用を期待して用いられる。
- なお、手引きへの記載はないが、桑白皮は肺の熱（呼吸器の炎症のこと）を冷まし、咳にも用いられる。また、利尿作用によって、さらに体の熱を冷ますことができる。
- 五虎湯は、麻杏甘石湯にさらに鎮咳作用のある桑白皮を追加した薬なので、強い咳症状に用いられると覚えよう。
- 商品例：こども咳止め漢方ゼリー

〈五虎湯の体力の覚え方〉

強い虎のイメージから、「虎」の文字が入る漢方薬は「体力中等度以上」と覚えましょう。ほかに、白虎加人参湯（295ページ）も「体力中等度以上」です。

虚弱	やや虚弱	中等度	比較的あり	充実

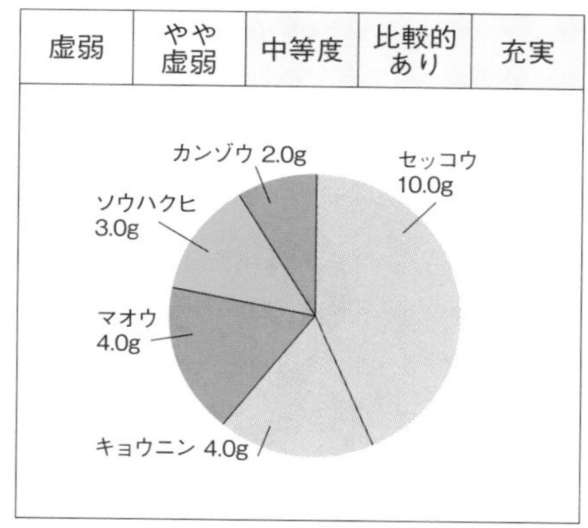

キーとなる生薬

桑白皮（ソウハクヒ）：鎮咳、肺の熱を冷ます

この漢方薬が向く人

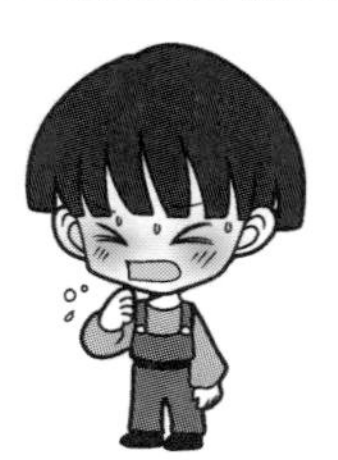

一	咳 27 **神秘湯** しんぴとう	カンゾウ、マオウ

息苦しくて抑うつ気分のある人の喘息に用いられます。

しばり 体力中等度で、咳、喘鳴、息苦しさがあり、痰が少ないもの

症状 小児喘息、気管支喘息、気管支炎

不向き 胃腸の弱い人、発汗傾向の著しい人

こんな薬

- 名前の由来：霊験あらたか（神のご利益が著しく現れること）な薬効から。
- 麻黄（マオウ）はエフェドリンを含み、気管支拡張作用を持つ。
- 厚朴（コウボク）は香りのある生薬であり（手引きには芳香性健胃薬として記載がある)、気を巡らせて気うつを晴らす。
- 神秘湯は、麻黄剤、柴胡剤、理気剤（気うつを改善する薬）の、複数の性質が組み合わさっていることが特徴である。息苦しさや呼吸困難を訴え、抑うつ気分のある人の喘息発作や長く続く咳に用いられる。
- 商品例：カンポアズマ（半夏厚朴湯との配合剤である）

虚弱	やや虚弱	中等度	比較的あり	充実

マオウ 5.0g
キョウニン 4.0g
コウボク 3.0g
チンピ 2.5g
カンゾウ 2.0g
サイコ 2.0g
ソヨウ 1.5g

キーとなる生薬

厚朴（コウボク）：香りで気を巡らす、
麻黄（マオウ）：気管支拡張

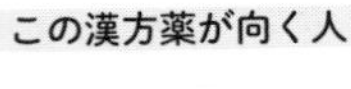

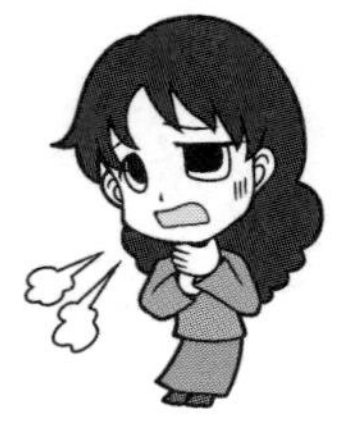

一	喉 28 **桔梗湯** ききょうとう	カンゾウ

喉の痛みや咳に用いられます。

しばり	体力に関わらず使用でき、喉が腫れて痛み、ときに咳がでるもの
症状	扁桃炎、扁桃周囲炎
不向き	胃腸が弱く下痢しやすい人→食欲不振、胃部不快感などの副作用が現れやすいため

こんな薬

- 名前の由来：桔梗（キキョウ）が主薬であることから。
- 桔梗は、痰または痰を伴う咳に用いられる。
- 桔梗湯は、甘草湯に桔梗を加えた薬である。咳や喉の痛みの他、喉の腫れや炎症がある場合に用いられる。
- 商品例：ジキニンのどクリア

〈喉の症状に用いられる漢方薬の効能・効果の違い〉

桔梗湯	駆風解毒散	白虎加人参湯	響声破笛丸
喉の痛み＋咳	喉の痛み	喉の渇き	咽喉不快

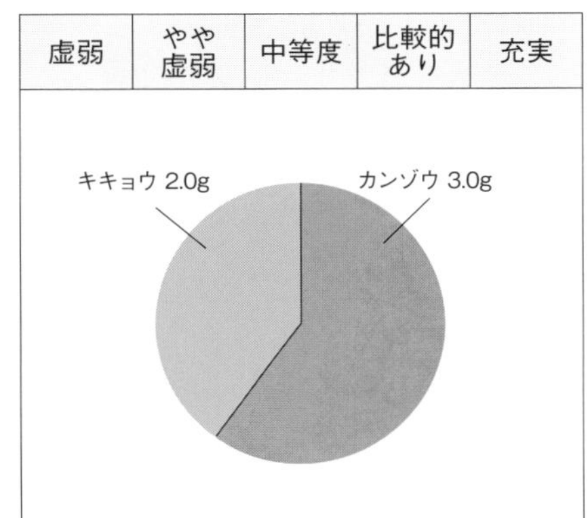

キーとなる生薬

桔梗（キキョウ）：鎮咳

この漢方薬が向く人

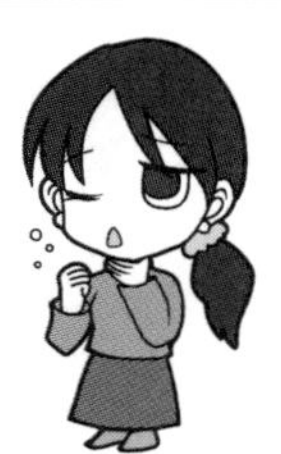

一	喉 29 駆風解毒散（湯）くふうげどくさん（とう）	カンゾウ

喉の痛みや炎症に用いられます。

しばり	体力に関わらず使用できる
症状	喉が腫れて痛む扁桃炎、扁桃周囲炎
副作用	食欲不振、胃部不快感
不向き	体の虚弱な人、胃腸が弱く下痢しやすい人→食欲不振、胃部不快感などの副作用が現れやすいため

こんな薬

- 名前の由来：情報不足。
- 連翹（レンギョウ）は、鎮痛、抗菌などの作用を期待して用いられる。
- 駆風解毒散は、鎮痛・抗炎症作用を持つ生薬や発汗作用を持つ生薬で構成され、喉の腫れや痛み、炎症に用いられる。
- 水またはぬるま湯に溶かしてうがいしながら少しずつゆっくり服用するのを特徴とし、駆風解毒湯のトローチ剤もある。
- 医療用では存在せず、一般用医薬品でのみ存在する薬である。
- 商品例：サトウ駆風解毒湯エキストローチ

虚弱	やや虚弱	中等度	比較的あり	充実

キョウカツ1.5g
カンゾウ 1.5g
セッコウ 10.0g
ケイガイ 1.5g
ゴボウシ 3.0g
ボウフウ 3.0g
キキョウ 3.0g
レンギョウ 5.0g

キーとなる生薬

連翹（レンギョウ）：鎮痛・抗菌

この漢方薬が向く人

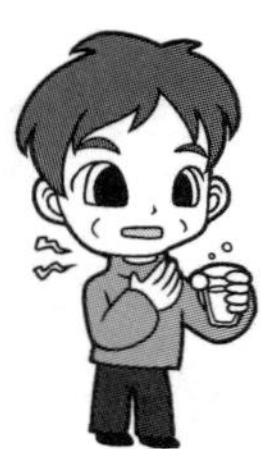

ー	喉 30 **白虎加人参湯** びゃっこかにんじんとう	カンゾウ

喉の渇きをとって元気をつけます。熱中症に用いられることも。

しばり 体力中等度以上で、熱感と口渇が強いもの

症状 喉の渇き、ほてり、湿疹・皮膚炎、皮膚のかゆみ

不向き 体の虚弱な人、胃腸虚弱で冷え症の人→食欲不振、胃部不快感などの副作用が現れやすいため

こんな薬

- 名前の由来：白虎湯に人参を加えたことから。石膏（セッコウ）の白い色からこの名になったと言われ、白虎は四神の1つである。
- 人参（ニンジン）は、別名を高麗人参、朝鮮人参とも呼ばれる。新陳代謝を高めるとされ、滋養強壮保健薬に含まれていることが多い。
- 白虎加人参湯は、石膏と知母（チモ）が体の熱を冷まし、人参が体を潤して体力・気力の消耗を補う。粳米（コウベイ）はお米のことで、口渇や健胃、滋養強壮に用いられる（石膏、知母、粳米はいずれも手引きへの記載なし）。また、熱中症に用いられることもある。
- 比較的長期間（1ヶ月位）服用されることがある。
- 商品例：「クラシエ」漢方白虎加人参湯エキス顆粒

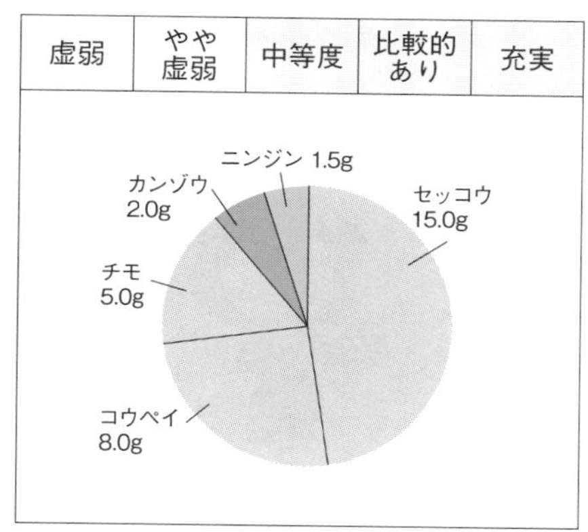

キーとなる生薬

人参（ニンジン）：体を潤し元気にする

この漢方薬が向く人

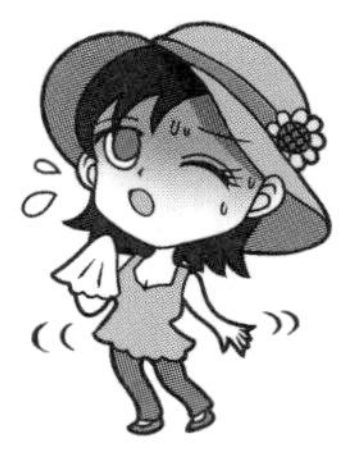

一	喉 31 響声破笛丸 きょうせいはてきがん	カンゾウ、ダイオウ

一部ミュージシャンの間でよく知られている処方で、声がれに用いられます。

しばり　体力に関わらず使用できる

症状　しわがれ声、咽喉不快

不向き　胃腸が弱く下痢しやすい人→食欲不振、胃部不快感などの副作用が現れやすいため

こんな薬

- 名前の由来：情報不足。
- 薄荷（ハッカ）は、芳香による清涼感などを目的として口腔咽喉薬に配合されることがある。
- 響声破笛丸は、喉の調子を整える生薬や、炎症を鎮める生薬が含まれている。医療用では存在せず、一般用医薬品でのみ存在する。
- 商品によっては、大黄（ダイオウ）を含む場合がある。
- 商品例：コエキュア、コエスット

虚弱	やや虚弱	中等度	比較的あり	充実

ハッカ 4.0g
レンギョウ 2.5g
キキョウ 2.5g
カンゾウ 2.5g
アセンヤク 2.0g
ダイオウ 1.0g
シュクシャ 1.0g
センキュウ 1.0g
カシ 1.0g

キーとなる生薬

薄荷（ハッカ）：清涼感

この漢方薬が向く人

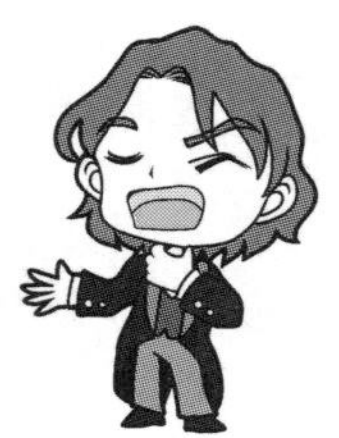

胃 32　安中散 あんちゅうさん

（カンゾウ）

体力のないやせ型の人の、胃痛や胃炎に用いられます。

しばり 体力中等度以下で腹部は力がなくて、胃痛または腹痛があって、ときに胸やけや、げっぷ、胃もたれ、食欲不振、吐きけ、嘔吐などを伴うもの

症状 神経性胃炎、慢性胃炎、胃腸虚弱

こんな薬

- 名前の由来：おなか（中）を安らかにすることから。
- 延胡索（エンゴサク）は、鎮痛鎮痙作用を期待して配合されている場合がある。
- 安中散は、体力がなく、冷え性でやせ型のおなかに筋力のないような人（腹部筋肉が弛緩している人）に向いている。胃酸の多い人の胃痛や、ストレスによる胃炎に用いられることもある。
- 大正漢方胃腸薬など、名前に「○○漢方胃腸薬」と付く商品は、ほとんどのものが安中散を中心とした薬である。ちなみに大正漢方胃腸薬は、安中散と、胃の緊張や痛みを和らげる芍薬甘草湯の組み合わせである。芍薬甘草湯はこむらがえりへの使用で有名だが、内臓の痛みにも使うことができる（→273ページ参照）。
- 商品例：大正漢方胃腸薬、ストレージタイプI

虚弱	やや虚弱	中等度	比較的あり	充実

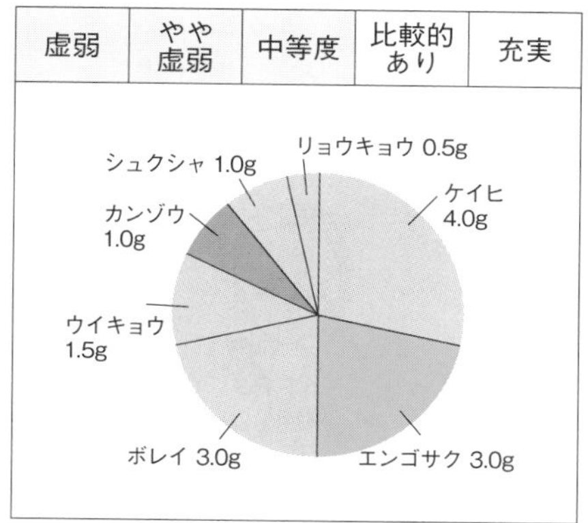

キーとなる生薬

延胡索（エンゴサク）：鎮痛鎮痙

この漢方薬が向く人

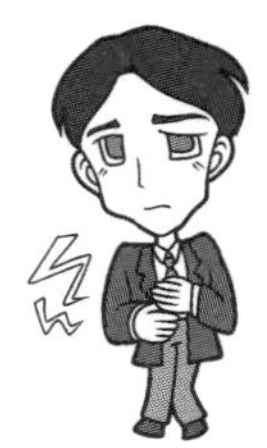

!	胃 33 人参湯（理中丸）にんじんとう（りちゅうがん）	カンゾウ
体力虚弱な人の、冷えからくる下痢に用いられます。		

しばり 体力虚弱で、疲れやすくて手足などが冷えやすいもの

症状 胃腸虚弱、下痢、嘔吐、胃痛、腹痛、急・慢性胃炎

こんな薬

- 名前の由来：人参（ニンジン）が主薬であることから。
- 人参は、別名を高麗人参、朝鮮人参とも呼ばれる。神経系の興奮や副腎皮質の機能亢進などの作用により、外界からのストレス刺激に対する抵抗力や新陳代謝を高めるとされる。滋養強壮保健薬に含まれていることが多い。
- 人参湯は、体力虚弱で、冷えでおなかを壊しやすい人に用いられる。
- 商品例：人参湯エキス顆粒「クラシエ」

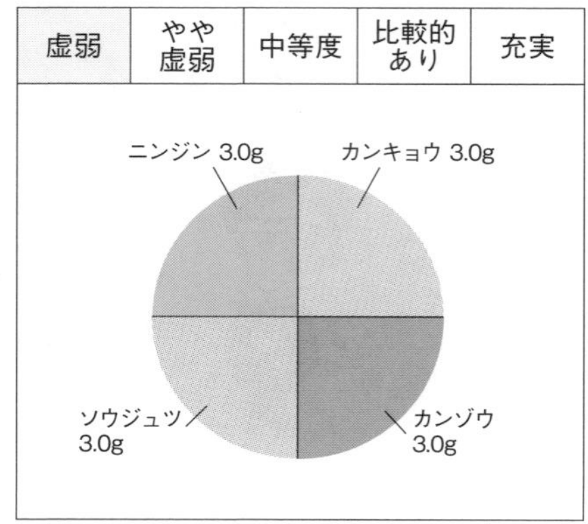

キーとなる生薬

人参（ニンジン）：新陳代謝を高めて胃腸機能を助ける

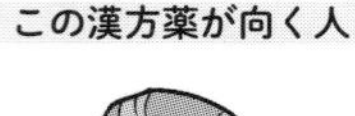

この漢方薬が向く人

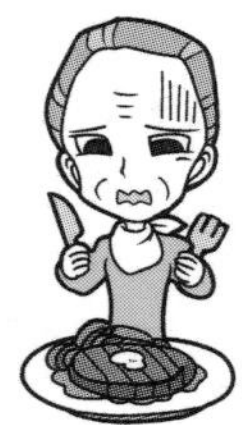

一	胃 34 平胃散 へいいさん	カンゾウ

体力のある人の、食べすぎによる胃もたれに用いられます。

しばり 体力中等度以上で、胃がもたれて消化が悪く、ときに吐きけ、食後に腹が鳴って下痢の傾向のあるもの

症状 食べすぎによる胃のもたれ、急・慢性胃炎、消化不良、食欲不振

こんな薬

- 名前の由来：胃を平らかにする、つまり、胃の働きを正常化することから。
- 蒼朮（ソウジュツ）は芳香性健胃生薬で、胃の働きを高める健胃作用や利水作用（余分な水をとる作用）があり、胃酸の排出を助ける。厚朴（コウボク）や陳皮（チンピ）も芳香性健胃薬であり、気を巡らせて胃の機能を助ける。
- 平胃散は、普段体力のある人が食べすぎて発症する胃腸のトラブルに用いられる。食べすぎてぽっこりしたおなかを平にするイメージで覚えると良い。
- 安中散と平胃散は名前が似ているため混同しないように注意する。安中散は体力中等度以下、平胃散は体力中等度以上に用いられる。
- 商品例：平胃散エキス顆粒「クラシエ」

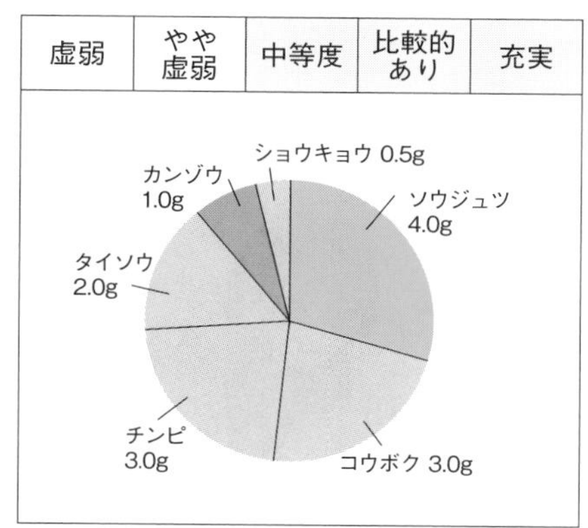

キーとなる生薬

蒼朮（ソウジュツ）：芳香性健胃、利水

この漢方薬が向く人

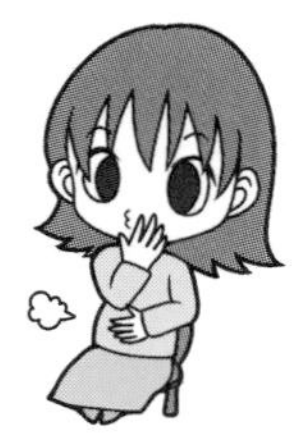

!!! 胃 35 六君子湯 りっくんしとう （カンゾウ）

体力のない人の元気をつけて気を巡らし、胃腸症状を改善します。

しばり 体力中等度以下で、胃腸が弱く、食欲がなく、みぞおちがつかえて疲れやすく、貧血性で手足が冷えやすいもの

症状 胃炎、胃腸虚弱、胃下垂、消化不良、食欲不振、胃痛、嘔吐

重篤な副作用 肝機能障害

こんな薬

- 名前の由来：四君子湯に半夏（ハンゲ）と陳皮（チンピ）を加えたことから。
- 半夏は手引きに鎮咳成分として記載があるが、体内の余計な水を乾かす作用があるとされ、痰や胃内停水（胃液が大量に胃に残っている状態）に用いられる。
- 陳皮は芳香性健胃薬であり、気を巡らす作用があるとされる。
- 四君子湯は気虚に使われる基本処方で、元気をつけて胃腸虚弱を改善する（→264ページ参照）。六君子湯は、四君子湯に、半夏と陳皮を加えたものである。
- 六君子湯は、胃内停水によりみぞおちがつかえる（詰まっている）虚弱な人の胃腸症状に用いられる。
- 商品例：ギャクリア

虚弱	やや虚弱	中等度	比較的あり	充実

ソウジュツ 4.0g
ニンジン 4.0g
ハンゲ 4.0g
ブクリョウ 4.0g
タイソウ 2.0g
チンピ 2.0g
カンゾウ 1.0g
ショウキョウ 0.5g

キーとなる生薬

半夏（ハンゲ）：胃内の水を乾かす、
陳皮（チンピ）：健胃

この漢方薬が向く人

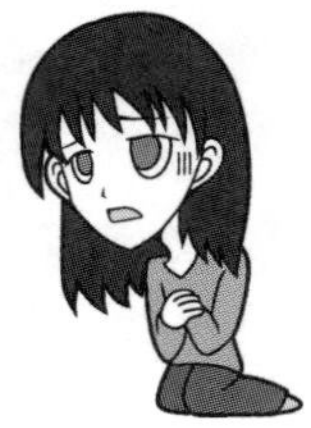

!	腸 36 桂枝加芍薬湯 けいしかしゃくやくとう	カンゾウ
桂枝湯の芍薬増量版で、腹痛、便秘や下痢を繰り返す場合に用いられます。		

しばり　体力中等度以下で腹部膨満感のあるもの

症状　しぶり腹、腹痛、下痢、便秘

こんな薬

- 名前の由来：桂枝湯のうち、芍薬の量を増やしたものであることから。
- 芍薬（シャクヤク）は、鎮痛鎮痙作用、鎮静作用を示し、内臓の痛みにも用いられる。
- 桂枝加芍薬湯は、体を温める桂枝湯に、胃腸の過剰な動きをゆるめる芍薬の量を増やしたものである。
- しぶり腹とは、残便感があり、繰り返し腹痛を伴い便意を催す状態である。
- 下痢や便秘を繰り返す病態である、過敏性腸症候群（IBS）に用いられることもある。
- 甘草（カンゾウ）は含まれるが、大黄（ダイオウ）は含まれないことにも留意する。
- 商品例：「クラシエ」漢方桂枝加芍薬湯エキス顆粒

虚弱	やや虚弱	中等度	比較的あり	充実

ショウキョウ 1.0g
シャクヤク 6.0g
カンゾウ 2.0g
タイソウ 4.0g
ケイヒ 4.0g

キーとなる生薬

芍薬（シャクヤク）：鎮痛鎮座

この漢方薬が向く人

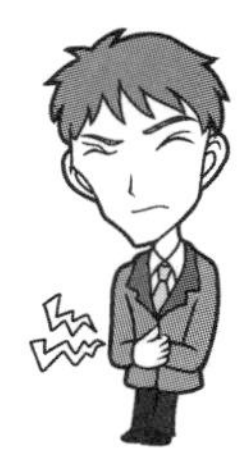

一　腸　**37　大黄甘草湯**　だいおうかんぞうとう　（カンゾウ、ダイオウ）

便秘の代表的な処方です。

しばり　体力に関わらず使用できる

症状　便秘、便秘に伴う頭重、のぼせ、湿疹・皮膚炎、吹き出物（にきび）、食欲不振（食欲減退）、腹部膨満、腸内異常発酵、痔などの症状の緩和

不向き　体の虚弱な人、胃腸が弱く下痢しやすい人→激しい腹痛を伴う下痢などの副作用が現れやすいため

こんな薬

- 名前の由来：大黄（ダイオウ）と甘草（カンゾウ）で構成されることから。
- 大黄は、大腸を刺激して排便を促す。大黄甘草湯は、便秘に用いられる代表的な漢方薬である。
- 手引きには「短期間の使用に限られるものでないが、５～６日間服用しても症状の改善がみられない場合には、いったん使用を中止して専門家に相談がなされるべきである」との記載がある。ただし、大黄は大腸刺激性下剤に分類されるため、実際の接客においては大黄が含まれる漢方下剤は原則として頓服使用が推奨される。
- 商品例：大地の漢方便秘薬

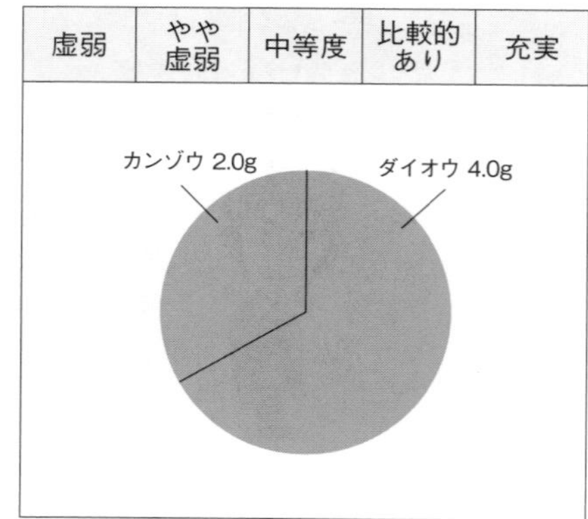

キーとなる生薬

大黄（ダイオウ）：便秘改善

この漢方薬が向く人

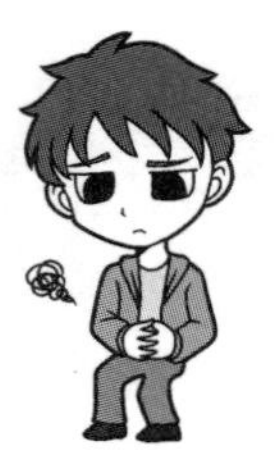

一	腸 38 大黄牡丹皮湯 だいおうぼたんぴとう	ダイオウ

下腹部痛のある人の月経不順や便秘に用いられます。

しばり　体力中等度以上で、下腹部痛があって、便秘しがちなもの

症状　月経不順、月経困難、月経痛、便秘、痔疾

不向き　体の虚弱な人、胃腸が弱く下痢しやすい人→激しい腹痛を伴う下痢などの副作用が現れやすいため

こんな薬

- 名前の由来：大黄（ダイオウ）と牡丹皮（ボタンピ）が主薬であることから。
- 牡丹皮は、鎮痛鎮痙作用、鎮静作用を示し、内臓の痛みにも用いられる。瘀血（おけつ：血の滞り）を改善し、婦人の症状に用いられることが多い。
- 大黄牡丹皮湯は、体力のある人の月経不順や便秘に用いられる薬である。大黄は「便秘の改善」、牡丹皮は「婦人の症状の改善」をイメージして覚えると良い。
- 便秘、痔疾に対して用いる場合には、1週間位服用しても症状の改善がみられない時は、いったん使用を中止して専門家に相談がなされるべきである。月経不順、月経困難に対して用いる場合には、比較的長期間（1ヶ月ぐらい）服用されることがある。
- 商品例：錠剤大黄牡丹皮湯

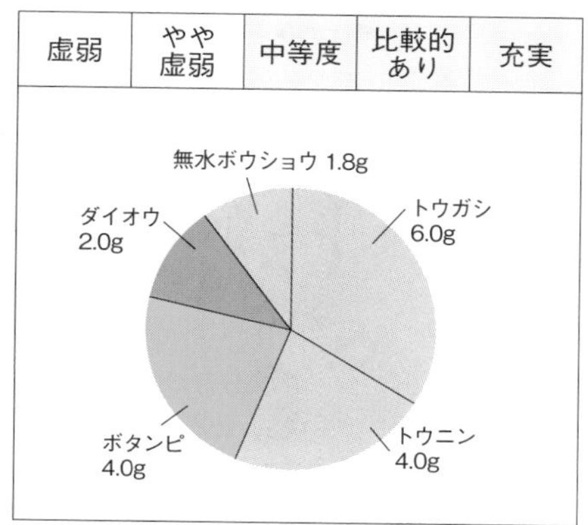

キーとなる生薬

大黄（ダイオウ）：便秘改善、
牡丹皮（ボタンピ）：瘀血改善

この漢方薬が向く人

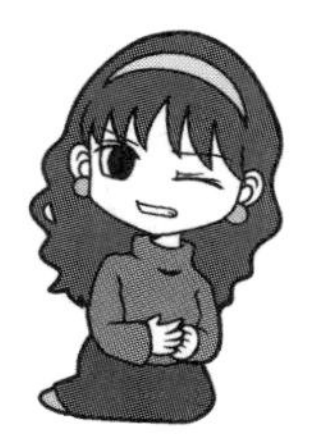

!	腸 39 麻子仁丸 ましにんがん	ダイオウ

高齢者のコロコロ便に用いられます。

しばり	体力中等度以下で、ときに便が硬く塊状なもの
症状	便秘、便秘に伴う頭重、のぼせ、湿疹・皮膚炎、吹き出物(にきび)、食欲不振（食欲減退)、腹部膨満、腸内異常醗酵、痔などの症状の緩和
不向き	胃腸が弱く下痢しやすい人→激しい腹痛を伴う下痢などの副作用が現れやすいため

こんな薬

- 名前の由来：麻子仁（マシニン）が主薬であることから。
- 麻子仁は、その字の通り、アサ科のアサの果実を基原とする生薬で、腸を潤す作用がある。高齢者の便秘薬としてよく用いられ、便が硬くて塊状（コロコロ便）で排便しにくい人に向く。麻子仁は、表面につやがありコロコロとした粒状の生薬なので、そのイメージで覚えると良い（麻子仁は手引きへの記載なし)。
- 商品例：麻子仁丸料エキス錠クラシエ

虚弱	やや虚弱	中等度	比較的あり	充実

マシニン 5.0g
ダイオウ 4.0g
キジツ 2.0g
キョウニン 2.0g
コウボク 2.0g
シャクヤク 2.0g

キーとなる生薬

麻子仁（マシニン）：腸を潤す

この漢方薬が向く人

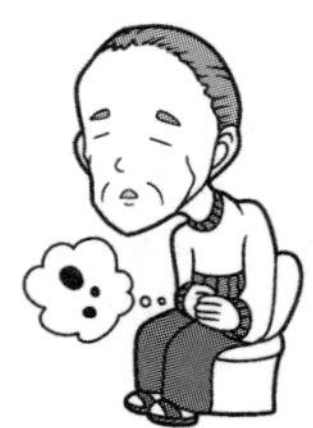

一	痔 40 乙字湯 おつじとう	カンゾウ、ダイオウ
便秘のある人の痔の炎症を鎮めます。		

しばり	体力中等度以上で大便がかたく、便秘傾向のあるもの
症状	痔核（いぼ痔）、切れ痔、便秘、軽度の脱肛
不向き	体の虚弱な人（体力の衰えている人、体の弱い人）、胃腸が弱く下痢しやすい人→悪心・嘔吐、激しい腹痛を伴う下痢などの副作用が現れやすいため
重篤な副作用	肝機能障害、間質性肺炎

こんな薬

- 名前の由来：「おつうじ」から。
- 柴胡（サイコ）は、抗炎症、鎮痛などの作用を期待して用いられる。
- 痔は肛門部の血行不良が原因の1つとされ、当帰（トウキ）には補血作用があり、血行を改善し、柴胡は炎症を鎮めるとされる。
- 乙字湯には少量の大黄（ダイオウ）が含まれ、軽度の便秘傾向のある人の痔に用いられる。
- 商品例：「クラシエ」漢方乙字湯エキス錠

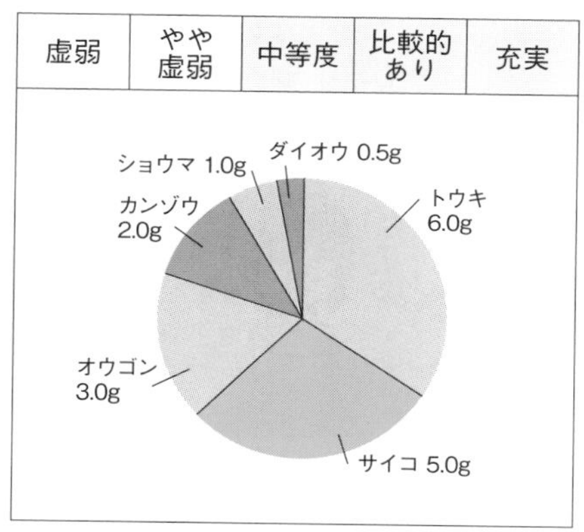

キーとなる生薬

柴胡（サイコ）：抗炎症、鎮痛

この漢方薬が向く人

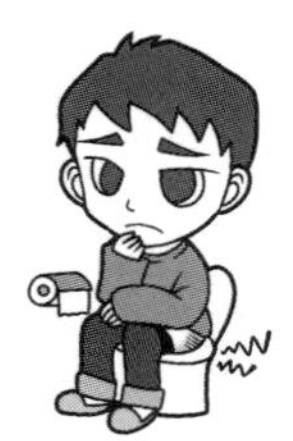

一	痔 41 芎帰膠艾湯 きゅうききょうがいとう	カンゾウ
痔や月経などで出血傾向のある人に用いられます。		

しばり　体力中等度以下で冷え症で、出血傾向があり胃腸障害のないもの

症状　痔出血、貧血、月経異常・月経過多・不正出血、皮下出血

不向き　胃腸が弱く下痢しやすい人→胃部不快感、腹痛、下痢などの副作用が現れやすいため

こんな薬

- 名前の由来：構成生薬の川芎（センキュウ）、当帰（トウキ）、阿膠（アキョウ）、艾葉（ガイヨウ）から１文字ずつとったもの。
- 芎帰膠艾湯は、血虚の基本処方である四物湯を含む薬であり、四物湯で血を補い、阿膠と艾葉が止血する（阿膠、艾葉は手引への記載なし）。痔出血や月経異常に伴う貧血がある人に用いられる。
- 下記の処方ではゼラチンが含まれているが、ゼラチンは「阿膠」の代用である。
- 商品例：錠剤芎帰膠艾湯

虚弱	やや虚弱	中等度	比較的あり	充実

ジオウ 5.0g
トウキ 4.0g
シャクヤク 4.0g
センキュウ 3.0g
カンゾウ 3.0g
ガイヨウ 3.0g
ゼラチン 3.0g

キーとなる生薬

四物湯：血虚の改善

この漢方薬が向く人

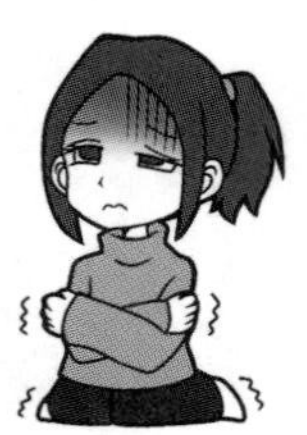

!!	循環器 **42 苓桂朮甘湯** りょうけいじゅつかんとう	カンゾウ
水分代謝を整えて、めまいを改善します。		

しばり 体力中等度以下で、めまい、ふらつきがあり、ときにのぼせや動悸があるもの

症状 立ちくらみ、めまい、頭痛、耳鳴り、動悸、息切れ、神経症、神経過敏

こんな薬

- 名前の由来：茯苓（ブクリョウ）、桂皮（ケイヒ）、蒼朮（ソウジュツ）、甘草（カンゾウ）から1文字ずつとったもの。
- 茯苓は、利尿、健胃、鎮静などの作用を期待して用いられる。
- 茯苓と蒼朮には利水作用があり、水分代謝を整えることでめまいを改善する。苓桂朮甘湯は、強心作用が期待される生薬は含まれず、主に利尿作用により、水毒（漢方の考え方で、体の水分が停滞したり偏在したりして、その循環が悪いことを意味する）の排出を促すことを主眼とする。水毒のある人のめまいやふらつき、立ちくらみに用いられる。
- 比較的長期間（1ヶ月ぐらい）服用されることがある。
- 商品例：ルビーナ（四物湯との配合剤である）

虚弱	やや虚弱	中等度	比較的あり	充実

ブクリョウ 6.0g
ケイヒ 4.0g
ソウジュツ 3.0g
カンゾウ 2.0g

キーとなる生薬

茯苓（ブクリョウ）：利水

この漢方薬が向く人

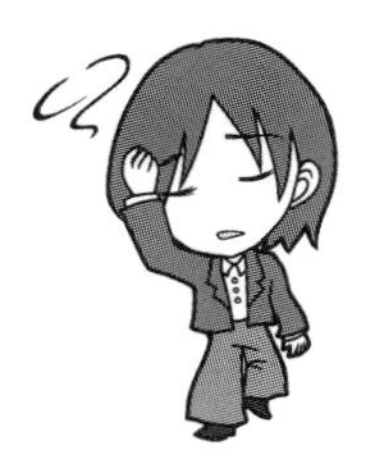

!	循環器 **43 三黄瀉心湯** さんおうしゃしんとう	ダイオウ

のぼせて顔が赤い人の、高血圧に伴う症状に用いられます。

しばり 体力中等度以上で、のぼせ気味で顔面紅潮し、精神不安、みぞおちのつかえ、便秘傾向などのあるもの

症状 高血圧の随伴症状（のぼせ、肩こり、耳鳴り、頭重、不眠、不安）、鼻血、痔出血、便秘、更年期障害、血の道症

不向き 体の虚弱な人、胃腸が弱く下痢しやすい人、だらだら出血が長引いている人→激しい腹痛を伴う下痢などの副作用が現れやすいため

こんな薬

- 名前の由来：３つの「黄」が付く生薬で構成され、心の熱を瀉することから。
- 黄芩（オウゴン）は、主に抗炎症作用を期待して用いられる。黄連（オウレン）は、苦味による健胃作用を期待して用いられる。
- 漢方では、苦味は熱を冷ます働きがあるとされ、黄芩、黄連、大黄（ダイオウ）はいずれも苦い生薬である。
- 三黄瀉心湯は、亢進した「心」の熱をとり去り、高血圧に伴う症状に用いられる。黄連解毒湯（→333ページ参照）は関連処方である。
- 商品例：「クラシエ」漢方三黄瀉心湯エキス顆粒

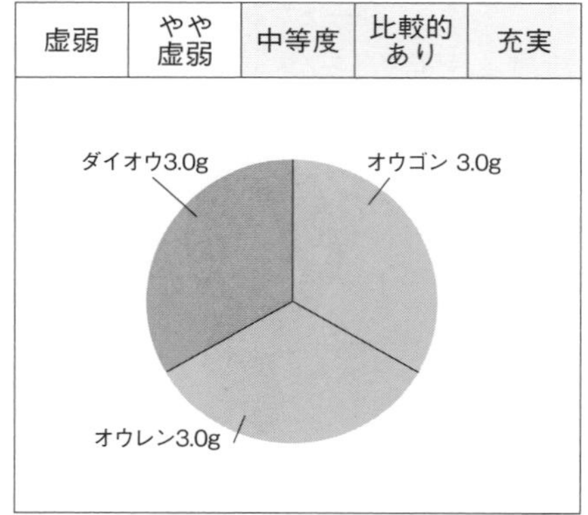

キーとなる生薬

黄芩（オウゴン）、黄連（オウレン）：抗炎症、体の熱を冷ます

この漢方薬が向く人

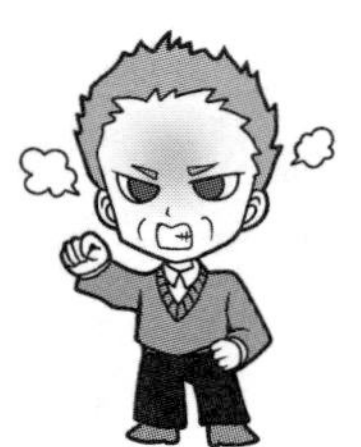

循環器 44 七物降下湯 しちもつこうかとう

血虚の人の、高血圧に伴う症状を改善します。

しばり	体力中等度以下で、顔色が悪くて疲れやすく、胃腸障害のないもの
症状	高血圧に伴う随伴症状（のぼせ、肩こり、耳鳴り、頭重）
不向き	胃腸が弱く下痢しやすい人→胃部不快感などの副作用が現れやすいため

こんな薬

- 名前の由来：四物湯を基本に７生薬が含まれ、血圧を降下させることから。
- 釣藤鈎（チョウトウコウ）は、神経の興奮・緊張緩和を期待して用いられる。また、血管を拡張し血圧を下げる効果がある。
- 七物降下湯は、昭和期の漢方医、大塚敬節（おおつか けいせつ）が自らの高血圧に伴う症状を治療するために創った薬として知られている。血虚の基本処方である四物湯を基本とした処方で、顔色が悪い、疲れやすいなどは血虚の代表的な症状である。四物湯で血を補い、釣藤鈎が血の不足によって起こる頭痛や耳鳴りを改善する。
- 小児向けの漢方処方ではなく、15歳未満の小児への使用は避ける必要がある。
- 比較的長期間（１ヶ月ぐらい）服用されることがある。
- 商品例：クラシエ七物降下湯エキス錠

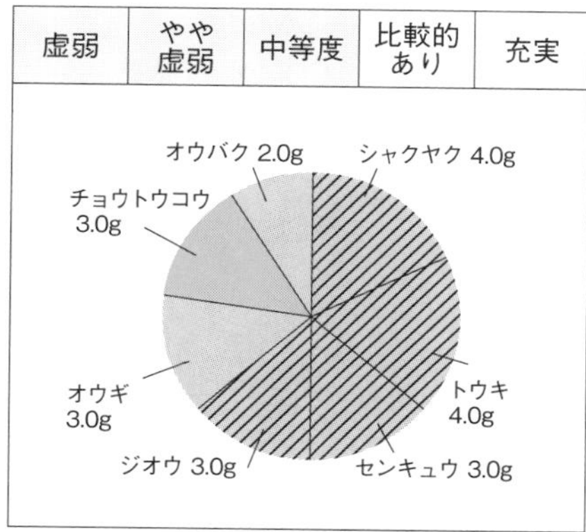

キーとなる生薬

釣藤鈎（チョウトウコウ）：血圧降下
四物湯：血虚の改善

この漢方薬が向く人

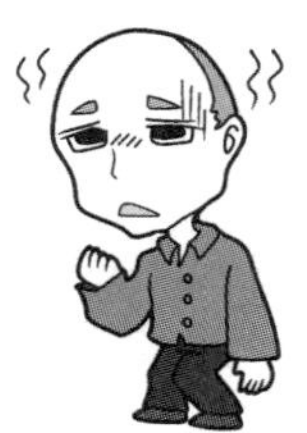

泌尿器 45　六味丸 ろくみがん

手足がほてる人の尿トラブルに用いられます。

しばり	体力中等度以下で、疲れやすくて尿量減少または多尿で、ときに手足のほてり、口渇があるもの
症状	排尿困難、残尿感、頻尿、むくみ、かゆみ、夜尿症、しびれ
不向き	胃腸が弱く下痢しやすい人→胃部不快感、腹痛、下痢などの副作用が現れやすいため

こんな薬

- 名前の由来：６味の生薬からなることから。別名、六味地黄丸。
- 地黄（ジオウ）は、血行を改善し、血色不良や冷えの症状を緩和する他、強壮、鎮静、鎮痛などの作用を期待して用いられる。
- 六味丸は腎虚（つまり老化のこと）に用いられる。腎の気が減少すると、排尿困難など、下半身の症状を始め、頭や目にも症状が現れる。
- 商品例：六味丸料エキス錠クラシエ

〈地黄剤の使い分け〉

六味丸 腎虚＋ほてり	← 抜く 体を温める 桂皮（ケイヒ） 附子（ブシ）	八味地黄丸 腎虚＋冷え	→ 加える 利水作用のある 牛膝（ゴシツ） 車前子（シャゼンシ）	牛車腎気丸 腎虚＋冷え＋ 利水作用UP

虚弱	やや虚弱	中等度	比較的あり	充実

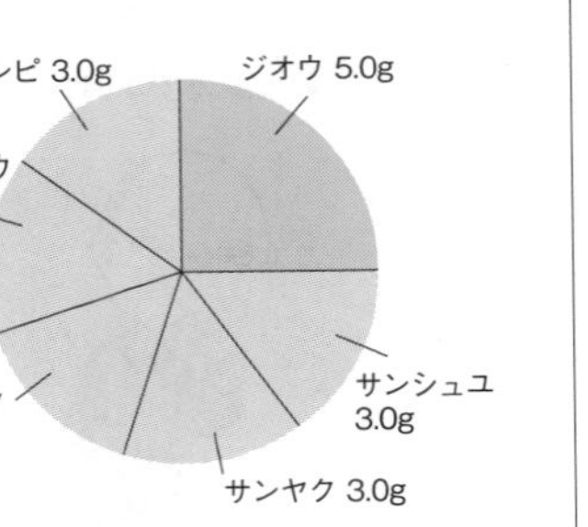

キーとなる生薬

地黄（ジオウ）：腎虚の改善

この漢方薬が向く人

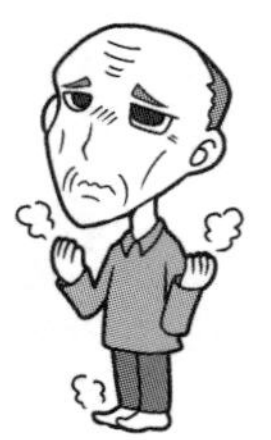

泌尿器 46 八味地黄丸 はちみじおうがん

四肢が冷える人の尿トラブルに用いられます。

しばり 体力中等度以下で、疲れやすくて、四肢が冷えやすく、尿量減少または多尿で、ときに口渇があるもの

症状 下肢痛、腰痛、しびれ、高齢者のかすみ目、かゆみ、排尿困難、残尿感、夜間尿、頻尿、むくみ、高血圧に伴う随伴症状の改善（肩こり、頭重、耳鳴り）、軽い尿漏れ

使用を避ける 胃腸の弱い人、下痢しやすい人→食欲不振、胃部不快感、腹痛、下痢の副作用が現れるおそれがあるため

不向き のぼせが強く赤ら顔で体力の充実している人→のぼせ、動悸などの副作用が現れやすいため

こんな薬

- 名前の由来：８種類の生薬で構成された丸剤であることから。別名、腎気丸。
- 附子（ブシ）は、心筋の収縮力を高めて血液循環を改善する作用を持つ。血液循環が高まることによる利尿作用を示す他、鎮痛作用を示す。
- 八味地黄丸は、六味丸に、体を温める桂皮（ケイヒ）と附子を加えた処方とも言えるが、歴史的には八味地黄丸が先に誕生した。「四肢が冷えやすく」の表現から、桂皮と附子の体を温める働きをイメージすると覚えやすい。
- 商品例：ハルンケア内服液

虚弱	やや虚弱	中等度	比較的あり	充実

ブシ末 0.5g
ケイヒ 1.0g
ジオウ 6.0g
ボタンピ 2.5g
ブクリョウ 3.0g
サンシュユ 3.0g
タクシャ 3.0g
サンヤク 3.0g

キーとなる生薬

桂皮（ケイヒ）、附子（ブシ）：体を温める

この漢方薬が向く人

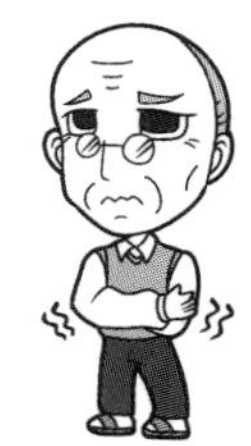

! 泌尿器 47 牛車腎気丸 ごしゃじんきがん ー

八味地黄丸に2生薬を加えて、鎮痛･利水作用を高めた処方です。

しばり 体力中等度以下で、疲れやすくて、四肢が冷えやすく尿量減少し、むくみがあり、ときに口渇があるもの

症状 下肢痛、腰痛、しびれ、高齢者のかすみ目、かゆみ、排尿困難、頻尿、むくみ、高血圧に伴う随伴症状の改善（肩こり、頭重、耳鳴り）

不向き 胃腸が弱く下痢しやすい人、のぼせが強く赤ら顔で体力の充実している人→胃部不快感、腹痛、のぼせ、動悸などの副作用が現れやすいため

重篤な副作用 肝機能障害、間質性肺炎

こんな薬

- 名前の由来：八味地黄丸（腎気丸）に、牛膝（ゴシツ）と車前子（シャゼンシ）を加えたことから。
- 牛膝は牛の膝のような形の生薬で、利水作用があり関節痛に用いられる（牛膝は手引きへの記載なし）。車前子は去痰・利水作用を期待して用いられる。
- 牛車腎気丸は、八味地黄丸の適応症で、更に症状が強い人に用いられる。
- 商品例：ロート トイリズム

虚弱	やや虚弱	中等度	比較的あり	充実

ジオウ 5.0g
ゴシツ 3.0g
サンシュユ 3.0g
サンヤク 3.0g
シャゼンシ 3.0g
タクシャ 3.0g
ブクリョウ 3.0g
ボタンピ 3.0g
ケイヒ 1.0g
ブシ末 1.0g

キーとなる生薬

牛膝（ゴシツ）、
車前子（シャゼンシ）：利水

この漢方薬が向く人

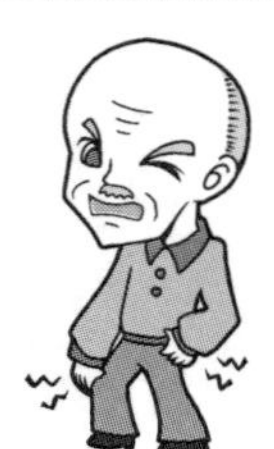

!	泌尿器 48 猪苓湯 ちょれいとう	ー
体力にかかわらず、膀胱炎に用いられます。		

しばり 体力に関わらず使用でき、排尿異常があり、ときに口が渇くもの

症状 排尿困難、排尿痛、残尿感、頻尿、むくみ

こんな薬

- 名前の由来：猪苓（チョレイ）が主薬であることから。
- 猪苓湯に含まれる猪苓、沢瀉（タクシャ）、茯苓（ブクリョウ）は代表的な利水薬（水毒を改善する薬）である。さらに、滑石（カッセキ）は、膀胱や尿道の熱や炎症を鎮め、阿膠（アキョウ）は止血作用がある。ただし猪苓湯に含まれる生薬の中で、手引きへの記載のあるものは茯苓のみである。
- 猪苓湯は、熱や炎症を鎮め、水を巡らせることで尿の出を改善する薬である。熱証（炎症）のある人が適応となるが、体力にこだわらず広く用いることができる。熱証では、口の渇きが出ることがある。
- 商品例：「クラシエ」漢方猪苓湯エキス錠

虚弱	やや虚弱	中等度	比較的あり	充実

アキョウ 3.0g
カッセキ 3.0g
タクシャ 3.0g
チョレイ 3.0g
ブクリョウ 3.0g

キーとなる生薬

猪苓（チョレイ）：利水

この漢方薬が向く人

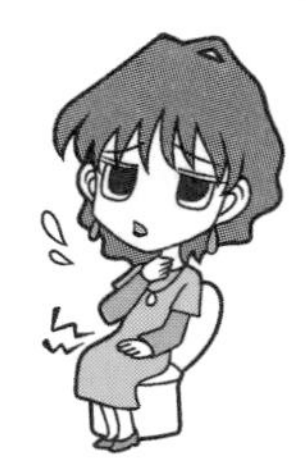

!!	泌尿器 **49 竜胆瀉肝湯** りゅうたんしゃかんとう	カンゾウ

体力がある人の、痛みの強い膀胱炎に用いられます。

しばり	体力中等度以上で、下腹部に熱感や痛みがあるもの
症状	排尿痛、残尿感、尿の濁り、こしけ（おりもの）、頻尿
不向き	胃腸が弱く下痢しやすい人→胃部不快感、下痢などの副作用が現れやすいため

こんな薬

- 名前の由来：竜胆（リュウタン）が主薬で、肝の熱を瀉することから。
- 竜胆は、苦味による健胃作用を期待して用いられる。
- 苦味を持つ生薬は熱を冷ますとされ、竜胆は、熱や炎症を鎮める生薬である。
- 竜胆瀉肝湯は熱と水をとる処方で、特に熱をとる作用が強いため、熱感や痛みなどの炎症の強い人に向いている。
- 漢方では、肝気の停滞の悪化が膀胱に及ぶと、排尿障害を起こすとされる。さらに、肝気の停滞が熱を生み、それが尿の濁りを引き起こすとされる。
- 「瀉」の字が入ることから、実証向けの処方だと判断できる（→262ページ参照）。また、泌尿器症状に用いられる漢方薬の中で、唯一「甘草（カンゾウ）」を含むことにも留意する。
- 商品例：竜胆瀉肝湯エキス錠クラシエ

虚弱	やや虚弱	中等度	比較的あり	充実

リュウタン 1.0g
ジオウ 5.0g
トウキ 5.0g
モクツウ 5.0g
オウゴン 3.0g
シャゼンシ 3.0g
タクシャ 3.0g
カンゾウ 1.0g
サンシシ 1.0g

キーとなる生薬

竜胆（リュウタン）：
抗炎症、体の熱を冷ます

この漢方薬が向く人

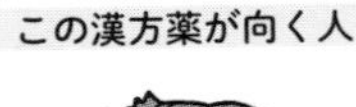

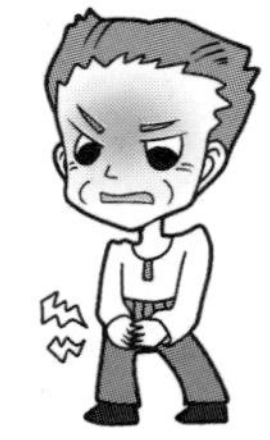

ー	婦人 50 温経湯 うんけいとう	カンゾウ

冷え性で手足がほてり、皮膚が乾燥している人に用いられます。

しばり	体力中等度以下で、手足がほてり、唇が乾くもの
症状	月経不順、月経困難、こしけ（おりもの）、更年期障害、不眠、神経症、湿疹・皮膚炎、足腰の冷え、しもやけ、手あれ（手の湿疹・皮膚炎）
不向き	胃腸の弱い人

こんな薬

- 名前の由来：経絡（体）を温めることで、血液循環を良くすることから。
- 桂皮（ケイヒ）は、香りによる健胃作用や、発汗を促して解熱を助ける作用を期待して用いられる。
- 温経湯は血虚を改善する四物湯（地黄を除く）や、桂皮などの体を温める生薬、麦門冬（バクモンドウ）などの潤いをつける生薬を含んでいる。血液循環を良くして手足のほてりをとり、さらに体全体を温める作用がある。冷えと肌の乾燥のある人に用いられ、しもやけや手荒れにも適している。
- 商品例：ルナフェミン

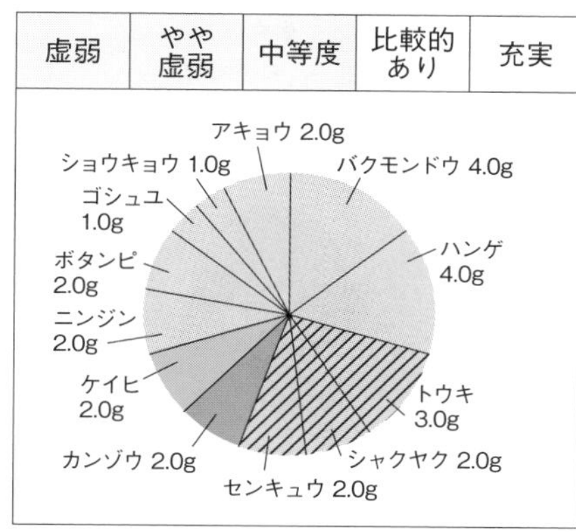

キーとなる生薬

四物湯：血虚の改善、
桂皮（ケイヒ）：体を温める

この漢方薬が向く人

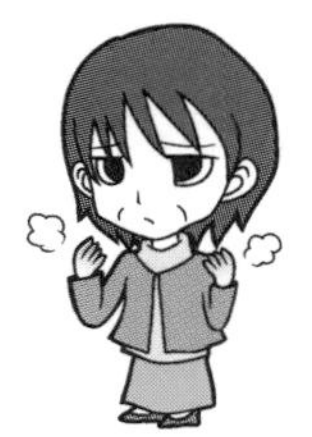

婦人 51 温清飲 うんせいいん

皮膚が乾燥し、のぼせる人に用いられます。

しばり	体力中等度で皮膚はかさかさして色つやが悪く、のぼせるもの
症状	月経不順、月経困難、血の道症、更年期障害、神経症、湿疹・皮膚炎
不向き	胃腸が弱く下痢しやすい人→胃部不快感、下痢などの副作用が現れやすいため
重篤な副作用	肝機能障害

こんな薬

- 名前の由来：体を温める四物湯と熱を冷ます黄連解毒湯の合方であることから。
- 温清飲は、血行を改善して体を温め潤いをつける四物湯（→321ページ参照）と、熱を冷ます清熱作用のある黄連解毒湯（→333ページ参照）を合わせた薬である。
- 皮膚の乾燥は、血虚の代表的な症状で、四物湯は血虚を改善する代表的な薬である。黄連解毒湯は炎症性の熱を鎮める作用があり、のぼせのある人に向いている。
- 「皮膚はかさかさして」で「温」の四物湯を、「のぼせるもの」で「清」の黄連解毒湯をイメージすると覚えやすい。
- 商品例：温清飲エキス顆粒「クラシエ」

虚弱	やや虚弱	中等度	比較的あり	充実

サンシシ 1.5g
ジオウ 3.0g
シャクヤク 3.0g
センキュウ 3.0g
トウキ 3.0g
オウゴン 1.5g
オウバク 1.5g
オウレン 1.5g

キーとなる生薬

四物湯：血虚の改善、
黄連解毒湯：清熱

この漢方薬が向く人

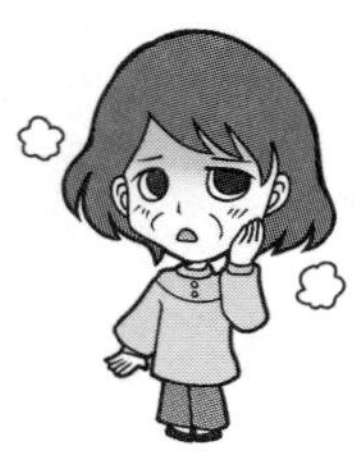

!!!	婦人 52 加味逍遙散 かみしょうようさん	カンゾウ

精神不安を中心とした様々な症状に、のぼせ感が伴う時に用いられます。

しばり 体力中等度以下でのぼせ感があり、肩がこり、疲れやすく、精神不安やいらだちなどの精神神経症状、時に便秘の傾向のあるもの

症状 冷え症、虚弱体質、月経不順、月経困難、更年期障害、血の道症、不眠症

不向き 胃腸の弱い人→悪心（吐きけ）、嘔吐、胃部不快感、下痢などの副作用が現れやすいため

重篤な副作用 肝機能障害、腸間膜静脈硬化症

こんな薬

- 名前の由来：逍遙散に、山梔子（サンシシ）と牡丹皮（ボタンピ）を加味したことから。
- 山梔子は、抗炎症、血行促進などの作用を期待して用いられる。
- 牡丹皮は、鎮痛鎮痙作用、鎮静作用を示し、内臓の痛みにも用いられる。
- 逍遙は「ぶらぶら歩くこと」を意味し、逍遙散は様々に移り変わる症状を改善する薬である。加味逍遙散は、精神不安に用いられる逍遙散に、清熱作用（熱やのぼせ感を冷ます作用）のある山梔子と牡丹皮を加味した方剤である。
- 商品例：メグリビa（四物湯との配合剤である）

虚弱	やや虚弱	中等度	比較的あり	充実

ハッカ 1.0g
サイコ 3.0g
シャクヤク 3.0g
ソウジュツ 3.0g
トウキ 3.0g
ブクリョウ 3.0g
サンシシ 2.0g
ボタンピ 2.0g
カンゾウ 1.5g
ショウキョウ 1.0g

キーとなる生薬

山梔子（サンシシ）、
牡丹皮（ボタンピ）：清熱

この漢方薬が向く人

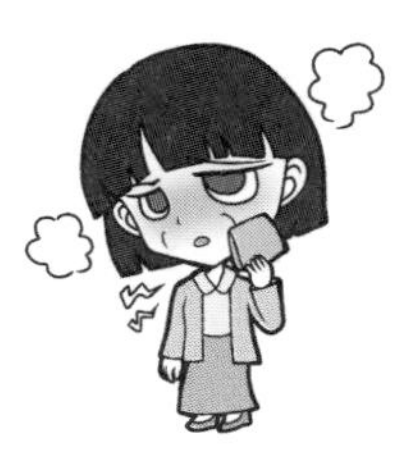

!!	婦人 53 **桂枝茯苓丸** けいしぶくりょうがん	一

比較的体力があり、のぼせて足冷えのある人に用いられます。

しばり	比較的体力があり、時に下腹部痛、肩こり、頭重、めまい、のぼせて足冷えなどを訴えるもの
症状	月経不順、月経異常、月経痛、更年期障害、血の道症、肩こり、めまい、頭重、打ち身（打撲症）、しもやけ、しみ、湿疹・皮膚炎、にきび
不向き	体の虚弱な人
重篤な副作用	肝機能障害

こんな薬

- 名前の由来：桂皮（ケイヒ）と茯苓（ブクリョウ）が構成生薬であることから。
- 桂枝茯苓丸は、瘀血（おけつ）を改善する「駆瘀血剤（くおけつざい）」の代表的な薬である。桃仁（トウニン）と牡丹皮（ボタンピ）が血液の停滞を改善し、桂皮が気を巡らすことでその作用を強め、茯苓が余計な水をとり除く（桃仁は手引への記載なし）。
- 気や血の巡りが悪くなって滞ることで、上半身がのぼせて顔がほてるのに、下半身が冷える状態になることがある。桂枝茯苓丸はこのような人に向く。
- 婦人の症状に用いられる漢方薬は、虚証の人向けのものが中心となっているが、桂枝茯苓丸は比較的体力がある人に用いられる。
- 商品例：ペア漢方エキス錠

虚弱	やや虚弱	中等度	比較的あり	充実

ボタンピ 3.0g
ケイヒ 3.0g
シャクヤク 3.0g
トウニン 3.0g
ブクリョウ 3.0g

キーとなる生薬

桃仁（トウニン）、牡丹皮（ボタンピ）：血を巡らす

この漢方薬が向く人

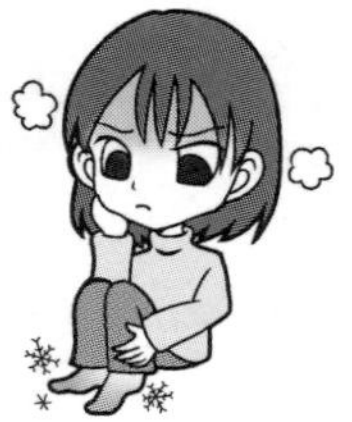

!! 婦人 **54 五積散** ごしゃくさん　（カンゾウ、マオウ）

様々な漢方薬を足したような薬で、幅広い効能を持ちます。

しばり	体力中等度またはやや虚弱で冷えがあるもの
症状	胃腸炎、腰痛、神経痛、関節痛、月経痛、頭痛、更年期障害、感冒
不向き	体の虚弱な人（体力の衰えている人、体の弱い人）、胃腸の弱い人、発汗傾向の著しい人

こんな薬

- 名前の由来：「寒・食・気・血・痰」の5つの停滞に対応することから。
- 五積散は、四物湯や桂枝湯、平胃散など、様々な漢方薬を足したような構成になっている。四物湯は血行を改善して体を温め、潤いをつけ、桂枝湯は体力虚弱な人のかぜの初期に用いられる。そのため五積散は、婦人の症状から感冒、胃腸炎まで幅広い効能・効果を持っている。
- 麻黄（マオウ）が含まれることに留意する。
- 商品例：五積散エキス顆粒「クラシエ」

虚弱	やや虚弱	中等度	比較的あり	充実

ビャクシ 1.0g
マオウ 1.0g
ソウジュツ 3.0g
チンピ 2.0g
トウキ 2.0g
ハンゲ 2.0g
ブクリョウ 2.0g
カンゾウ 1.0g
キキョウ 1.0g
キジツ 1.0g
ケイヒ 1.0g
コウボク 1.0g
シャクヤク 1.0g
ショウキョウ 1.0g
センキュウ 1.0g
タイソウ 1.0g

キーとなる生薬

四物湯：血虚の改善、
桂枝湯：かぜの緩和

この漢方薬が向く人

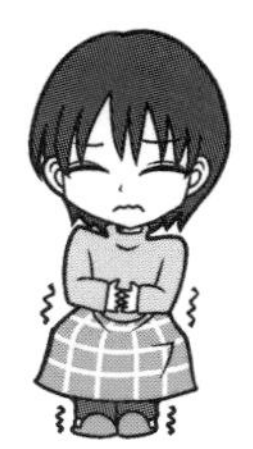

ー	婦人 55 **柴胡桂枝乾姜湯** さいこけいしかんきょうとう	カンゾウ

冷え性で体力がない人の自律神経を整えます。

しばり	体力中等度以下で、冷え症、貧血気味、神経過敏で、動悸、息切れ、時に寝汗、頭部の発汗、口の渇きがあるもの
症状	更年期障害、血の道症、不眠症、神経症、動悸、息切れ、かぜの後期の症状、気管支炎
重篤な副作用	間質性肺炎、肝機能障害

こんな薬

- 名前の由来：柴胡（サイコ）、桂皮（ケイヒ）、乾姜（カンキョウ）を含む薬であることから。
- 柴胡は炎症を鎮め、桂皮は解熱させ、乾姜は体を温める（乾姜は手引への記載はないが、生姜の類似生薬である）。
- 柴胡桂枝乾姜湯は、冷え性の人の、体の熱や炎症を鎮め、自律神経を整えて心と体の状態を改善する薬である。冷え性で、頭に汗が出て、動悸・息切れがあり、食欲不振などの症状がある人に向く。汗が頭に出るのは、体が弱って気が上に上がってしまうためである。
- 柴胡加竜骨牡蛎湯（→283ページ参照）と同様に抑うつ感や不安に用いられるが、虚証の人に向く。かぜが長引いた時（かぜの後期）に用いられることもある。
- 商品例：柴胡桂枝乾姜湯エキス顆粒 クラシエ

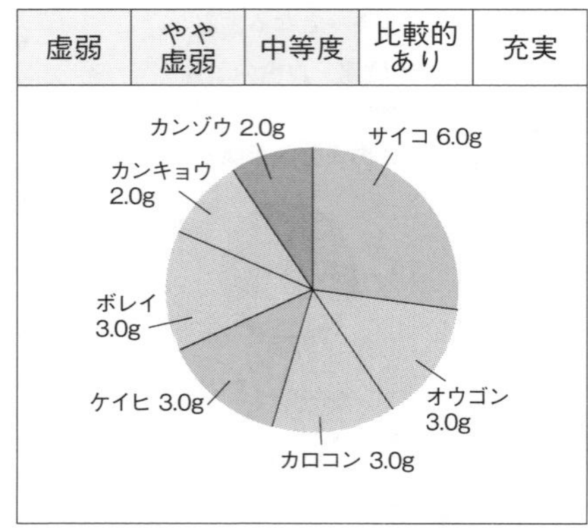

キーとなる生薬

柴胡（サイコ）：抗炎症、
桂皮（ケイヒ）：解熱

この漢方薬が向く人

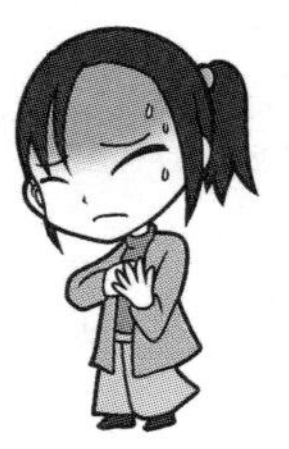

婦人 56 四物湯 しもつとう

血行を改善して体を温め、潤いをつけます。様々な漢方薬の基本処方です。

しばり	体力虚弱で、冷え症で皮膚が乾燥、色つやの悪い体質で胃腸障害のないもの
症状	月経不順、月経異常、更年期障害、血の道症、冷え症、しもやけ、しみ、貧血、産後あるいは流産後の疲労回復
不向き	体の虚弱な人、胃腸の弱い人、下痢しやすい人→胃部不快感、腹痛、下痢などの副作用が現れやすいため

こんな薬

- 名前の由来：４種類の生薬で構成されていることから。
- 当帰（トウキ）、川芎（センキュウ）、地黄（ジオウ）は血行促進作用があり、芍薬（シャクヤク）は鎮痛作用がある。
- 四物湯は、血虚の基本処方である。産後や流産後は血を失うため、四物湯を用いることがある。四物湯の派生処方については264ページを参照のこと。
- 商品例：四物湯エキス顆粒クラシエ

虚弱	やや虚弱	中等度	比較的あり	充実

トウキ 3.0g
ジオウ 3.0g
センキュウ 3.0g
シャクヤク 3.0g

キーとなる生薬

四物湯：血虚の改善

この漢方薬が向く人

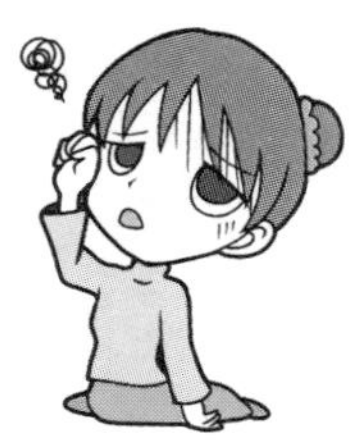

!!	婦人 57 桃核承気湯 とうかくじょうきとう	カンゾウ、ダイオウ

血行を促進していらいらや不安をとります。

しばり　体力中等度以上で、のぼせて便秘しがちなもの

症状　月経不順、月経困難症、月経痛、月経時や産後の精神不安、腰痛、便秘、高血圧の随伴症状（頭痛、めまい、肩こり）、痔疾、打撲症

不向き　体の虚弱な人、胃腸が弱く下痢しやすい人→激しい腹痛を伴う下痢などの副作用が現れやすいため

こんな薬

- 名前の由来：桃仁が主薬であり、気を巡らせる（承気する）ことから。
- 桃仁（トウニン）は桃の種が基原の生薬で、血行を良くする作用があり、瘀血を改善する代表的な生薬である（桃仁は手引に記載なし）。
- 桃核承気湯は、いらいらや便秘、生理時や産後の精神不安に用いられる。なお、試験では「婦人薬」で出題されるが、強力な瀉下作用があるため便秘薬のイメージが強い薬である。
- 婦人の症状に用いられる漢方薬は虚証の人向けのものが中心となっているが、桃核承気湯は体力中等度以上の人に用いられる。桂枝茯苓丸と合わせて、このような例外を優先して覚えよう。
- 商品例：「クラシエ」漢方桃核承気湯エキス顆粒

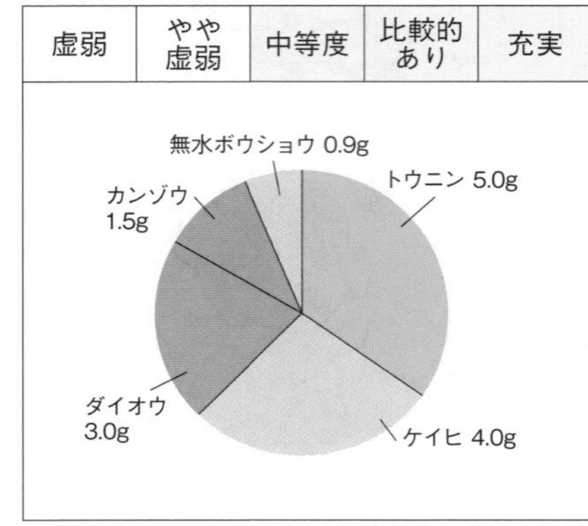

キーとなる生薬

桃仁（トウニン）：血を巡らす、大黄（ダイオウ）：便秘の改善

この漢方薬が向く人

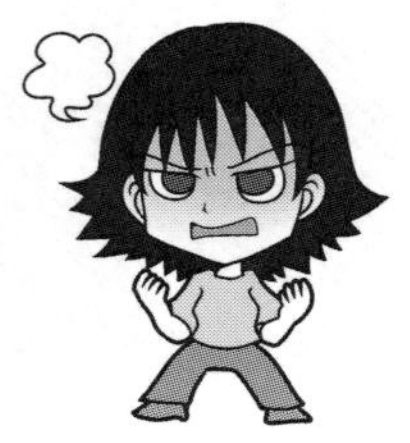

!! 婦人 58 当帰芍薬散 とうきしゃくやくさん —

体力虚弱な人の、冷えやむくみに用いられます。

しばり 体力虚弱で、冷え症で貧血の傾向があり疲労しやすく、ときに下腹部痛、頭重、めまい、肩こり、耳鳴り、動悸などを訴えるもの

症状 月経不順、月経異常、月経痛、更年期障害、産前産後あるいは流産による障害（貧血、疲労倦怠、めまい、むくみ）、めまい・立ちくらみ、頭重、肩こり、腰痛、足腰の冷え症、しもやけ、むくみ、しみ、耳鳴り

不向き 胃腸の弱い人→胃部不快感などの副作用が現れやすいため

こんな薬

- 名前の由来：当帰（トウキ）と芍薬（シャクヤク）が主薬であることから。
- 当帰芍薬散は、血虚と水毒のある人に用いられる。具体的には、血虚の代表的な薬である四物湯から地黄を抜き、過剰な水をとり除く生薬を足した薬である。つまり、体力がなく、冷えや貧血、むくみのある人に向く。
- 商品例：ナリピタン 当帰芍薬散錠、ルナエール

補足：当帰芍薬散、加味逍遙散、桂枝茯苓丸は、三大婦人漢方薬と呼ばれ、婦人症状に汎用される。これらの漢方薬の構成生薬を加減して配合したものが「命の母A」である。

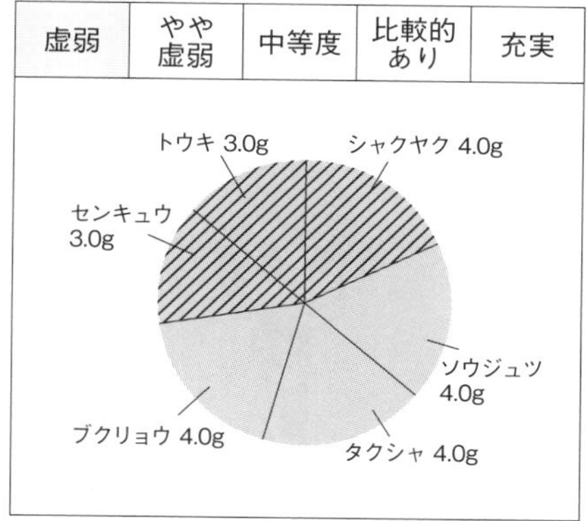

キーとなる生薬

四物湯：血虚の改善

この漢方薬が向く人

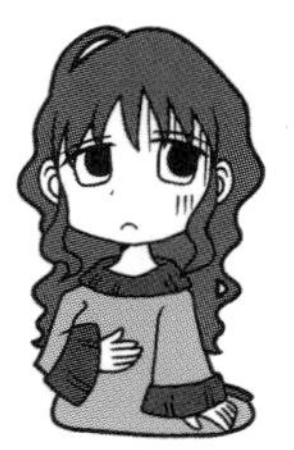

一	皮膚 59 茵蔯蒿湯 いんちんこうとう	ダイオウ

裏熱による蕁麻疹に用いられます。

しばり　体力中等度以上で口渇があり、尿量少なく、便秘するもの

症状　蕁(じん)麻疹、口内炎、湿疹・皮膚炎、皮膚のかゆみ

不向き　体の虚弱な人、胃腸が弱く下痢しやすい人→激しい腹痛を伴う下痢などの副作用が現れやすいため

こんな薬

- 名前の由来：茵蔯蒿（インチンコウ）が主薬であることから。
- 茵蔯蒿は、肝機能を調節する作用や抗炎症作用がある（茵蔯蒿は手引への記載なし）。
- 茵蔯蒿湯は胆汁分泌を促進させる作用があり、古くから黄疸の治療に用いられた薬である。体内の熱を除き炎症を鎮める働きがあるので、黄疸がない場合でも、蕁麻疹や皮膚のかゆみなどに用いられる。
- 漢方では、消化管や内臓の炎症を裏熱（りねつ）という。裏熱の状態になると、口渇や尿量の減少、便秘や皮膚のかゆみ、口内炎などの症状が現れることがあり、茵蔯蒿湯はこのような症状に用いられる。
- 商品例：スラジンA（西洋薬との配合剤である）

虚弱	やや虚弱	中等度	比較的あり	充実

ダイオウ 1.0g
インチンコウ 4.0g
サンシシ 3.0g

キーとなる生薬

茵蔯蒿（インチンコウ）：抗炎症

この漢方薬が向く人

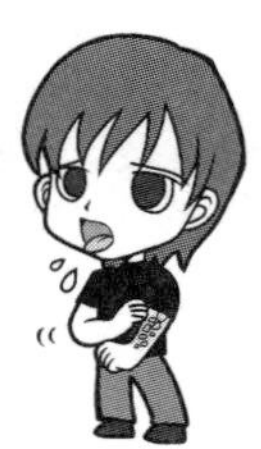

一	皮膚 60 **十味敗毒湯** じゅうみはいどくとう	カンゾウ

化膿性皮膚疾患に用いられます。

しばり 体力中等度なものの皮膚疾患で、発赤があり、時に化膿するもの

症状 化膿性皮膚疾患・急性皮膚疾患の初期、蕁(じん)麻疹、湿疹・皮膚炎、みずむし

不向き 体の虚弱な人（体力の衰えている人、体の弱い人）、胃腸が弱い人

こんな薬

- 名前の由来：10種類の生薬で毒素をとり除くことから。
- 桔梗（キキョウ）は、痰または痰を伴う咳に用いられる。また、去痰作用や排膿作用（膿を出す作用）があるとされる。
- 荊芥（ケイガイ）は、発汗、解熱、鎮痛などの作用を有するとされ、鼻閉への効果を期待して用いられる。
- 防風（ボウフウ）は、発汗、解熱、鎮痛、鎮痙などの作用を期待して用いられる。
- 十味敗毒湯は、排膿を助ける桔梗（キキョウ）や、かゆみの原因とされる「風」をとり去ってかゆみや痛みを除く「祛風薬（きょふうやく、荊芥や防風のこと）」などが配合されている。
- 「化膿による毒をとり除く薬」と覚えると良い。
- 商品例：十味敗毒湯エキス錠クラシエ

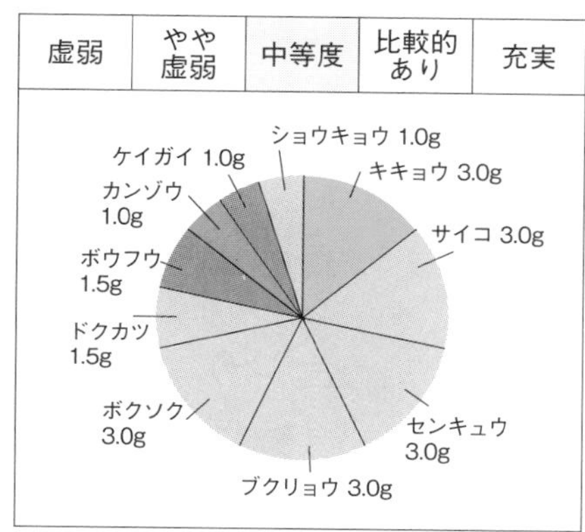

キーとなる生薬

桔梗（キキョウ）：排膿

この漢方薬が向く人

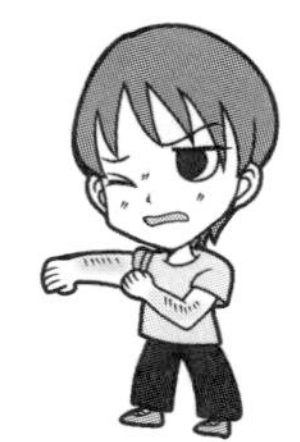

一	皮膚 61 消風散 しょうふうさん	カンゾウ

分泌物の多い湿疹に用いられます。

しばり	体力中等度以上の人の皮膚疾患で、かゆみが強くて分泌物が多く、時に局所の熱感があるもの
症状	湿疹・皮膚炎、蕁(じん)麻疹、みずむし、あせも
不向き	体の虚弱な人、胃腸が弱く下痢をしやすい人→胃部不快感、腹痛などの副作用が現れやすいため

こんな薬

- 名前の由来：風邪（ふうじゃ）を消散することから。
- 漢方ではかゆみは「風」の影響による症状とされる。消風散は「風」を消散させる荊芥（ケイガイ）や防風（ボウフウ）、じゅくじゅくとした湿潤をとる蒼朮（ソウジュツ）や木通（モクツウ）などが配合されている。
- 消風散は、熱感が強く分泌物の多い皮疹に用いられる。対して十味敗毒湯は、分泌物の少ない湿疹に用いる。「風」が「雨」と結びつくイメージで、「分泌物が多い場合に向く」と覚えると良い。
- 商品例：消風散料エキス錠クラシエ

虚弱	やや虚弱	中等度	比較的あり	充実

センタイ 1.0g
ジオウ 3.0g
セッコウ 3.0g
トウキ 3.0g
ゴボウシ 2.0g
ソウジュツ 2.0g
ボウフウ 2.0g
モクツウ 2.0g
ゴマ 1.5g
チモ 1.5g
カンゾウ 1.0g
クジン 1.0g
ケイガイ 1.0g

キーとなる生薬

蒼朮（ソウジュツ）・木通（モクツウ）：利水

この漢方薬が向く人

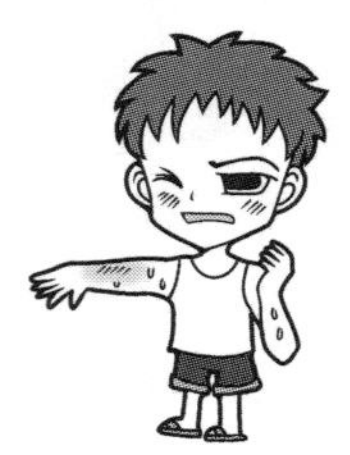

ー	皮膚 62 **当帰飲子** とうきいんし	カンゾウ
冷え性の人の乾燥肌に用いられます。		

しばり	体力中等度以下で、冷え症で、皮膚が乾燥するもの
症状	湿疹・皮膚炎（分泌物の少ないもの）、かゆみ
不向き	胃腸が弱く下痢をしやすい人→胃部不快感、腹痛などの副作用が現れやすいため

こんな薬

- 名前の由来：当帰（トウキ）が主薬であることから。
- 当帰飲子は、血虚を改善する基本処方の四物湯に、かゆみを鎮める荊芥（ケイガイ）や防風（ボウフウ）などの生薬を加えた処方構成となっている。冷え症、皮膚の乾燥などは血虚の代表的な症状である。
- 商品例：当帰飲子エキス顆粒「クラシエ」

補足:漢方名に「当帰」「帰」が入る漢方薬は、体力がない人向けである。
当帰は補血作用があり、冷え症や貧血に用いられる生薬である。

- 当帰四逆加呉茱萸生姜湯…体力中等度以下
- 芎帰膠艾湯…体力中等度以下
- 当帰芍薬散…体力虚弱
- 当帰飲子…体力中等度以下

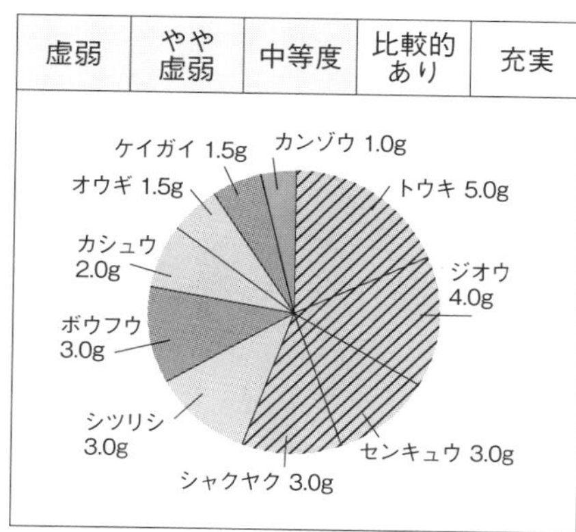

キーとなる生薬

四物湯：血虚の改善

この漢方薬が向く人

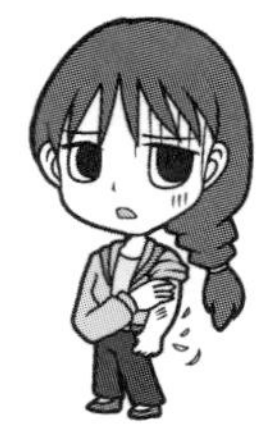

一	 63 **葛根湯加川芎辛夷** **かっこんとうかせんきゅうしんい**	カンゾウ、マオウ

葛根湯が適した人で、さらに鼻症状がある場合に用いられます。

しばり　比較的体力があるもの

症状　鼻づまり、蓄膿症（副鼻腔炎）、慢性鼻炎

不向き　体の虚弱な人、胃腸が弱い人、発汗傾向の著しい人→悪心、胃部不快感などの副作用が現れやすいため

こんな薬

- 名前の由来：葛根湯に川芎（センキュウ）と辛夷（シンイ）を加えたことから。
- 川芎は、血行を改善し、血色不良や冷えの症状を緩和するほか、強壮、鎮静、鎮痛などの作用を期待して用いられる。
- 辛夷は、鎮静、鎮痛の作用を期待して用いられ、鼻炎用内服薬に含まれる。辛温解表薬に分類される。また、詰まっている孔（あな）を通じさせる作用があるとされ、鼻詰まりに用いられる。
- 葛根湯加川芎辛夷は、葛根湯に、血行促進作用や鎮痛作用のある川芎や、鼻詰まりに用いられる辛夷が含まれている。葛根湯が適した人で、さらに鼻症状が伴う場合に用いられる。
- 葛根湯から派生した処方であるため、甘草（カンゾウ）と麻黄（マオウ）の両方を含むことも押さえておこう。
- 商品例：「クラシエ」ベルエムピK葛根湯加川芎辛夷エキス錠

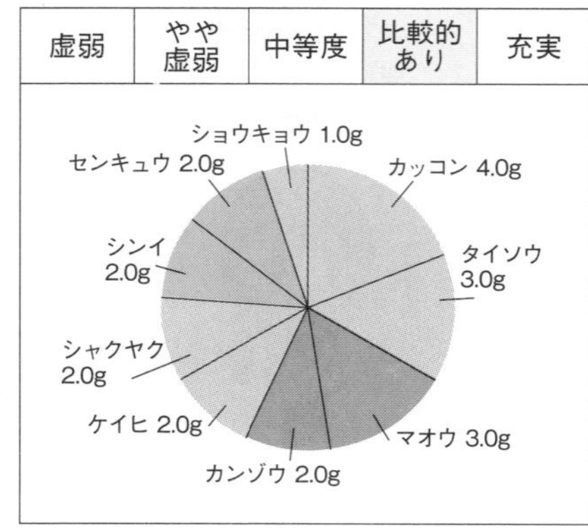

キーとなる生薬

川芎（センキュウ）：血行促進、
辛夷（シンイ）：鼻詰まりの緩和

この漢方薬が向く人

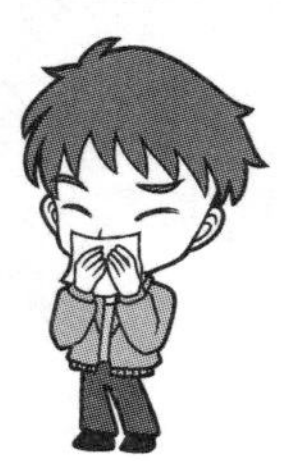

一	鼻 64 **荊芥連翹湯** けいがいれんぎょうとう	カンゾウ

解毒証体質の人の、蓄膿症や扁桃炎に用いられます。

しばり	体力中等度以上で、皮膚の色が浅黒く、ときに手足の裏に脂汗をかきやすく腹壁が緊張しているもの
症状	蓄膿症（副鼻腔炎）、慢性鼻炎、慢性扁桃炎、にきび
不向き	胃腸の弱い人→胃部不快感などの副作用が現れやすいため
重篤な副作用	肝機能障害、間質性肺炎

こんな薬

- 名前の由来：荊芥（ケイガイ）、連翹（レンギョウ）が主薬であることから。
- 連翹は、鎮痛、抗菌などの作用を期待して用いられる。
- 荊芥連翹湯には温清飲（→316ページ参照）が含まれている。「温清飲」は、血虚の基本処方である「四物湯」と炎症を鎮める「黄連解毒湯」の合方である。
- 漢方では、アレルギー体質のように粘膜や皮膚が外界刺激に反応しやすい体質を「解毒証体質」と呼ぶ。このような人は肌が浅黒く、手足に汗をかきやすいなどの特徴があり、感染症にかかりやすく、蓄膿症や扁桃炎を発症しやすい。荊芥連翹湯はそのような人に向く薬である。
- 商品例：ベルエムピL錠

虚弱	やや虚弱	中等度	比較的あり	充実

カンゾウ 1.0g
オウゴン 1.5g
オウバク 1.5g
オウレン 1.5g
キキョウ 1.5g
キジツ 1.5g
ケイガイ 1.5g
サイコ 1.5g
サンシシ 1.5g
ジオウ 1.5g
シャクヤク 1.5g
センキュウ 1.5g
トウキ 1.5g
ハッカ 1.5g
ビャクシ 1.5g
ボウフウ 1.5g
レンギョウ 1.5g

キーとなる生薬

連翹（レンギョウ）：抗菌

この漢方薬が向く人

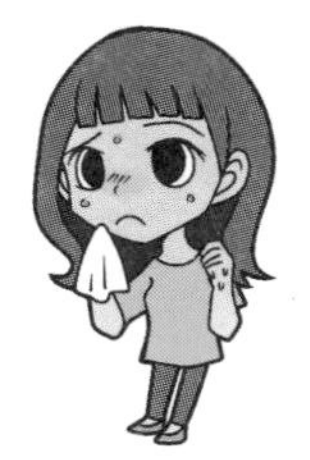

鼻 65 辛夷清肺湯 しんいせいはいとう

肺の熱をとって膿性の鼻汁を改善します。

しばり	体力中等度以上で、濃い鼻汁が出て、時に熱感を伴うもの
症状	鼻詰まり、慢性鼻炎、蓄膿症（副鼻腔炎）
不向き	体の虚弱な人、胃腸虚弱で冷え症の人→胃部不快感などの副作用が現れやすいため
重篤な副作用	肝機能障害、間質性肺炎、腸間膜静脈硬化症

こんな薬

- 名前の由来：辛夷（シンイ）が主薬であり、肺の熱を冷ますことから。
- 辛夷は、鎮静、鎮痛の作用を期待して用いられ、鼻炎用内服薬に含まれる。
- 山梔子（サンシシ）は、抗炎症作用を期待して用いられる。
- 肺の熱、つまり呼吸器系の炎症により、粘ついた痰や鼻詰まり、膿性の鼻汁、頭痛などの症状が引き起こされることがある。辛夷清肺湯はそのような症状に用いられる。
- 商品例：チクナインｂ

虚弱	やや虚弱	中等度	比較的あり	充実

ショウマ 1.0g
セッコウ 5.0g
ビワヨウ 2.0g
シンイ 2.0g
ビャクゴウ 3.0g
チモ 3.0g
サンシシ 3.0g
オウゴン 3.0g
バクモンドウ 5.0g

キーとなる生薬

辛夷（シンイ）：鼻詰まりの緩和、山梔子（サンシシ）：抗炎症

この漢方薬が向く人

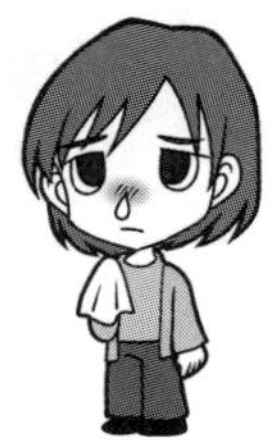

一	滋養 66 十全大補湯 じゅうぜんたいほとう	カンゾウ

全身の疲労･衰弱により、気も血も不足している人に用います。

しばり	体力虚弱なもの
症状	病後・術後の体力低下、疲労倦怠、食欲不振、ねあせ、手足の冷え、貧血
不向き	胃腸の弱い人→胃部不快感の副作用が現れやすいため
重篤な副作用	肝機能障害

こんな薬

- 名前の由来：10種類の生薬からなり、気虚・血虚を大いに補うことから。
- 十全大補湯は「補」の字が入っているように、代表的な補剤であり、体力と気力を補う薬である。補剤は原則として、虚証の人に用いられる。
- 十全大補湯は、気を補う四君子湯と、血を補う四物湯が基本となった薬である（四君子湯は手引きへの記載なし）。
- 十全大補湯には、補血作用のある地黄（ジオウ）が含まれる。地黄は胃もたれを起こすことがあるため、胃腸の弱い人には「補中益気湯」の方が向いている。
- 商品例：十全大補湯エキス錠クラシエ

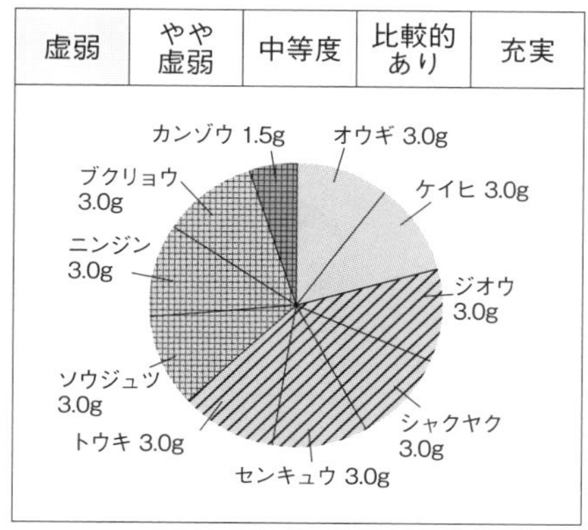

キーとなる生薬

四物湯：血虚の改善、
四君子湯：気虚の改善

この漢方薬が向く人

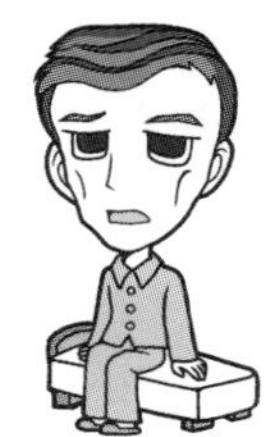

ー	滋養 67 補中益気湯 ほちゅうえっきとう	カンゾウ

胃腸の働きを整えて、元気をつける薬です。

しばり	体力虚弱で元気がなく、胃腸の働きが衰えて、疲れやすいもの
症状	虚弱体質、疲労倦(けん)怠、病後・術後の衰弱、食欲不振、ねあせ、感冒
重篤な副作用	間質性肺炎、肝機能障害

こんな薬

- 名前の由来：おなか（中）の機能を補い、気を益（ま）して元気にすることから。
- 黄耆（オウギ）は主に、強壮作用を期待して用いられる。黄耆の「耆」は長（おさ）の意味で、補気薬の長、つまり最も代表的な気を補う薬という意味がある。
- 補中益気湯は、「気を益す」の名の通り、元気をつける薬である。
- 商品例：ツムラ漢方補中益気湯エキス顆粒

虚弱	やや虚弱	中等度	比較的あり	充実

ショウキョウ 0.5g
オウギ 4.0g
ソウジュツ 4.0g
ニンジン 4.0g
トウキ 3.0g
サイコ 2.0g
チンピ 2.0g
タイソウ 2.0g
カンゾウ 1.5g
ショウマ 1.0g

キーとなる生薬

四君子湯：気虚の改善、
黄耆（オウギ）：強壮（元気にする）

この漢方薬が向く人

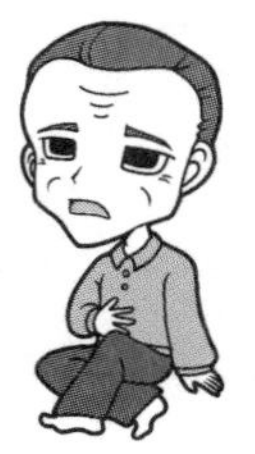

!! 他 68 黄連解毒湯 おうれんげどくとう —

体の熱や炎症を鎮め、二日酔いにも用いられます。

しばり	体力中等度以上で、のぼせぎみで顔色赤く、いらいらして落ち着かない傾向のあるもの
症状	鼻出血、不眠症、神経症、胃炎、二日酔い、血の道症、めまい、動悸、更年期障害、湿疹・皮膚炎、皮膚のかゆみ、口内炎
不向き	体の虚弱な人
重篤な副作用	肝機能障害、間質性肺炎、腸間膜静脈硬化症

こんな薬

- 名前の由来：黄連（オウレン）が主薬で、熱による毒症状を解毒するため。
- 黄連は、苦味による健胃作用を期待して用いられる。漢方では、苦味は熱を冷ます働きがあるとされ、黄芩（オウゴン）、黄連、黄柏（オウバク）はいずれも苦い生薬である。
- 黄連解毒湯は、体を冷やして熱をとる。余分な熱は炎症を引き起こし、胃の炎症や鼻血の原因となる。また、お酒の解毒に用いられることもある。
- 黄連解毒湯は三黄瀉心湯の関連処方である。黄連解毒湯が適した人で、便秘がある場合は、三黄瀉心湯を用いる（→308ページ参照）。
- 商品例：大正漢方胃腸薬〈内服液〉（五苓散との配合剤である）

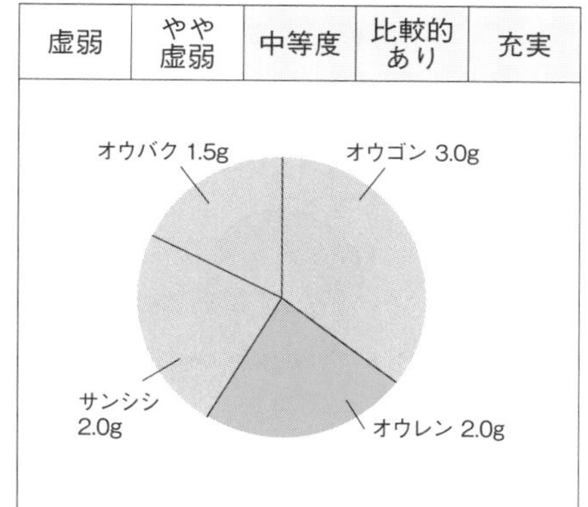

キーとなる生薬

黄連（オウレン）：抗炎症、熱を冷ます

この漢方薬が向く人

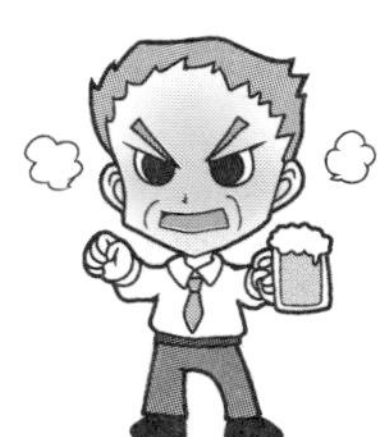

!	他 69 防已黄耆湯 ぼういおうぎとう	カンゾウ

体力のない人の肥満(水太り)に用いられます。

しばり	体力中等度以下で、疲れやすく、汗のかきやすい傾向があるもの
症状	肥満に伴う関節の腫れや痛み、むくみ、多汗症、肥満症（筋肉にしまりのない、いわゆる水ぶとり）
重篤な副作用	肝機能障害、間質性肺炎、偽アルドステロン症

こんな薬

- 名前の由来：防已（ボウイ）と黄耆（オウギ）が主薬であることから。
- 防已は、鎮痛、尿量増加（利尿）などの作用を期待して用いられる。
- 黄耆は、強壮作用を期待して用いられ、汗を調節する働きもあるとされる。
- 防已黄耆湯は、虚証の肥満症（水太り）に用いられ、体の水分代謝を良くして、疲れや痛みを改善する。
- 商品例：ラクリア

虚弱	やや虚弱	中等度	比較的あり	充実

- ショウキョウ 1.0g
- オウギ 5.0g
- カンゾウ 1.5g
- タイソウ 3.0g
- ボウイ 5.0g
- ソウジュツ 3.0g

キーとなる生薬

防已（ボウイ）：利水、
黄耆（オウギ）：強壮

この漢方薬が向く人

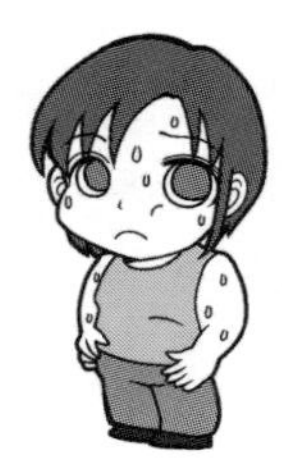

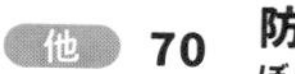

!!!	他 70 防風通聖散 ぼうふうつうしょうさん	カンゾウ、マオウ、ダイオウ

体力が充実している人の肥満症に用いられ、体のいろいろな詰まりをとります。

しばり	体力充実して、腹部に皮下脂肪が多く、便秘がちなもの
症状	高血圧や肥満に伴う動悸・肩こり・のぼせ・むくみ・便秘、蓄膿症（副鼻腔炎）、湿疹・皮膚炎、吹き出物（にきび）、肥満症
不向き	体の虚弱な人、胃腸が弱く下痢しやすい人、発汗傾向の著しい人→激しい腹痛を伴う下痢などの副作用が現れやすいため
重篤な副作用	肝機能障害、間質性肺炎、偽アルドステロン症、腸間膜静脈硬化症

こんな薬

- 名前の由来：防風（ボウフウ）が主薬の優れた薬（＝通聖）の意。
- 防風は、発汗、解熱、鎮痛、鎮痙などの作用を期待して用いられる。
- 甘草（カンゾウ）、麻黄（マオウ）、大黄（ダイオウ）をすべて含む漢方薬は、試験範囲内では防風通聖散のみである。
- 防風通聖散は、体内にこもった熱、脂肪、尿、便など様々な「詰まり」を除去し、通りを良くする薬である。実証の肥満症に用いられる。小児に対する適用はない。
- 商品例：ナイシトールZa

虚弱	やや虚弱	中等度	比較的あり	充実

無水ボウショウ 1.2g
ショウキョウ 0.3g
カッセキ 3.0g
オウゴン 2.0g
カンゾウ 2.0g
キキョウ 2.0g
セッコウ 2.0g
ビャクジュツ 2.0g
ダイオウ 1.5g
ケイガイ 1.2g
サンシシ 1.2g
シャクヤク 1.2g
センキュウ 1.2g
トウキ 1.2g
ハッカ 1.2g
ボウフウ 1.2g
マオウ 1.2g
レンギョウ 1.2g

キーとなる生薬

防風（ボウフウ）：発汗

この漢方薬が向く人

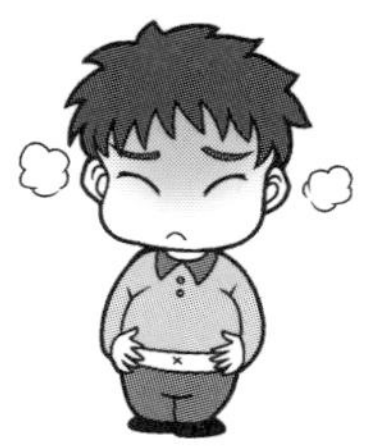

!!	他 71 大柴胡湯 だいさいことう	ダイオウ
体力が充実している人の、ストレスによる胸脇苦満や肥満症に用いられます。		

しばり	体力が充実して脇腹からみぞおちあたりにかけて苦しく、便秘の傾向があるもの
症状	胃炎、常習便秘、高血圧や肥満に伴う肩こり・頭痛・便秘、神経症、肥満症
不向き	体の虚弱な人、胃腸が弱く下痢しやすい人→激しい腹痛を伴う下痢などの副作用が現れやすい
重篤な副作用	肝機能障害、間質性肺炎

こんな薬

- 名前の由来：柴胡（サイコ）が主薬で、大（実証）に適することから。
- 大柴胡湯は、体力があり、ストレスで食べ過ぎてしまう人の肥満症や便秘に用いられる。「脇腹からみぞおちあたりにかけて苦しく」は「胸脇苦満（きょうきょうくまん：胸脇部の圧痛）」の症状で、柴胡剤の使用を考慮する所見とされる。
- 商品例：コッコアポG錠

〈小柴胡湯と大柴胡湯の比較〉

	小柴胡湯	大柴胡湯
体力	中等度	充実
甘草（カンゾウ）／大黄（ダイオウ）	含む／含まない	含まない／含む

虚弱	やや虚弱	中等度	比較的あり	充実

サイコ 6.0g
ハンゲ 4.0g
オウゴン 3.0g
シャクヤク 3.0g
タイソウ 3.0g
キジツ 2.0g
ショウキョウ 1.0g
ダイオウ 1.0g

キーとなる生薬

柴胡（サイコ）：抗炎症、鎮痛

この漢方薬が向く人

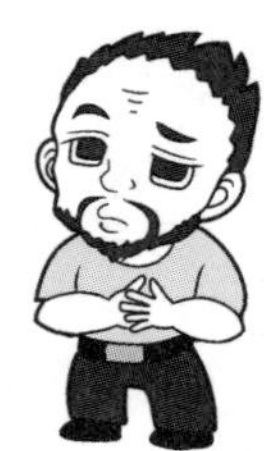

!	他 72 清上防風湯 せいじょうぼうふうとう	カンゾウ
顔(上)の皮膚トラブルに用いられます。		

しばり	体力中等度以上で、赤ら顔で、時にのぼせがあるもの
症状	にきび、顔面・頭部の湿疹・皮膚炎、赤鼻（酒さ）
不向き	胃腸の弱い人→食欲不振、胃部不快感の副作用が現れやすいため
重篤な副作用	肝機能障害、偽アルドステロン症、腸間膜静脈硬化症

こんな薬

- 名前の由来：首から上の熱を冷まし、防風（ボウフウ）を主薬とすることから。
- 浜防風は、解熱鎮痛作用など、防風と同じような効能を持つとされる。
- 清上防風湯の「上」は顔のことである。顔の熱や炎症を鎮める薬で、赤みや炎症のある湿疹や皮膚炎、にきびなどに用いられる。
- 赤鼻（あかはな）とは、毛細血管の拡張によって鼻や頬が赤くなり、ひどくなると発疹がみられる病気である。
- 商品例：神農清上防風湯エキス錠

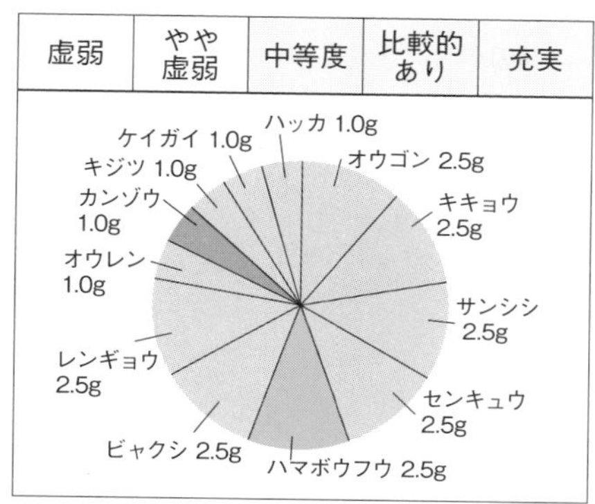

キーとなる生薬

浜防風（ハマボウフウ）：解熱、鎮痛

この漢方薬が向く人

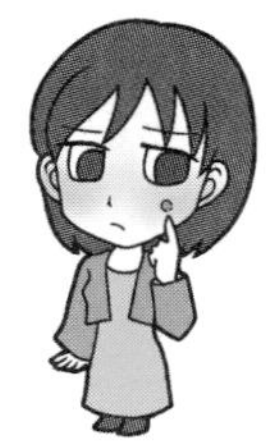

外用 73 紫雲膏 しうんこう

紫色の軟膏で、皮膚の再生機能を促進します。

症状　ひび、あかぎれ、しもやけ、うおのめ、あせも、ただれ、外傷、火傷、痔核による疼(とう)痛、肛門裂傷、湿疹・皮膚炎

不向き　湿潤、ただれ、火傷または外傷のひどい場合、傷口が化膿している場合、患部が広範囲の場合

こんな薬

- 名前の由来：紫根（シコン）の「紫」と、創製者の幼名である「雲平」から。
- 紫根は、組織修復促進、抗菌などの作用を期待して用いられる。
- 紫雲膏には肉芽形成作用があり、あかぎれやしもやけ、痔に用いられる。
- 商品例：クラシエ紫雲膏

外用 74 中黄膏 ちゅうおうこう

黄褐色の軟膏で、抗炎症作用があります。

症状　急性化膿性皮膚疾患（腫れ物）の初期、打ち身、捻挫(ねんざ)

不向き　湿潤、ただれ、火傷または外傷のひどい場合、傷口が化膿している場合、患部が広範囲の場合

こんな薬

- 名前の由来：情報不足だが、黄褐色の軟膏剤である。
- 消炎解毒作用のある黄柏（オウバク）や鬱金（ウコン）を配合した軟膏剤である。捻挫、打撲、関節痛、腰痛、筋肉痛、肩こりに用いる貼り薬（パップ剤）とした製品もある。
- 商品例：中黄膏ダイコー

〈暗記用　漢方薬一覧表〉

カ：カンゾウ、マ：マオウ、ダ：ダイオウ

		漢方名	体力	効能効果のキーワード	頻出度	カ	マ	ダ
1	かぜ	桂枝湯　けいしとう	虚弱	汗が出る、かぜの初期	—	○	×	×
2	かぜ	葛根湯　かっこんとう	中等度以上	感冒の初期、肩こり	!!!	○	○	×
3	かぜ	麻黄湯　まおうとう	充実	かぜのひきはじめ、ふしぶしが痛く	!!!	○	○	×
4	かぜ	小青竜湯 しょうせいりゅうとう	中等度、やや虚弱	水様の痰、花粉症	!!!	○	○	×
5	かぜ	小柴胡湯 しょうさいことう	中等度	白苔、かぜの後期	—	○	×	×
6	かぜ	柴胡桂枝湯 さいこけいしとう	中等度、やや虚弱	かぜの中期から後期	!	○	×	×
7	かぜ	香蘇散　こうそさん	虚弱	気分がすぐれず、かぜの初期	!	○	×	×
8	痛み	芍薬甘草湯　しゃくやくかんぞうとう	関わらず	こむらがえり	!	○	×	×
9	痛み	桂枝加朮附湯 けいしかじゅつぶとう	虚弱	汗が出、手足が冷えてこわばり、関節痛	—	○	×	×
9	痛み	桂枝加苓朮附湯　けいしかりょうじゅつぶとう	虚弱	筋肉のぴくつき	—	○	×	×
10	痛み	薏苡仁湯 よくいにんとう	中等度	はれ、関節痛	—	○	○	×
10	痛み	麻杏薏甘湯 まきょうよくかんとう	中等度	いぼ	—	○	○	×
11	痛み	疎経活血湯 そけいかっけつとう	中等度	しびれ、関節痛	—	○	×	×
12	痛み	当帰四逆加呉茱萸生姜湯　とうきしぎゃくかごしゅゆしょうきょうとう	中等度以下	冷え、冷え症	—	○	×	×
13	痛み	釣藤散　ちょうとうさん	中等度	慢性頭痛	—	○	×	×
14	痛み	呉茱萸湯　ごしゅゆとう	中等度以下	頭痛に伴う吐きけ、しゃっくり	—	×	×	×
15	精神	酸棗仁湯 さんそうにんとう	中等度以下	心身が疲れ	—	○	×	×
16	精神	加味帰脾湯 かみきひとう	中等度以下	血色が悪く、熱感	—	○	×	×
17	精神	抑肝散　よくかんさん	中等度	イライラ、小児疳症	!	○	×	×
17	精神	抑肝散加陳皮半夏 よくかんさんかちんぴはんげ	中等度	やや消化器が弱く	—	○	×	×

カ:カンゾウ、マ:マオウ、ダ:ダイオウ

		漢方名	体力	効能効果のキーワード	頻出度	カ	マ	ダ
18	精神	柴胡加竜骨牡蛎湯 さいこかりゅうこつぼれいとう	中等度以上	便秘などを伴う	!!!	×	×	○
19		桂枝加竜骨牡蛎湯 けいしかりゅうこつぼれいとう	中等度以下	眼精疲労	—	○	×	×
20	小児	小建中湯 しょうけんちゅうとう	虚弱	小児虚弱体質	!	○	×	×
21	咳	甘草湯　かんぞうとう	関わらず	激しい咳	—	○	×	×
22		半夏厚朴湯 はんげこうぼくとう	中等度	咽喉・食道部に異物感、のどのつかえ感	!!	×	×	×
23		柴朴湯　さいぼくとう	中等度	咽喉、食道部に異物感、かぜをひきやすく	—	○	×	×
24		麦門冬湯 ばくもんどうとう	中等度以下	咽頭の乾燥感	!!	○	×	×
25		麻杏甘石湯 まきょうかんせきとう	中等度以上	のどが渇く	!	○	○	×
26		五虎湯　ごことう	中等度以上	咳が強くでる	—	○	○	×
27		神秘湯　しんぴとう	中等度	息苦しさ	—	○	○	×
28	喉	桔梗湯　ききょうとう	関わらず	喉が腫れて痛み、咳	—	○	×	×
29		駆風解毒湯 くふうげどくとう	関わらず	喉が腫れて痛む扁桃炎	—	○	×	×
30		白虎加人参湯 びゃっこかにんじんとう	中等度以上	口渇、喉の渇き	—	○	×	×
31		響声破笛丸 きょうせいはてきがん	関わらず	咽喉不快	—	○	×	○
32	胃	安中散　あんちゅうさん	中等度以下	腹部は力がなくて	!!	○	×	×
33		人参湯　にんじんとう	虚弱	冷えやすい、下痢	!	○	×	×
34		平胃散　へいいさん	中等度以上	食べすぎによる胃のもたれ	—	○	×	×
35		六君子湯 りっくんしとう	中等度以下	みぞおちがつかえて	!!!	○	×	×
36	腸	桂枝加芍薬湯 けいしかしゃくやくとう	中等度以下	しぶり腹	!	○	×	×
37		大黄甘草湯 だいおうかんぞうとう	関わらず	便秘	—	○	×	○
38		大黄牡丹皮湯 だいおうぼたんぴとう	中等度以上	下腹部痛、便秘、月経不順	—	×	×	○
39		麻子仁丸　ましにんがん	中等度以下	便が硬く塊状	!	×	×	○

カ：カンゾウ、マ：マオウ、ダ：ダイオウ

		漢方名	体力	効能効果のキーワード	頻出度	カ	マ	ダ
40	痔	乙字湯　おつじとう	中等度以上	痔核(いぼ痔)	―	○	×	○
41	痔	芎帰膠艾湯　きゅうききょうがいとう	中等度以下	出血傾向、痔出血、貧血	―	○	×	×
42	循環器	苓桂朮甘湯　りょうけいじゅつかんとう	中等度以下	めまい、ふらつき	!!	○	×	×
43	循環器	三黄瀉心湯 さんおうしゃしんとう	中等度以上	顔面紅潮、便秘	!	×	×	○
44	循環器	七物降下湯 しちもつこうかとう	中等度以下	顔色が悪くて	―	×	×	×
45	泌尿器	六味丸　ろくみがん	中等度以下	手足のほてり	―	×	×	×
46	泌尿器	八味地黄丸 はちみじおうがん	中等度以下	四肢が冷えやすく、多尿、軽い尿漏れ	―	×	×	×
47	泌尿器	牛車腎気丸 ごしゃじんきがん	中等度以下	四肢が冷えやすく、むくみがあり	!	×	×	×
48	泌尿器	猪苓湯　ちょれいとう	関わらず	排尿異常	!	×	×	×
49	泌尿器	竜胆瀉肝湯 りゅうたんしゃかんとう	中等度以上	尿の濁り	!!	○	×	×
50	婦人	温経湯　うんけいとう	中等度以下	手足がほてり、唇が乾く、冷え	―	○	×	×
51	婦人	温清飲　うんせいいん	中等度	皮膚はかさかさして、のぼせる	―	×	×	×
52	婦人	加味逍遙散 かみしょうようさん	中等度以下	のぼせ感、精神不安、いらだち	!!!	○	×	×
53	婦人	桂枝茯苓丸 けいしぶくりょうがん	比較的あり	のぼせて足冷え	!!	×	×	×
54	婦人	五積散　ごしゃくさん	中等度、やや虚弱	月経痛、感冒	!!	○	○	×
55	婦人	柴胡桂枝乾姜湯　さいこけいしかんきょうとう	中等度以下	頭部の発汗	―	○	×	×
56	婦人	四物湯　しもつとう	虚弱	産後あるいは流産後の疲労回復	―	×	×	×
57	婦人	桃核承気湯 とうかくじょうきとう	中等度以上	月経時や産後の精神不安	!!	○	×	○
58	婦人	当帰芍薬散 とうきしゃくやくさん	虚弱	冷え症で貧血、むくみ	!!	×	×	×

カ:カンゾウ、マ:マオウ、ダ:ダイオウ

		漢方名	体力	効能効果のキーワード	頻出度	カ	マ	ダ
59	皮膚	茵蔯蒿湯 いんちんこうとう	中等度以上	蕁麻疹、口内炎	−	×	×	○
60		十味敗毒湯 じゅうみはいどくとう	中等度	化膿、化膿性皮膚疾患	−	○	×	×
61		消風散　しょうふうさん	中等度以上	分泌物が多く	−	○	×	×
62		当帰飲子　とうきいんし	中等度以下	冷え症、皮膚が乾燥	−	○	×	×
63	鼻	葛根湯加川芎辛夷 かっこんとうかせんきゅうしんい	比較的あり	鼻詰まり	−	○	○	×
64		荊芥連翹湯 けいがいれんぎょうとう	中等度以上	浅黒く、脂汗	−	○	×	×
65		辛夷清肺湯 しんいせいはいとう	中等度以上	濃い鼻汁、熱感	−	×	×	×
66	滋養	十全大補湯 じゅうぜんたいほとう	虚弱	病後・術後の体力低下	−	○	×	×
67		補中益気湯 ほちゅうえっきとう	虚弱	元気がなく	−	○	×	×
68	他	黄連解毒湯 おうれんげどくとう	中等度以上	顔色赤く、二日酔い	!!	×	×	×
69		防已黄耆湯 ぼういおうぎとう	中等度以下	水ぶとり	!	○	×	×
70		防風通聖散 ぼうふうつうしょうさん	充実	皮下脂肪、便秘がち	!!!	○	○	○
71		大柴胡湯 だいさいことう	充実	脇腹からみぞおちあたりにかけて苦しく、常習便秘	!!	×	×	○
72		清上防風湯 せいじょうぼうふうとう	中等度以上	赤鼻(酒さ)	!	○	×	×
73	外用	紫雲膏　しうんこう	—	ひび	−	×	×	×
74		中黄膏　ちゅうおうこう	—	腫れ物、捻挫	−	×	×	×

漢方処方製剤に関する使用上の注意

	内容	成分	理由
してはいけないこと	心臓病の人	芍薬甘草湯	徐脈または頻脈を引き起こし、心臓病の症状を悪化させるおそれがあるため
	連用	芍薬甘草湯	鬱血性心不全、心室頻拍の副作用が現れることがあるため
	他の瀉下薬(下剤)との併用	茵蔯蒿湯、大黄甘草湯、大黄牡丹皮湯、麻子仁丸、桃核承気湯、防風通聖散、三黄瀉心湯、大柴胡湯、乙字湯〔大黄(ダイオウ)を含む場合〕	激しい腹痛を伴う下痢等の副作用が現れやすくなるため
相談すること	肝臓病の人	小柴胡湯	間質性肺炎の副作用が現れやすいため
	インターフェロン製剤で治療を受けている人	小柴胡湯	インターフェロン製剤との相互作用によって、間質性肺炎を起こしやすくなるため
	瀉下薬(下剤)を使用している人	柴胡加竜骨牡蛎湯、響声破笛丸	腹痛、激しい腹痛を伴う下痢が現れやすくなるため

頻出成分ランキング

2021～2023年に行われた全ブロックの登録販売者試験（出題内容が同一のものを除外して、全24試験について）をもとに作成しています。

1．第3章

西洋薬ベスト15

順位	成分名	登場回数
1位	カフェイン(28)	56回
2位	鉄分(鉄製剤)(106)	47
3位	ニコチン(禁煙補助剤)(194)	41
4位	グリチルリチン酸二カリウム(９)、メチルエフェドリン塩酸塩(43)	34
5位	ビタミンE(198)	29
6位	ビタミンB２(199)	28
7位	クロルフェニラミンマレイン酸塩(124)	27
8位	ビタミンC(201)	26
9位	アスピリン(16)	25
10位	トラネキサム酸(8)	24
11位	アセトアミノフェン(19)	22
12位	ジフェンヒドラミン塩酸塩(125)、ヨウ素系殺菌消毒成分(154)、ビタミンB６(199)	21
13位	ヒマシ油(77)、グリセリン(95)、女性ホルモン成分(119)、ビタミンB１(198)	20
14位	アズレンスルホン酸ナトリウム(50)、パパベリン塩酸塩(90)	19
15位	ブロモバレリル尿素(25)、ロートエキス(89)、ベンザルコニウム塩化物(150)、エタノール(155)	18

( )内は掲載ページ

生薬ベスト10

順位	生薬名	登場回数
1位	センソ(243)	25回
2位	カンゾウ(233)	24
3位	ゴオウ(243)	18
4位	マオウ(233)	15
5位	ジャコウ(243)	14
6位	ロクジョウ(243)	13
7位	オウレン(237)	11
8位	シャクヤク(230)、リュウノウ(244)	10
9位	オウバク(237)、ダイオウ(241)、ブクリョウ(247)、ブシ(254)	9
10位	コウカ(244)、カシュウ(251)、カッコン(254)、サイコ(254)	8

漢方薬ベスト10

順位	漢方名	登場回数
1位	葛根湯(267)	14回
2位	防風通聖散(335)	13
3位	小青竜湯(269)、六君子湯(300)	12
4位	麻黄湯(268)、柴胡加竜骨牡蛎湯(283)、加味逍遙散(317)	11
5位	半夏厚朴湯(287)、麦門冬湯(289)、苓桂朮甘湯(307)、五積散(319)、桃核承気湯(322)、当帰芍薬散(323)、大柴胡湯(336)	10
6位	安中散(297)、竜胆瀉肝湯(314)、桂枝茯苓丸(318)、黄連解毒湯(333)	9
7位	柴胡桂枝湯(271)、香蘇散(272)、人参湯(298)、桂枝加芍薬湯(301)、三黄瀉心湯(308)、猪苓湯(313)、防已黄耆湯(334)	8
8位	芍薬甘草湯(273)、抑肝散(282)、小建中湯(285)、麻杏甘石湯(290)、麻子仁丸(304)、牛車腎気丸(312)、清上防風湯(337)	7
9位	小柴胡湯(270)、酸棗仁湯(280)、八味地黄丸(311)、柴胡桂枝乾姜湯(320)、四物湯(321)、十全大補湯(331)	6
10位	疎経活血湯(276)、平胃散(299)、大黄甘草湯(302)、大黄牡丹皮湯(303)、七物降下湯(309)、補中益気湯(332)	5

2. 第5章

全成分ベスト10

順位	成分名	登場回数
1位	プソイドエフェドリン塩酸塩（131）	31回
2位	イブプロフェン（19）、カフェイン（28）	21
3位	タンニン酸アルブミン（70）、ジフェンヒドラミン塩酸塩（125）、小柴胡湯（270）	18
4位	ロペラミド塩酸塩（70）	17
5位	スクラルファート（59）	16
6位	アセトアミノフェン（19）	15
7位	アスピリン（16）	14
8位	ブロモバレリル尿素（25）、メチルエフェドリン塩酸塩（43）、芍薬甘草湯（273）	13
9位	ジプロフィリン（45）	12
10位	ジヒドロコデインリン酸塩（40）、テオフィリン（45）、ロートエキス（89）	11

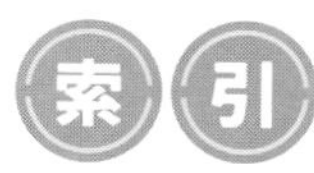

索引

解説事項

＊欧文＊

＊和文＊

あ行

か行

さ行

た行

な行

は行

ま行

ら行

成分名・薬効分類名

＊欧文＊

＊和文＊

あ行

か行

さ行

た行

な行

は行

ま行

や行

ら行

MEMO

著者プロフィール

村松早織

むらまつ・さおり

株式会社東京マキア代表取締役、
薬剤師

　神奈川県横浜市生まれ。2008年に名城大学薬学部を卒業後、医療用医薬品卸売企業、大小のドラッグストアでの勤務を経て、2016年に株式会社東京マキアを立ち上げる。現在は、登録販売者や受験生向けの講義を中心に事業を展開中。TwitterやYouTube（やっけんちゃんねる）などのSNSでは、延べ２万人を超えるフォロワーに向けて、OTC医薬品についての情報発信を行う。好きな言葉は「山椒は小粒でもぴりりと辛い」。大の漫画好きで、特に『ジョジョの奇妙な冒険』（荒木飛呂彦、集英社）は人生のバイブルである。たまに作曲も行い、受験生のために作った「アスピリン」という歌はYouTubeで２万回以上再生されている。ニックネームは「ムラマツコ」。著書に『薬機法暗記帳　医薬品登録販売者試験絶対合格！「試験問題作成に関する手引き　第４章」マンガとやさしく言い換えでよくわかる！』（金芳堂）、『村松早織の登録販売者 合格のオキテ100』（KADOKAWA）『これで完成！登録販売者 全国過去問題集2023年度版』（KADOKAWA）、『やさしくわかる！ 登録販売者 １年目の教科書』（ナツメ社）がある。

※注：薬剤師の資格検索をする際は、「中野渡」の姓でご確認いただけます。

謝辞
本書の制作にあたり、漢方薬の人物のイラストを描いてくださった登歌さん〔X（旧Twitter）：@ touhan_song〕に御礼申し上げます。

医薬品暗記帳　医薬品登録販売者試験絶対合格！「試験問題作成に関する手引き　第3章」徹底攻略　第2版

2022年6月1日　第1版 第1刷
2023年6月30日　第1版 第4刷
2024年6月14日　第2版 第1刷 ©

著　者　村松早織　MURAMATSU, Saori
発行者　宇山閑文
発行所　株式会社金芳堂
〒606－8425 京都市左京区鹿ケ谷西寺ノ前町34番地
振替　01030－1－15605
電話　075－751－1111（代）
https://www.kinpodo-pub.co.jp/

組版・装丁　HON DESIGN
印刷・製本　シナノ書籍印刷株式会社

落丁・乱丁本は直接小社へお送りください．お取替え致します．

Printed in Japan
ISBN978-4-7653-2000-9